Herfried Kohl

Qualitäts- und Umweltmanagement
in medizinischen Einrichtungen

Springer

*Berlin
Heidelberg
New York
Barcelona
Budapest
Hongkong
London
Mailand
Santa Clara
Singapur
Paris
Tokio*

Herfried Kohl

Qualitäts- und Umweltmanagement in medizinischen Einrichtungen

Implementierung Bewertung Zertifizierung

Mit 14 Abbildungen und 3 Tabellen

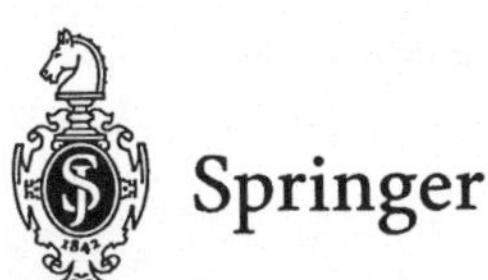
Springer

Dr. Herfried Kohl
LGA InterCert GmbH
Tillystraße 2
D-90431 Nürnberg

ISBN-13:978-3-642-64485-6

Die Deutsche Bibliothek CIP-Einheitsaufnahme
Qualitäts- und Umweltmanagement in medizinischen Einrichtungen: Implementierung – Bewertung –
Zertifizierung / Herfried Kohl. – Berlin; Heidelberg; NewYork; Barcelona; Budapest; Hongkong;
London; Mailand; Paris; SantaClara; Singapur; Tokio: Springer, 1997
   ISBN-13:978-3-642-64485-6   e-ISBN-13:978-3-642-60631-1
   DOI:10.1007/978-3-642-60631-1

Buch. 1997
Diskette. 1997

Satz: Reproduktionsfertige Vorlage vom Autor
SPIN: 10548115   14/3133-5 4 3 2 1 0 Gedruckt auf säurefreiem Papier

*Dieses Buch ist all jenen Beschäftigten
in unserem Gesundheitswesen gewidmet,
die auch dann noch für andere da sind,
wenn die meisten sich schon abwenden und die dafür
zu wenig Anerkennung bekommen.*

Vorwort

Dieses Buch soll als praktischer Leitfaden für Mitarbeiter in medizinischen Einrichtungen dienen, die sich schnell und dennoch umfassend mit den unterschiedlichen Facetten des Themas Management in medizinischen Einrichtungen befassen müssen oder freiwillig möchten.
Es wendet sich an praktizierende und angehende Ärzte genauso, wie an Pflegekräfte, Verwaltungspersonal oder an Mitarbeiter in Labor- und anderen Service-Abteilungen oder an Personen, die sich noch in der Ausbildung befinden.

Ein gutes Buffet sollte so beschaffen sein, daß es für jeden Hunger und Geschmack etwas anbietet. Die Anordnung der Dinge auf dem Buffet sollte so gestaltet sein, daß man sich bei der Auswahl der Salate nicht die Krawatte in das Dressing taucht ..... will sagen, daß man sich nicht mit Dingen beschäftigen muß, die man eigentlich nicht vorhatte.

Beim Zusammenstellen dieses Buches bin ich diesem "Buffet-Prinzip" gefolgt. Ich habe versucht, eine schnell lesbare Übersicht über das Thema Managementsysteme in medizinischen Einrichtungen vorzulegen. Dabei liegen Schwerpunkte auf den Themen

ISO 9001   (Internationaler Standard für Qualitätsmanagementsysteme),
ISO 14001   (Internationaler Standard für Umweltmanagementsysteme),
EN 45001   (Internationaler Standard für das Betreiben von Prüflaboratorien).

Bei den letztgenannten handelt es sich um branchenübergreifende, international anerkannte Standards, die in jüngster Zeit auch im medizinischen Bereich zusehends an Bedeutung gewinnen und Anwendung finden.

Mein Ziel ist es, Lesern mit unterschiedlichen Vorkenntnissen eine komprimierte und benutzerfreundliche Einführung in die unterschiedlichen Aspekte des Qualitäts-, Umwelt- sowie Labormanagements zu geben. Behandelt werden dabei nicht nur inhaltliche Fragen, sondern auch praktische Hilfsmittel für die Einführung und Optimierung von Managementsystemen.

Das Buch enthält außerdem eine Diskette, auf der diverse Checklisten nach den obengenannten Standards enthalten sind. Sie können zur Selbstbewertung in der medizinischen Einrichtung eingesetzt werden und eignen sich auch zur Vertiefung des behandelten Stoffes.
Die Diskette enthält außerdem noch ca. 80 farbige Vortragsfolien zu den genannten Standards, die bei internen Schulungsmaßnahmen Verwendung finden können.

Als früherer Leiter der Zentralstelle Zertifizierung und jetziger Geschäftsführer der LGA InterCert GmbH (Nürnberg) bin ich im Verlauf der Jahre mit praktisch allen Fragen der Zertifizierung von Managementsystemen, Produkten, Dienstleistungen und Personen sowie mit der Akkreditierung von Prüflaboratorien konfrontiert worden. Meine Mitarbeit in verschiedenen einschlägigen Fachausschüssen trug ebenfalls das ihre bei.
Ich habe auch in sehr vielen Veranstaltungen über diese Themen vorgetragen und unzählige Gespräche in Unternehmen unterschiedlichster Branchen geführt, darunter natürlich auch in medizinischen Einrichtungen mit verschiedenen Schwerpunkten. Die Erfahrungen aus diesen Gesprächen und den von mir durchgeführten zahlreichen Audits sind natürlich in dieses Buch eingegangen.

Die in diesem Buch behandelten Themen sind bisher nicht Standardinhalt in der Ausbildung für angehende Mitarbeiter im Gesundheitswesen, in welchem Bereich und auf welcher Ebene auch immer. Erst ganz allmählich gehen verschiedene Hochschulen und andere Aus- und Weiterbildungseinrichtungen auf diese wichtigen Themen ein. Ich habe ständig die Gelegenheit, mit Studierenden zu sprechen, die Seminar-, Studien- oder Diplomarbeiten über unterschiedliche Aspekte des Managements in medizinischen Einrichtungen schreiben. Ich hoffe sehr, daß dieses Buch auch ihnen helfen kann, die Vorarbeiten für ihre Arbeiten schneller zu erledigen.

Der typische Leser dieses Buches hat in der Regel vielfältige Tagesaufgaben zu erledigen und daher wenig Zeit, langwierige Darstellungen über welches Thema auch immer zu lesen.
Ich persönlich mag auch keine Bücher, die in einem länglichen und zeitraubenden Stil geschrieben sind und in erster Linie den Leser damit beeindrucken wollen, was der Verfasser alles weiß. Ich habe deshalb diesen Stil möglichst vermieden.

Meine eigene Methode, mich in neue Sachverhalte einzuarbeiten, ist folgende.
Zuerst brauche ich eine zuverlässige Antwort auf die Frage: "Wieso sollte ich mich mit dieser Materie beschäftigen, worum geht es, was sind die wichtigsten Resultate oder Inhalte und welchen geistigen oder praktischen Nährwert hat die Sache für mich?" Dies sollte der Prolog zu diesem Buch leisten.
Anschließend beschäftige ich mich mit verschiedenen Hauptaspekten und, wo nötig, nach und nach mit den Details. Dies sollte das Kapitel 1 in Verbindung mit Kapitel 2 liefern.
Zum wirklichen Verständnis brauche ich dann noch Fallbeispiele und praktische Übungen. Das Kapitel 3 des Buches bietet Fallbeispiele aus unterschiedlichen Bereichen medizinischer Einrichtungen. Praktische Übung muß der Leser selbst in eigenen Projekten erlangen. Die Checklisten des Kapitels 2 sollten ihm dazu eine gute Hilfe sein.
Wenn jemand diesen Arbeitsstil ebenfalls mag, sollte sie oder er nicht zögern und dieses Buch kaufen.

Ich möchte mich an dieser Stelle beim Springer-Verlag dafür bedanken, daß dieses
Buch im Rahmen seines Programms erscheinen darf und insbesondere bei Herrn
Dr. Mager für die kompetente und freundliche Betreuung des gesamten Projektes.
Frau Romy Ackermann hat die Abbildungen im Buch gezeichnet und die letzte
Version des Manuskriptes formatiert.
Herr Ralph Lampert opferte die letzten Tage und Nächte seines Junggesellen-
daseins und half beim Korrekturlesen des Manuskriptes.
Mein besonderer Dank gilt meiner Assistentin, Frau Andrea Sterl, die nicht nur die
Korrekturen des Buches gelesen, sondern durch verschiedene Hinweise auch auf
den Inhalt Einfluß genommen hat. Ihre besondere Aufgabe war es, mich während
der Abfassung des Textes bei der Stange zu halten ... eine sicherlich nicht immer
ganz leichte Aufgabe.

Nürnberg, im März 1997   Dr. Herfried Kohl

Note nach Abschluß des Manuskriptes

Ich habe mich in diesem Buch darum bemüht, dem Anwender einen komprimierten und dennoch umfassenden Überblick über die Materie zu geben. Zweifellos wird aber die eine oder andere spezielle Frage noch offen geblieben sein. Ich denke dabei besonders an spezielle Interpretationsfragen der ISO 9000- oder ISO 14000-Reihe im medizinischen Bereich oder an Fragen der Anwendung der EN 45001 in medizinischen Laboratorien. Bitte zögern Sie nicht, mich in diesen Fällen zu kontaktieren:

LGA InterCert GmbH
Tillystraße 2
D-90431 Nürnberg

Tel.:   0049-911-6554160
Fax: 0049-911-6554170

e-mail: intercert@gw.lga.de

Inhaltsverzeichnis

Anstelle einer Einleitung:

Die am häufigsten gestellten Fragen zu den Themen ISO 9001, ISO 14001, EN 45001, Zertifizierung, Akkreditierung und TQM

Dieser Abschnitt ist als eine kleine Vorwegnahme vieler Fragen gedacht, die in den folgenden Kapiteln dieses Buches noch ausführlicher besprochen und durch zahlreiche Details ergänzt werden. Er dient also sozusagen zum Stillen des ersten Hungers.
Als früherer Leiter der Zentralstelle Zertifizierung der LGA und jetziger Geschäftsführer der LGA InterCert GmbH (Nürnberg) bin ich im Verlauf der Jahre mit praktisch allen Fragen der Zertifizierung von Managementsystemen, Produkten, Dienstleistungen und Personen sowie mit der Akkreditierung von Prüflaboratorien konfrontiert worden. Meine Mitarbeit in verschiedenen einschlägigen Fachausschüssen trug ebenfalls das ihre bei. Ich habe auch in sehr vielen Veranstaltungen über die uns hier beschäftigenden Themen vorgetragen und unzählige Gespräche in Unternehmen verschiedenster Branchen geführt, nicht zu vergessen die Audits, die ich im Laufe der Jahre durchgeführt habe.

Aus diesen Erfahrungen habe ich einen gewissen Katalog von Kernfragen notiert, die typischerweise immer wieder gestellt werden, oder die ich von meiner Seite schon im Rahmen einer Übersicht als erwähnenswert erachte. Diese Fragen und ihre Beantwortung habe ich in diesem Abschnitt zusammengestellt. Dabei habe ich keine besondere Reihenfolge eingehalten, sondern die Darstellung geht gewissermaßen kreuz und quer durch das Thema.

Mein Vorschlag wäre, daß der Leser diese Einleitung einmal ganz durchgeht, bevor er sich die anderen Abschnitte des Buches vornimmt. Zur besseren Orientierung sind die einzelnen Fragen nummeriert und dem folgenden Text vorangestellt. Wo dies angemessen erscheint, werden im folgenden Querverweise auf andere Teile des Buches gegeben, so daß dieser Abschnitt auch als zusätzliche Orientierungshilfe zum Auffinden Ihres individuellen Weges durch den Stoff dienen kann.

1. Was ist die ISO 9000-Reihe für QM-Systeme und lassen sich QM-Systeme überhaupt sinnvoll normieren?

2. Ist die ISO 9000-Reihe überhaupt auf medizinische Einrichtungen anwendbar und wäre nicht ein spezieller Standard für QM-Systeme in medizinischen Einrichtungen wünschenswert? Wo sind die Zusammenhänge mit der medizinischen Qualitätssicherung?

3. Was ist der Unterschied zwischen TQM und ISO 9000 - oder gibt es Gemeinsamkeiten?

4. Was bedeutet die Zertifizierung nach der ISO 9001/ISO 14001?

5. Sind alle nach der ISO 9001/ISO 14001 zertifizierten medizinischen Einrichtungen als gleich anzusehen?

6. Was ist der Unterschied zwischen der Zertifizierung von QM-Systemen, der Zertifizierung von Personal und der Zertifizierung von Produkten oder Dienstleistungen?

7. Die Anwendung der ISO 9000-Reihe in einer medizinischen Einrichtung ist mit einem zusätzlichen Dokumentationsaufwand verbunden. Lohnt sich der Papierkrieg? Was muß überhaupt dokumentiert und schriftlich festgelegt werden?

8. Wie groß ist der finanzielle, personelle und zeitliche Aufwand, ein ISO 9001-konformes QM-System, ein Umwelt- oder Labormanagementsystem in einer medizinischen Einrichtung zu etablieren?

9. Wo liegen in der Regel die größten Reibungspunkte beim Aufbau eines ISO 9001-konformen QM-Systems in einer medizinischen Einrichtung?

10. Welche Aussagen lassen sich bezüglich der Kosten/Nutzen-Effekte der Einführung eines ISO 9001-konformen QM-Systems machen?

11. Warum und wie sollte man eine QM-Initiative in einer medizinischen Einrichtung starten?

12. Müssen alle Mitarbeiter der medizinischen Einrichtung in die QM-Initiative eingebunden werden?

13. Nach welchen der drei Standards ISO 9001, ISO 9002 oder ISO 9003 sollte sich eine medizinische Einrichtung zertifizieren lassen?

14. Gibt es Alternativen zur Zertifizierung des Managementsystems nach der ISO 9000- oder der ISO 14000-Reihe?

15. Wer oder welche Stellen dürfen eine Zertifizierung nach der ISO 9000-Reihe durchführen?

16. Wie wähle ich die für mich richtige Zertifizierungsgesellschaft aus?

17. Wie geht die Zertifizierungsgesellschaft bei der Zertifizierung des QM-Systems einer medizinischen Einrichtung vor?

18. Was geschieht beim Audit vor Ort in der medizinischen Einrichtung?

19. Ist die Zertifizierung einer medizinischen Einrichtung nur insgesamt oder auch bereichsweise möglich und was sind Vor- und Nachteile?

20. Was ist der Standard EN 45001 und was bedeutet die Akkreditierung eines medizinischen Prüflabors nach diesem Standard?

21. Umfaßt die Zertifizierung einer medizinischen Einrichtung nach der ISO 9001 auch die Akkreditierung des medizinischen Prüflabors nach der EN 45001?

22. Was ist die Normenreihe ISO 14000? Ist die ISO 14001 auf medizinische Einrichtungen anwendbar?

23. Marketing, Benchmarking in der medizinischen Einrichtung?

1. Was ist die ISO 9000-Reihe für QM-Systeme und lassen sich QM-Systeme überhaupt sinnvoll normieren?

Vertragliche, gesetzliche und behördliche Anforderungen und Erwartungen an Lieferanten von Produkten und Dienstleistungen enthalten heute in der Regel unter anderem folgende zwei Komponenten: Anforderungen und Erwartungen bezüglich der Qualität der zu liefernden Produkte oder Dienstleistungen und Anforderungen und Erwartungen an das Qualitätsmanagementsystem des Lieferanten.
Es ist dabei gleichgültig, ob der Lieferant materielle Produkte liefert, Schulungsprogramme anbietet oder eben medizinische Dienstleistungen.
Verschiedene Gesetze der neueren Zeit, die medizinische Einrichtungen betreffen, enthalten den Hinweis, die Einrichtungen müßten sich an Qualitätssicherungsmaßnahmen beteiligen und ein QM-System betreiben. Dies bedeutet natürlich gleichzeitig, daß auch von den Mitarbeitern medizinischer Einrichtungen entsprechende einschlägige Kenntnisse in Qualitätsmanagement erwartet werden.

Die ISO 9000-Reihe ist ein Destillat aus bewährten Managementtechniken, wie sie branchenübergreifend und international Anwendung finden bzw. finden sollen. Sie ist zur Anwendung durch Hersteller, Lieferanten und Anbieter von Produkten und Dienstleistungen gedacht und kann auch als Grundlage für eine Zertifizierung durch Dritte (Zertifizierungsgesellschaften) dienen.

Die ISO 9000-Reihe gibt nur die Elemente eines QM-Systems vor und liefert Hinweise bezüglich ihrer sinnvollen und zweckmäßigen Anwendung. Sie schreibt den Anwendern der Normenreihe nicht vor, wie sie z. B. Schulungsmaßnahmen der Mitarbeiter durchzuführen haben. Sie gibt allerdings Rahmenvorgaben an solche Maßnahmen vor.

Die ISO 9000-Reihe bietet also kein genormtes Qualitätsmanagementsystem an, sondern gibt Vorgaben über Elemente, die ein Qualitätsmanagementsystem umfassen sollte. Im Abschnitt 1.2 dieses Buches werden die 20 Elemente der ISO 9001 diskutiert und im Abschnitt 1.3 wird dasselbe für die ISO 14001 (Umweltmanagementsysteme) gemacht. Die individuelle Ausgestaltung muß in jeder medizinischen Einrichtung nach den jeweiligen Anforderungen und Gegebenheiten durchgeführt werden.
Es ist wichtig zu verstehen, daß z. B. die 20 Anforderungselemente an ein QM-System nach der ISO 9001 gewissermaßen das Baumaterial sind, aus denen sich jede Einrichtung ihr eigenes maßgeschneidertes QM-System bauen muß. Es gibt kein Einheitssystem!
Bei den Standards ISO 9001, ISO 14001 und EN 45001 (Labormanagement) handelt es sich also um Rahmenvorgaben und nicht etwa um ein Über-den-Kamm-Schären aller möglichen Einrichtungen.

2. Ist die ISO 9000-Reihe überhaupt auf medizinische Einrichtungen anwendbar und wäre nicht ein spezieller Standard für QM-Systeme in medizinischen Einrichtungen wünschenswert? Wo sind die Zusammenhänge mit der medizinischen Qualitätssicherung?

Im Prinzip ist es so, daß jede Wirtschaftsbranche einen eigenen Standard für QM-Systeme für sich ausarbeiten könnte. Innerhalb einer Branche würden dann mit Sicherheit Stimmen wach, daß es jeweils separate Standards geben müßte, welche die unterschiedlichen Größenverhältnisse selbst innerhalb einer Branche und natürlich die unterschiedlichen Schwerpunkttätigkeiten, Rechtsformen, Träger usw. der einzelnen Unternehmen berücksichtigen. Bei der wachsenden Internationalisierung der Wirtschaftsbeziehungen in jeder Branche wäre als nächster Schritt erforderlich, daß man die einzelnen Branchenstandards international harmonisiert. Da sich die Anforderungen an solche Standards mit der Zeit ändern, wäre es weiter nötig, diese etwa im Zeitraum von 5 Jahren zu überarbeiten.

Wenn man das Arbeitstempo von nationalen und internationalen Arbeitsausschüssen kennt, kann man ein solches Vorgehen nicht wirklich wollen. Andererseits ist eine gewisse Hektik und teilweise vorübergehende ablehnende Haltung der ISO 9000 gegenüber von Seiten einiger Verbände, Standesvertretungen usw. verständlich, da sie selbst offenbar das Thema weitgehend ignoriert haben und nun akzeptieren müssen, daß andere Gremien bereits die Arbeit getan und damit ihren Einfluß geltend gemacht haben.

Wenn man sich die Standards ISO 9001, ISO 14001 und EN 45001 wirklich ansieht und sich nicht gleich von der etwas eigenwilligen Sprache, die stark technisch beeinflußt ist, abschrecken läßt, so muß man eigentlich zugeben, daß einem kaum Anforderungen an die entsprechenden Managementsysteme einfallen, die dort nicht als Rahmenvorgaben schon vorgegeben sind. Und kein Standard, brancheneigen oder nicht, könnte mehr als Rahmenvorgaben setzen.

Wie lassen sich die Maßnahmen der medizinischen Qualitätssicherung in die ISO 9001 einbauen? Eigentlich auf ideale Weise. Im QM-Element 9 "Prozeßlenkung" der ISO 9001 wird nämlich gefordert, daß die medizinische Einrichtung festgelegte Prozeßparameter und andere wichtige Merkmale der Prozesse überwachen muß. Andere QM-Elemente fordern den Einsatz von Prozeßprüfungen und von statistischen Methoden. Die bestehenden Verfahren der medizinischen Qualitätssicherung, der statistischen Auswertung und der statistischen Vergleiche können also auf ideale Weise in das QM-System integriert werden - müssen sogar!

Dasselbe gilt übrigens auch für alle diese aufwendigen Verwaltungsmaßnahmen und Verwaltungsänderungen, die von den derzeitigen Reformen auf die Häuser zurollen. Auch hier muß es das Ziel sein, alle Anstrengungen in ein System zu integrieren. Ein Managementsystem in Anlehnung an die ISO 9001 ist ein wirkungsvolles Instrument mit integrierender Wirkung.

3. Was ist der Unterschied zwischen TQM und ISO 9000 - oder gibt es Gemeinsamkeiten?

Der Begriff TQM (Total Quality Management) ist derzeit in vielen Medien. Um es vorweg zu nehmen: Jeder versteht darunter etwas anderes. Ich persönlich habe immer wieder den Eindruck, TQM ist dann in einem Unternehmen, wenn man ISO 9000 ernst nimmt.

Man muß sich klar machen, daß z. B. das ISO 9001-Modell in der Praxis unterschiedlich intensiv und vollkommen umgesetzt werden kann. So gibt es zweifellos Unternehmen, in denen die Mitarbeiter auf eine besonders intensive Weise in die Prozesse und ihre ständige Verbesserung eingebunden sind. In anderen Unternehmen geschieht dies in Maßen. Das kann unterschiedlichste Gründe haben. So z. B. den, daß sich die Unternehmensführung in sehr engen betriebswirtschaftlichen Grenzen bewegen muß.

Es gibt verschiedene nationale und internationale Qualitätspreise, denen bestimmte Kriterienkataloge zu Grunde liegen. Manche von ihnen nehmen in Anspruch, daß sie auf TQM-Modellen beruhen.

Aus meiner Sicht ist der Standard ISO 9001 als Grundlage zum Aufbau und zur Zertifizierung eines QM-Systems ausreichend. Seine Anwendung durch Zertifizierungsgesellschaften könnte jedoch in der Zukunft folgendermaßen modifiziert werden. Mit Hinblick darauf, daß verschiedene medizinische Einrichtungen einen durchaus unterschiedlichen Level auf der Grundlage der ISO 9001 haben können und in der Praxis haben, wäre es zu überlegen, ob die einzelnen Häuser im Rahmen einer Zertifizierung nicht eine "Qualitätserklärung" verfassen und der Öffentlichkeit zugänglich machen. Der Inhalt dieser Qualitätserklärung könnten unter anderem auch Angaben über das Abschneiden der Einrichtung im Rahmen von medizinischen Qualitätssicherungsmaßnahmen sein. Mit diesem Instrument wäre es möglich, auch das Thema Ergebnisqualität stärker noch als bisher in die Zertifizierung nach ISO 9001 mit aufzunehmen, ohne das Grundmodell der ISO 9001 aufzugeben. Die Inflation an TQM-Modellen auf dem Markt macht die Transparenz nicht leichter, sondern eher schwieriger.

4. Was bedeutet die Zertifizierung nach der ISO 9001/ISO 14001?

Wenn die medizinische Einrichtung ein QM-System z. B. nach der ISO 9001 oder ein UM-System nach der ISO 14001 eingeführt hat, kann sie eine Zertifizierung anstreben. Dies bedeutet, daß eine akkreditierte neutrale Zertifizierungsgesellschaft die Konformität (Übereinstimmung) des eingeführten Systems mit dem entsprechenden Standard überprüft und sich von seiner Wirksamkeit auch vor Ort überzeugt. Der Abschnitt 1.6 des Buches enthält hierzu Detailinformationen.

5. Sind alle nach der ISO 9001/ISO 14001 zertifizierten medizinischen Einrichtungen als gleich anzusehen?

Nein. Die einzelnen Unternehmen können durchaus unterschiedliche Levels in der Ergebnisqualität haben. Es kommt hinzu, daß unterschiedliche Zertifizierungsgesellschaften durchaus unterschiedlich "hart" bei der Abwicklung von Zertifizierungsverfahren vorgehen. Vergleichen Sie hierzu die Ausführungen in der Antwort auf Frage 3 oben!

6. Was ist der Unterschied zwischen der Zertifizierung von QM-Systemen, der Zertifizierung von Personal und der Zertifizierung von Produkten oder Dienstleistungen?

Zertifizierung bedeutet: Bescheinigung der Übereinstimmung/Konformität eines Systems, eines Produktes, einer Dienstleistung oder einer Personalqualifikation mit einem vorgegebenen Standard durch eine Zertifizierungsstelle. Der Standard selbst kann dabei international, national, branchenübergreifend, branchenspezifisch usw. sein.
Es ist jedoch wichtig, die unterschiedlichen Aspekte der System-, Produkt- oder Personalzertifizierung zu beachten! Der Abschnitt 1.6 des Buches enthält hierzu Detailinformationen.

7. Die Anwendung der ISO 9000-Reihe in einer medizinischen Einrichtung ist mit einem zusätzlichen Dokumentationsaufwand verbunden. Lohnt sich der Papierkrieg? Was muß überhaupt dokumentiert und schriftlich festgelegt werden?

Die Frage sollte man so angehen: Wieso muß überhaupt etwas dokumentiert werden und was muß überhaupt dokumentiert werden?
Alle in diesem Buch behandelten Standards für Managementsysteme (Qualitäts-, Umwelt- und Labormanagement) verlangen eine Dokumentation ausschließlich in den Fällen, wo diese Dokumentation einerseits sowieso von gesetzlicher oder behördlicher Seite gefordert wird und dann dort, wo sie nötig ist, um verbindliche Vorgaben für die Mitarbeiter zu machen. Der Umfang der Dokumentation hängt dabei übrigens vom Ausbildungsstand der Mitarbeiter und von der Art ihrer Tätigkeiten ab.
Dasselbe gilt entsprechend abgewandelt für die Aufzeichnungen, die im Zuge der Erbringung von Dienstleistungen, der Herstellung von Produkten usw. anzufertigen sind.

Ich habe in der Praxis in vielen Fällen und in unterschiedlichsten Branchen erlebt, daß Unternehmen bei der Dokumentation über das Ziel hinausgeschossen haben. Teilweise unter dem Einfluß von Beratern, die ihr eigenes Konzept und ihr Verständnis der Standards durchgedrückt hatten. In Wirklichkeit geht es nicht um eine Dokumentationsorgie, sondern um ein sorgfältiges Abwägen, wo schriftliche Vorgaben oder Aufzeichnungen gemacht werden müssen und wo nicht.
Die Art und Weise wie dokumentiert wird, bestimmt auch die "Pflegeleichtigkeit" des gesamten Systems bei Änderungen mit. Bei Änderungen in Teilen des Systems sollte der nötige Bedarf an Änderungen in der Dokumentation überschaubar bleiben. Die Dokumentation darf in keinem Falle Selbstzweck werden!!

8. Wie groß ist der finanzielle, personelle und zeitliche Aufwand, ein ISO 9001-konformes QM-System, ein Umwelt- oder Labormanagementsystem in einer medizinischen Einrichtung zu etablieren?

Diese Frage ist sehr schwer allgemein zu beantworten, da sie davon abhängt, auf welche Vorarbeiten die Einrichtung zurückgreifen kann. Es gibt medizinische Einrichtungen, in denen bereits in der Vergangenheit großer Wert auf Mitarbeitermotivation, Prozeßoptimierung usw. gelegt wurde. In anderen gibt es hier einen großen Nachholbedarf. Ich bin der Meinung, daß es kaum wirklich brauchbare Angaben gibt bzw. sie sind mit einer ziemlich großen Unschärfe verbunden. Ich glaube auch, daß die medizinische Einrichtung selbst auf diese Frage erst nach Durchführung einer Bestandsaufnahme im eigenen Haus eine ungefähre Antwort geben kann.

Andererseits möchte ich hier eine gewisse Warnung abgeben. Nachdem das Thema Qualitäts- und Umweltmanagement in medizinischen Einrichtungen auf dem Markt Fuß gefaßt hat, bieten sich manche Beratungsfirmen mit dem Versprechen an, z. B. eine gesamte medizinische Klinik innerhalb von 6 Monaten zur Zertifizierung zu führen. Und es finden sich auch Zertifizierungsgesellschaften, die eine solche Zertifizierung durchführen. Ich halte ein solches Vorgehen für unsachgemäß und bin der Meinung, daß es der medizinischen Einrichtung nicht wirklich etwas bringt. Ich vergleiche die Situation gerne mit dem Auswendiglernen irgendwelcher chemischer oder mathematischer Formeln kurz vor einer Prüfung. Wenn man entsprechende Prüfer hat, kommt man vielleicht sogar durch. Man selbst hat aber nichts davon, außer daß man sein Gedächtnis trainiert hat. Eine solide Arbeit braucht ihre Zeit. Sie trägt dann aber auch ihre Früchte!

9. Wo liegen in der Regel die größten Reibungspunkte beim Aufbau eines ISO 9001-konformen QM-Systems in einer medizinischen Einrichtung?

Es gibt natürlich sehr viele unterschiedliche Problemkreise. Zu den wichtigsten gehört aber sicher der, daß in vielen Einrichtungen zwischen den unterschiedlichen Bereichen so gut wie nicht konstruktiv und kontinuierlich kommuniziert wird. Der Pflegedienst und der ärztliche Bereich sind ungenügend im Gespräch, dasselbe gilt für beide zusammen mit der Verwaltung usw.
Es kommt darauf an, daß wirklich alle Bereiche eines Hauses in die QM-Initiative eingebunden werden und zwar konstruktiv, nicht bloß formal! Solche Kommunikationsstrukturen müssen aufgebaut werden und es müssen Wege gefunden werden, wie man sie optimiert. Das kostet nach meiner Erfahrung die meiste Zeit und bedeutet den größten Aufwand.

10. Welche Aussagen lassen sich bezüglich der Kosten/Nutzen-Effekte der Einführung eines ISO 9001-konformen QM-Systems machen?

Bei der Beantwortung dieser Frage muß darauf hingewiesen werden, daß die Kosten/Nutzen-Effekte eines ISO 9000-konformen Systems aus folgenden Gründen nicht ganz einfach in Mark auszudrücken sind. In der Regel erlaubt nämlich das Kostenrechnungssystem einer medizinischen Einrichtung zunächst einmal nicht, die Fehlerkosten zu erfassen. Die Einrichtung ist also gar nicht wirklich in der Lage, ihr diesbezügliches Einsparungspotential zu bewerten. Es kommt hinzu, daß von einem gut funktionierenden Managementsystem auch mehr und mehr abhängt, ob in der Zukunft von der Einrichtung bestimmte Chancen und Möglichkeiten wahrgenommen werden können. Es ist wichtig, die entsprechenden Risiken zu erfassen und abzuschätzen. Wie groß ist das Risiko, daß sich Mitbewerber besser und effektiver entwickeln und derzeitige Belegungszahlen dorthin abwandern? Wie groß sind die Folgekosten für versäumte Entwicklungen wegen eines uneffektiven Managements?

11. Warum und wie sollte man eine QM-Initiative in einer medizinischen Einrichtung starten?

Es gibt viele Gründe dafür, ein QM-System aufzubauen, so z. B.:

- Gesetzliche und andere Anforderungen verlangen, daß medizinische Einrichtungen ein QM-System vorhalten.

- Ein QM-System trägt dazu bei, die Kosten für Nicht-Qualität (Fehlerkosten, Kosten für entgangene Chancen usw.) zu reduzieren.

- Ein QM-System trägt dazu bei, eine höhere Sicherheit bei der Prozeßführung in allen Geschäftsbereichen zu erreichen.

- Ein QM-System ermöglicht es, die Beschäftigten der Einrichtung eigenverantwortlicher agieren zu lassen.

- Ein QM-System erhöht das Vertrauen von Patienten, Auftraggebern, Eigentümern, Trägern usw. in die medizinische Einrichtung.

- Ein QM-System schafft Wettbewerbsvorteile und ermöglicht eine Zertifizierung.

Ein QM-System sollte in der Einrichtung von innen wachsen. Schnellschüsse haben keine wirkliche Wirkung. Dasselbe gilt für UM-Systeme.

Der Abschnitt 1.4 des Buches skizziert die typischen Phasen beim Aufbau eines Managementsystems.

12. Müssen alle Mitarbeiter der medizinischen Einrichtung in die QM-Initiative eingebunden werden?

Ja, mehr oder weniger. Der Erfolg einer QM-/UM-Initiative hängt geradezu davon ab, ob die Einbindung der Mitarbeiter in das System gelingt und in welchem Umfang. Dabei kann es natürlich Abstufungen geben. Die Mitarbeiter müssen soweit eingebunden werden, wie es die Sache verlangt und wie es ihre Fähigkeiten zulassen. Aber nach und nach müssen alle Mitarbeiter vom System "ergriffen" sein! Aus meiner Erfahrung gibt es freilich auch Mitarbeiter, die ab einem gewissen Grad nicht mehr weiter motivierbar sind. Das liegt in der Natur des Menschen. Es muß aber dann dafür gesorgt werden, daß diese Mitarbeiter nicht tragende Aufgaben innerhalb des QM-Systems bekommen.
Ein Hinweis am Rande: Es ist wichtig, daß die Personalvertretung der medizinischen Einrichtung möglichst von Anfang an in die QM-Initiative mit eingebunden wird!

13. Nach welchen der drei Standards ISO 9001, ISO 9002 oder ISO 9003 sollte sich eine medizinische Einrichtung zertifizieren lassen?

Die drei Standards stellen Modelle zur Darlegung und Bewertung von QM-Systemen mit jeweils unterschiedlichem Umfang dar. Für eine medizinische Einrichtung kommen eigentlich nur die Standards ISO 9001 oder ISO 9002 in Betracht. Ihr wesentlicher Unterschied besteht darin, daß der ISO 9001-Standard auch die Entwicklung neuer Dienstleistungen oder Produkte umfaßt. Für viele medizinische Einrichtungen gehört dies entweder zum Tagesgeschäft oder fällt zumindest von Zeit zu Zeit an. Der Standard ISO 9002 ist für solche medizinische Einrichtungen anzuwenden, die keine neuen Dienstleistungen entwickeln.

Die Abschnitte 1.1 und 1.2 des Buches bringen hierzu Details.

14. Gibt es Alternativen zur Zertifizierung des Managementsystems nach der ISO 9000- oder ISO 14000-Reihe?

Im Prinzip gibt es eine Alternative zur Zertifizierung: Die medizinische Einrichtung führt ihr QM- oder UM-System ein und erklärt für sich, daß das eingeführte System den Anforderungen der genannten Standards genügt. Dagegen ist nichts zu sagen. Auf dem Markt setzt sich allerdings in allen Branchen durch, daß eine dritte neutrale Stelle (Zertifizierungsgesellschaft) diese Konformität überprüft und bestätigt. Die medizinische Einrichtung muß selber entscheiden, was für sie nötig oder zweckmäßig ist. So ist z. B. der PR-Effekt bei einer Selbstdeklaration deutlich geringer. Die fortlaufenden Überwachungen des Systems durch eine Zertifizierungsgesellschaft fördern auch intern den Druck, das System "am Leben" zu halten. Dies kann für die Leitung der medizinischen Einrichtung ein wesentliches zusätzliches Motivationsinstrument sein.

15. Wer oder welche Stellen dürfen eine Zertifizierung nach der ISO 9000-Reihe durchführen?

Zertifizierungen werden durch Zertifizierungsgesellschaften durchgeführt, die für die jeweilige Branche akkreditiert sein müssen. Nicht alle Zertifizierungsgesellschaften sind für alle Branchen zugelassen/akkreditiert. Die medizinische Einrichtung sollte sich die Akkreditierung nachweisen lassen. Dies gilt übrigens auch für Zertifizierungen nach der ISO 14000-Reihe.
Im Abschnitt 1.6 des Buches sind hierzu Details nachzulesen.

16. Wie wähle ich die für mich richtige Zertifizierungsgesellschaft aus?

Die Auswahl der Zertifizierungsgesellschaft ist Vertrauenssache und die medizinische Einrichtung sollte dabei sehr sorgfältig vorgehen.
Eine Zertifizierungsgesellschaft wird nicht automatisch dadurch kompetent, weil sie groß ist und viele Zertifikate vergeben hat. Die Qualität der Zertifikate ist wichtig. Achten Sie darauf, welchen Grad der Fachkompetenz und Unabhängigkeit die Zertifizierungsgesellschaft hat. Es gibt Zertifizierungsgesellschaften, die ihren Betriebsarzt bei der Zertifizierung von medizinischen Einrichtungen mit Intensivmedizin einsetzen.

17. Wie geht die Zertifizierungsgesellschaft bei der Zertifizierung des QM-Systems einer medizinischen Einrichtung vor?

Das Verfahren ist in übersichtlicher Form im Abschnitt 1.6 dieses Buches dargestellt.

18. Was geschieht beim Audit vor Ort in der medizinischen Einrichtung?

Dem Audit vor Ort ist die Prüfung der QM- oder UM-Unterlagen der medizinischen Einrichtungen vorausgegangen. Wenn diese Prüfung positiv ausgefallen ist, führen die Auditoren das Audit vor Ort in der medizinischen Einrichtung durch. Dabei wird die Umsetzung des QM-/UM-Regelwerkes und dessen Wirksamkeit überprüft. Zu diesem Zweck werden auch Gespräche mit Mitarbeitern der medizinischen Einrichtung geführt und zwar mit Mitarbeitern aus allen Ebenen.

19. Ist die Zertifizierung einer medizinischen Einrichtung nur insgesamt oder auch bereichsweise möglich und was sind Vor- und Nachteile?

Es ist möglich, QM-Systeme und UM-Systeme zunächst in bestimmten Bereichen der medizinischen Einrichtung einzuführen und auch nur diese Bereiche zertifizieren zu lassen. Dabei ist allerdings darauf zu achten, daß diese Bereiche eine hinreichende Autonomie haben müssen und die entsprechenden QM-Elemente der ISO 9001, ISO 9002 usw. umfassen.

In sehr großen Einrichtungen kann dieses bereichsweise Vorgehen seine Vorteile haben. So ist es z. B. möglich, quasi in Form von Pilotprojekten die QM-Initiative zu starten und auch hausintern Erfahrungen zu sammeln. Es kann auch zweckmäßig sein, z. B. zuerst nur einzelne Standorte einzubeziehen.
Ich würde jedoch auf der anderen Seite nicht empfehlen, etwa ein Altenpflegeheim nur in Bereichen zu zertifizieren. Gleichwohl kann man natürlich auch hier zunächst einmal das QM-/UM-System in einzelnen Bereichen einführen, um Erfahrungen zu sammeln.

20. Was ist der Standard EN 45001 und was bedeutet die Akkreditierung eines medizinischen Prüflabors nach diesem Standard?

Die EN 45001 ist ein europäischer Standard, der auch in eine deutsche Norm umgesetzt wurde. Sein Ziel ist die Festlegung von "Allgemeinen Kriterien zum Betreiben von Prüflaboratorien". Dabei ist es gleichgültig, in welchen analytischen oder sonstigen Prüfbereichen das Prüflabor tätig ist. Die Akkreditierungsstellen für Prüflaboratorien haben in der Regel Auslegungsdokumente entwickelt, in denen sie spezielle Anforderungen definieren, die von Laboratorien in speziellen Prüfbereichen zu erfüllen sind (Bsp.: Vorschrift, daß das Labor an bestimmten Ringversuchen teilnehmen muß, Mindestanforderungen an das Personal des Labors bezüglich seiner Ausbildung usw.). Diese speziellen Anforderungen ergänzen die allgemeinen Anforderungen der EN 45001 an einigen Stellen für bestimmte Bereiche.

Die EN 45001 dient als Grundlage für die Akkreditierung von Prüflabors durch Akkreditierungsstellen. Die Akkreditierung eines Prüflabors für einzelne Prüfverfahren, Prüfgebiete oder Prüfarten bedeutet die Bestätigung der fachlichen Kompetenz der Prüflabors für diese Bereiche.

Die Checklisten im Teil 2 dieses Buches umfassen auch eine kommentierte Checkliste für die allgemeinen Anforderungen der EN 45001 für Prüflabors. Mit ihrer Hilfe kann das Prüflabor eine Selbstbewertung vornehmen. Diese Checkliste ist auch auf der Diskette zum Buch verfügbar.

21. Umfaßt die Zertifizierung einer medizinischen Einrichtung nach der ISO 9001 auch die Akkreditierung des medizinischen Prüflabors nach der EN 45001?

Nein. Die Zertifizierung eines gesamten Klinikums mit Labor umfaßt zwar auch die Zertifizierung des medizinischen Prüflabors, sie umfaßt jedoch nicht seine

Akkreditierung, da letztere die Bestätigung seiner Kompetenz für bestimmte Prüfverfahren, Prüfgebiete oder Prüfarten bedeutet. Es handelt sich hier also um zwei verschiedene Aspekte. Die Akkreditierung geht über die Zertifizierung hinaus - übrigens auch von den Kosten her.
Auf der anderen Seite können z. B. bei der LGA InterCert GmbH Begutachtungsverfahren für eine Akkreditierung und Zertifizierungsaudits miteinander gekoppelt werden, was für die Unternehmen eine kostengünstige Lösung ist.

22. Was ist die Normenreihe ISO 14000? Ist die ISO 14001 auf medizinische Einrichtungen anwendbar?

Was die ISO 9000-Reihe für QM-Systeme ist, das ist die ISO 14000-Reihe für UM-Systeme. Auch sie ist ein branchenübergreifender und internationaler Standard, der einerseits Anforderungen an ein UM-System vorgibt und auch als Grundlage für eine Zertifizierung gelten kann. Sie kann auf medizinische Einrichtungen angewendet werden.
Der Abschnitt 1.3 des Buches enthält hierzu Details, der Teil 2 eine Checkliste nach der ISO 14001, die auch auf der dem Buch beigefügten Diskette verfügbar ist.

Hinweis: Parallel zur ISO 14001 gibt es für Mitgliedsstaaten der EU die Verordnung (EWG) Nr. 1836/93 des Rates vom 29. Juni 1993 über die freiwillige Beteiligung gewerblicher Unternehmen an einem Gemeinschaftssystem für das Umweltmanagement und die Umweltbetriebsprüfung. Diese ist derzeit nur auf einzelne Branchen anwendbar, nicht jedoch auf medizinische Einrichtungen. Zumindest ist deren Validierung derzeit nicht möglich. Dies könnte sich in der Zukunft ändern. Es bestehen jedoch keine dramatischen Unterschiede zu den Anforderungen der ISO 14001. In diesem Buch wird diese Verordnung nicht weiter diskutiert.

23. Marketing, Benchmarking in der medizinischen Einrichtung?

Manchem Leser wird es wahrscheinlich ein ungutes Gefühl verursachen, wenn er Begriffe wie Marketing, Benchmarking usw. im Zusammenhang mit medizinischen Einrichtungen hört. Das ist wahrscheinlich auch gut so und ich bin mit ihm der Meinung, daß nicht notwendig alles besser wird, wenn man die Konzepte aus der Zigarettenindustrie in den medizinischen Bereich einführt.
Auf der anderen Seite sollte man hier keine Mißverständnisse aufkommen lassen. Die Veränderungen in den Rahmenbedingungen für medizinische Einrichtungen

in der jüngsten Zeit - man mag sie einzeln begrüßen oder nicht - haben für einige Einrichtungen bereits das Aus gebracht. Für die anderen wird der Wettbewerb größer werden und gleichzeitig auch der Zwang, sich gezielt von anderen Einrichtungen abzugrenzen und zu unterscheiden. Es ist wichtig, daß die medizinische Einrichtung für sich so schnell wie möglich hierfür die Voraussetzungen schafft. Die Einrichtung muß, schneller noch als bisher, zu einer lernenden und sich ändernden Einrichtung auch im nicht rein medizinischen Bereich werden. Sie muß die Voraussetzungen dafür aufbauen, daß sie die Entwicklung des "Marktes" sowohl der Patienten als auch der Mitbewerber und Leistungsträger zeitnah und gezielt beobachten und auswerten kann. Denn es gibt Einrichtungen, die das bereits tun und die haben einen Vorteil denen gegenüber, die es nicht tun, weil sie es nicht können.

Der Markt hat sich in allen Bereichen so entwickelt, daß Fleiß und fachliche Kompetenz alleine nicht mehr ausreichen, um erfolgreich zu sein. Es wird zunehmend wichtiger, wie eine Einrichtung mit ihrer Außenwelt kommunizieren kann und wie sie die Außenwelt beeinflussen und auf sich aufmerksam machen kann.
Vor einiger Zeit habe ich in USA einen Vortrag gehört, in dessen Rahmen der Referent eine interessante Bemerkung machte: "Kassen in den USA sind mehr und mehr bereit, alternative Medizin zu finanzieren. Und zwar nicht, weil sie nachweislich besser wäre, sondern weil viele Patienten damit subjektiv zufriedener und die Behandlungen für die Kassen billiger sind."

In der Zukunft wird es so sein, daß eine medizinische Einrichtung, vom niedergelassenen Arzt, über das Alten- und Pflegeheim bis hin zur Reha- und medizinischen Klinik, ein Marketingkonzept brauchen wird. Sie wird Methoden wie "Benchmarking" anwenden und ihre Mitbewerber systematisch analysieren und prüfen, was diese besser machen als sie selbst. Um es zu wiederholen: Die Einrichtungen müssen mehr und mehr zu lernenden Einrichtungen auch im nicht rein medizinischen Bereich werden.

Bemerkung über verwendete Abkürzungen und Bezeichnungen der Standards

In diesem Buch werden nur ganz wenige Abkürzungen verwendet. Im wesentlichen sind dies:

QM-System   für Qualitätsmanagementsystem und
UM-System   für Umweltmanagementsystem.

Im Zusammenhang mit Normen/Standards wird wie üblich verwendet:

DIN   Deutsches Institut für Normung e. V.;
EN   Europäische Norm;
ISO   International Organization for Standardization.

Die Bezeichnung DIN EN ISO 9001 deutet darauf hin, daß dieser Standard sowohl eine deutsche, eine europäische und auch eine Norm der ISO ist. Um jedoch den Text nicht zu schwerfällig zu gestalten, schreiben wir im Text und in den Checklisten in der Regel jeweils nur ISO 9001 oder ISO 14001. Dasselbe Verfahren wenden wir beim Standard für Labormanagementsysteme an: Wir schreiben EN 45001 und nicht DIN EN 45001.
Alle in diesem Buch behandelten Standards liegen als deutsche Normen vor, die inhaltsgleich mit den entsprechenden internationalen Ausgaben sind.

TEIL I   Standards für Managementsysteme und ihre Umsetzung

1.1 Standards für Managementsysteme

Medizinische Einrichtungen befinden sich heute unter einem enormen Druck seitens

- der Patienten, Auftraggeber, Leistungsträger;
- der Träger und Eigentümer der Einrichtungen;
- der Gesellschaft und des Staates;
- der Beschäftigten.

Es geht darum, sehr komplexe Abläufe und Strukturen zu "managen". Dies ist ohne System und ohne Einbindung aller betroffenen Stellen innerhalb und außerhalb der medizinischen Einrichtung nicht machbar.

Auch andere Bereiche der Wirtschaft sind mit ähnlichen Anforderungen konfrontiert. Es ist daher nicht verwunderlich, daß es international seit längerem Bestrebungen gibt, Mindestanforderungen an Managementsysteme festzulegen und in Standards zu gießen. Es ist dabei sinnvoll, einzelne Wirkungskreise von Managementsystemen für sich zu betrachten und auch zu standardisieren. Dies darf jedoch nicht darüber hinwegtäuschen, daß es in jedem Unternehmen nur ein vollständiges Managementsystem geben kann. Die einzelnen Module dieses vollständigen und alles umfassenden Managementsystems müssen so aufeinander abgestimmt sein, daß keine logischen Widersprüche oder Reibungsverluste entstehen. Das Zusammenarbeiten der einzelnen Teile eines Managementsystems muß betriebswirtschaftlich und auch sonst effektiv sein. Management ist nicht Selbstzweck. Es ist die Menge aller Anstrengungen in einer Einrichtung, mit sich und der Umwelt klar zu kommen.

In diesem Abschnitt werden wir uns mit einigen Inhalten von Managementsystemen beschäftigen, die für medizinische Einrichtungen von besonderer Bedeutung sind:

- Qualitätsmanagementsysteme,
- Umweltmanagementsysteme und
- Labormanagementsysteme.

Für alle drei dieser Systeme liegen international anerkannte und branchenübergreifende Standards und Leitfäden vor, die weltweit in tausenden von Unternehmen der unterschiedlichsten Branchen zur Anwendung gekommen sind. Es handelt sich hierbei um:

- ISO 9000   (Reihe für Qualitätsmanagementsysteme),
- ISO 14000   (Reihe für Umweltmanagementsysteme) und
- EN 45001   (Standard für Labormanagementsysteme).

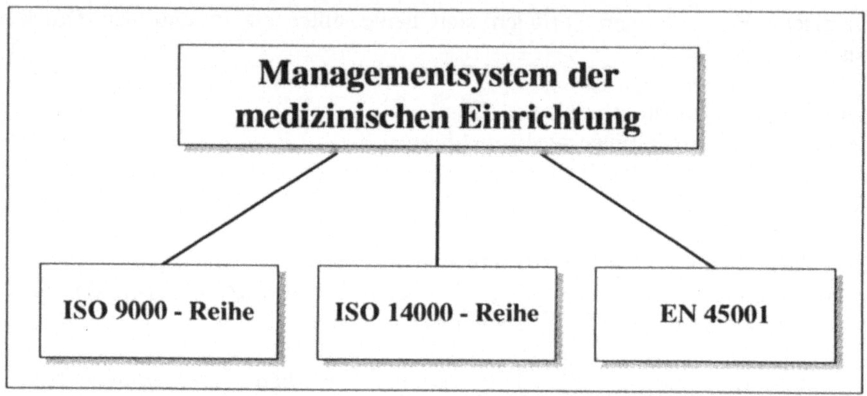

Abbildung 1-1: Managementstandards für die medizinische Einrichtung

In diesem Abschnitt möchte ich einen Überblick über diese Standards geben.

Alle drei Standards haben ihren eigenen "Slang", der ihr Studium und Verständnis häufig nicht gerade fördert. In diesem Punkt ist jedoch eine gewisse Nachsicht des Anwenders aus folgendem Grund gefordert. Bei den genannten Standards handelt es sich um internationale und zusätzlich branchenübergreifende Dokumente, die nicht in allen Punkten auf die gewachsenen Begriffe der einzelnen Branchen eingehen können. Branchenspezifische Standards hätten zwar dieses "Begriffsproblem" nicht, dafür gäbe es dann Probleme an den Schnittstellen, wo verschiedene Branchen aufeinandertreffen. Wie würden sich wohl eine Rechtsanwaltskanzlei, eine Klinik und ein Medizinproduktehersteller auf eine Terminologie einigen?
Es bedarf also eines gewissen guten Willens, sich auf einige wenige neue Begriffe einzulassen. Dem Anwender wird hier aber bei weitem nicht soviel zugemutet, wie etwa in der Computerliteratur.
Ich möchte versuchen, die Inhalte und Anforderungen der Standards so einfach wie möglich darzustellen, ohne sie allerdings zu trivialisieren. Im Amerikanischen gibt es einen schönen Ausdruck dafür: "a down to the earth approach".

Die ISO 9000-Reihe umfaßt drei Standards zur Darlegung des QM-Systems: ISO 9001, ISO 9002 und ISO 9003. Im folgenden beschäftige ich mich hier ausschließlich mit ISO 9001, der unter den genannten drei den allgemeinsten Standard darstellt, da er in seinem QM-Element 4 auch die Entwicklung von Produkten und Dienstleistungen mit umfaßt. Der Standard ISO 9002 ist im wesentlichen gleich ISO 9001 minus QM-Element 4 (Entwicklung). Der Standard ISO 9003 hat generell wenig und besonders bei medizinischen Einrichtungen aus meiner Sicht gar keine Bedeutung.
Die ISO 9001 umfaßt 20 Module eines QM-Systems, die in der Abbildung 1.2 wiedergegeben sind.

Standard	Aktuelle Version	Titel
DIN EN ISO 9000-1	08.1994	Normen zum Qualitätsmanagement und zur Qualitätsssicherung/QM-Darlegung Teil 1: Leitfaden zur Auswahl und Anwendung
DIN ISO 9000-2	03.1992 (E)	Qualitätsmanagement- und Qualitätssicherungs-normen; Allgemeiner Leitfaden zur Anwendung von ISO 9001, ISO 9002, ISO 9003
DIN ISO 9000-3	06.1992	Qualitätsmanagement- und Qualitätssicherungs-normen; Leitfaden für die Anwendung von ISO 9001 auf die Entwicklung, Lieferung und Wartung von Software
DIN ISO 9000-4	06.1994	Normen zu Qualitätsmanagement und zur Darlegung von Qualitätsmanagementsystemen; Leitfaden zum Management von Zuverläs-sigkeitsprogrammen
DIN EN ISO 9001	08.1994	Qualitätsmanagementsysteme, Modell zur Qualitätssicherung/QM-Darlegung in Design/ Entwicklung, Produktion, Montage und Wartung
DIN EN ISO 9002	08.1994	Qualitätsmanagementsysteme, Modell zur Qualitätssicherung/QM-Darlegung in Produk-tion, Montage und Wartung
DIN EN ISO 9003	08.1994	Qualitätsmanagementsysteme, Modell zur Qualitätssicherung/QM-Darlegung bei der Endprüfung
DIN EN ISO 9004-1	08.1994	Qualitätsmanagement und Elemente eines Qualitätsmanagementsystems Teil 1: Leitfaden
DIN ISO 9004-2	06.1992	Qualitätsmanagement und Elemente eines Qualitätsmanagementsystems Teil 2: Leitfaden für Dienstleistungen

Standard	Aktuelle Version	Titel
DIN ISO 9004-4	07.1992 (E)	Qualitätsmanagement und Elemente eines Qualitätssicherungssystems Teil 2: Leitfaden für Qualitätsverbesserungen
DIN EN ISO 10007	12.1996	Qualitätsmanagement - Leitfaden für Konfigurationsmanagement
DIN ISO 10011-T1	06.1992	Leitfaden für das Audit von Qualitätssicherungssystemen/Auditdurchführung
DIN ISO 10011-T2	06.1992	Leitfaden für das Audit von Qualitätssicherungssystemen/Qualifikationskriterien für Qualitätsauditoren
DIN ISO 10011-T3	06.1992	Leitfaden für das Audit von Qualitätssicherungssystemen/Management von Auditprogrammen
DIN EN ISO 14001	10.1996	Umweltmanagementsysteme - Spezifikation mit Anleitung zur Anwendung
DIN ISO 14004	11.1996 (E)	Umweltmanagementsysteme - Allgemeiner Leitfaden über Grundsätze, Systeme und Hilfsinstrumente
DIN EN ISO 14010	11.1996	Leitfäden für Umweltaudits - Allgemeine Grundsätze
DIN EN ISO 14011	11.1996	Leitfäden für Umweltaudits - Auditverfahren - Audit von Umweltmanagementsystemen
DIN EN ISO 14012	11.1996	Leitfäden für Umweltaudits - Qualifikationskriterien für Umweltauditoren
DIN EN 45001	05.1990	Allgemeine Kriterien zum Betreiben von Prüflaboratorien

Tabelle 1-1:   Auswahl wichtiger internationaler Standards und Leitfäden zu Qualitäts-, Umwelt- und Labormanagement

Abkürzungen: DIN   Deutsches Institut für Normung e. V.
                    EN   Europäische Norm
                    ISO   International Organization for Standardization

01 Verantwortung der Leitung	**1** Allgemeine Forderungen	**1** Zweck und Anwendungsbereich
02 Qualitätsmanagementsystem	**2** Umweltpolitik	**2** Definitionen
03 Vertragsprüfung	**3** Planung	**3** Rechtliche Identifizierbarkeit
04 Designlenkung	**3.1** Umweltaspekte	**4** Unparteilichkeit, Unabhängigkeit und Integrität
05 Lenkung der Dokumente und Daten	**3.2** Gesetzliche und andere Forderungen	**5** Technische Kompetenz
06 Beschaffung	**3.3** Zielsetzungen und Einzelziele	**5.1** Verwaltung und Organisation
07 Lenkung der vom Kunden beigestellten Produkte	**3.4** Umweltmanagementprogramm(e)	**5.2** Personal
08 Kennzeichnung und Rückverfolgbarkeit von Produkten	**4** Implementierung und Durchführung	**5.3** Räumlichkeiten und Einrichtungen
09 Prozeßlenkung	**4.1** Organisationsstruktur und Verantwortlichkeit	**5.3.1** Verfügbarkeit
10 Prüfungen	**4.2** Schulung, Bewußtsein und Kompetenz	**5.3.2** Räumlichkeiten und Umgebung
11 Prüfmittelüberwachung	**4.3** Kommunikation	**5.3.3** Einrichtungen
12 Prüfstatus	**4.4** Dokumentation des Umweltmanagementsystems	**5.4** Arbeitsweise
13 Lenkung fehlerhafter Produkte	**4.5** Lenkung der Dokumente	**5.4.1** Prüfverfahren und -anweisungen
14 Korrektur- und Vorbeugungsmaßnahmen	**4.6** Ablauflenkung	**5.4.2** Qualitätssicherungssystem
15 Handhabung, Lagerung, Verpackung, Konservierung und Versand	**4.7** Notfallvorsorge und -maßnahmen	**5.4.3** Prüfberichte
16 Lenkung von Qualitätsaufzeichnungen	**5** Kontroll- und Korrekturmaßnahmen	**5.4.4** Aufzeichnungen
17 Interne Qualitätsaudits	**5.1** Überwachung und Messung	**5.4.5** Handhabung der Proben oder Prüfgegenstände
18 Schulung	**5.2** Abweichungen, Korrektur- und Vorsorgemaßnahmen	**5.4.6** Sicherstellung der Vertraulichkeit
19 Wartung	**5.3** Aufzeichnungen	**5.4.7** Unteraufträge
20 Statistische Methoden	**5.4** Umweltmanagementsystem-Audit	**6** Zusammenarbeit
	6 Bewertung durch die oberste Leitung	**6.1** Zusammenarbeit mit Auftraggebern
		6.2 Zusammenarbeit mit Stellen, die Akkreditierung gewähren
		6.3 Zusammenarbeit mit anderen Prüflaboratorien und mit Stellen, die Normen und Vorschriften erarbeiten
		7 Pflichten, die sich aus einer Akkreditierung ergeben
Die ISO 9001 und ihre 20 Anforderungselemente	Forderungen an ein UM-System nach der ISO 14001	Allgemeine Kriterien zum Betreiben von Prüflaboratorien nach der EN 45001

Abbildung 1-2:   Anforderungsmodule der ISO 9001, ISO 14001 und EN 45001

Wie sind Standards für Managementsysteme zu verwenden?

Es ist wichtig, zu verstehen, daß die genannten drei Standards Rahmenvorgaben für die jeweils behandelten Themenkomplexe Qualitäts-, Umwelt- und Labormanagement machen. Es ist in der Verantwortung des Anwenders, diese Rahmenvorgaben nach den jeweiligen Gegebenheiten auszufüllen, in seiner QM-, UM- oder Labordokumentation festzuschreiben und damit für die jeweilige Einrichtung als verbindlich festzulegen.
Es gibt kein einheitliches Managementsystem. Die Standards geben die Rahmenbedingungen und die Module (Bausteine) für einzelne Facetten von Managementsystemen vor. Die Ausfüllung und Anwendung derselben muß durch die Einrichtung selbst geschehen.

In manchen Punkten werden die Standards durch Auslegungen von Akkreditierungsstellen oder Zertifizierungsgesellschaften ergänzt. Es kann zweckmäßig sein, sich mit diesen Stellen in Verbindung zu setzen, um dies abzuklären.

Im folgenden werden die Standards ISO 9001 und ISO 14001 jeweils einzeln diskutiert. Dabei habe ich mich von dem Gedanken leiten lassen, daß dem Leser in der Regel gedient ist, wenn er in "normaler Sprache" und mit möglichst wenig Normendeutsch an Beispielen gezeigt bekommt, was hinter den einzelnen Anforderungen der Standards steckt und woran er bei deren Umsetzung in der eigenen Einrichtung denken sollte.
Es liegt in der Natur der Sache, daß eine absolut erschöpfende und alle nur denkbaren Aspekte umfassende Darstellung nicht möglich ist. Der Leser sollte aber in der Lage sein, anhand der gegebenen Anregungen genügend Verständnis für die Standards zu entwickeln, um individuelle Einzelprobleme selbst lösen zu können.

Die ISO 9000-Reihe enthält auch den Leitfaden ISO 9004-2, der als Kommentar zur ISO 9001 für Dienstleister betrachtet werden kann. Seine Inhalte wurden in dem folgenden Abschnitt 1.2 mit eingearbeitet. Die dem Buch beigefügte Diskette enthält auch Vortragsfolien zu diesem Leitfaden.

Was die EN 45001 betrifft, so wurde ihre detaillierte Diskussion hier ausgespart, weil dazu bereits eine ausführliche Darstellung vom Verfasser existiert. Der Abschnitt Checklisten enthält jedoch eine kommentierte Checkliste nach der EN 45001, mit deren Hilfe die Umsetzung im medizinischen Labor erleichtert werden sollte. Zudem gibt es zahlreiche Überschneidungen zwischen der ISO 9001 und der EN 45001, so daß die entsprechenden Kommentare zu der ISO 9001 herangezogen werden können. Die dem Buch beigefügte Diskette enthält auch Vortragsfolien zur Präsentation der EN 45001 vor dem Laborpersonal.

1.2 Qualitätsmanagementsystem nach ISO 9001

1. Verantwortung der Leitung

Wesentlicher Inhalt dieses QM-Elementes

Die ISO 9001 fordert, daß die Leitung der medizinischen Einrichtung eine klare Aussage zur Qualitätspolitik der Einrichtung macht und diese schriftlich dokumentiert. Es muß sichergestellt sein, daß diese Qualitätspolitik auf allen Ebenen der Einrichtung von allen Mitarbeitern verstanden und gelebt wird.

Die Verantwortungen und Befugnisse des Personals, soweit es mit leitenden, ausführenden oder prüfenden Tätigkeiten betraut ist, welche die Qualität der Leistungen der medizinischen Einrichtung betreffen, müssen klar festgelegt sein. Hierzu gehört auch eine klare Festlegung der wechselseitigen Beziehungen dieses Personals.

Die oberste Leitung der medizinischen Einrichtung muß ein Mitglied des Führungskreises benennen, das für die Wirksamkeit und Weiterentwicklung des QM-Systems der medizinischen Einrichtung federführend zuständig ist.

Die Leitung der medizinischen Einrichtung muß genügend Mittel (personell, finanziell usw.) bereitstellen, um die Wirksamkeit des QM-Systems sichern zu können.

Die Leitung der medizinischen Einrichtung muß in angemessener Weise die Wirksamkeit des QM-Systems der Einrichtung bewerten.

Bedeutung und Hinweise zur Umsetzung dieses QM-Elementes

Dieses QM-Element hebt in erster Linie darauf ab, daß die Leitung der medizinischen Einrichtung für die Ausrichtung, die Implementierung, Aufrechterhaltung und regelmäßige Überprüfung der Wirksamkeit des QM-Systems verantwortlich ist.
Die Leitung stellt daher die entsprechenden Leitlinien (Qualitätspolitik) auf und stellt eine ordentliche und den Aufgaben angemessene Aufbau- und Ablauforganisation sicher. Die Qualitätsfähigkeit der medizinischen Einrichtung wird damit als Aufgabe der obersten Geschäftsführung festgelegt.

Mindestens ein Mitglied des obersten Führungskreises ist für diese Aufgaben federführend zuständig. Im Sinne des üblichen Delegations- und Beauftragtenwesens werden in der medizinischen Einrichtung Aufgaben an Personen in allen Bereichen und Ebenen verteilt. Weniger trivial und in der Praxis mit einigem Aufwand verbunden ist die Forderung, daß die Befugnisse und Verantwortlichkeiten dieser Personen klar und nachvollziehbar geregelt und umgesetzt werden müssen.

Es muß sichergestellt werden, daß für alle nötigen Aufgaben des Qualitätsmanagements genügend Mittel bereitstehen.
Die Wirksamkeit des QM-Systems muß regelmäßig überprüft werden. Dies geschieht unter anderem mittels sogenannter interner Qualitätsaudits (vgl. QM-Element 17).

Die Umsetzung der Anforderungen des QM-Elementes 1 der ISO 9001 hat ziemlich große Auswirkungen auf die Aufbau- und Ablauforganisation der medizinischen Einrichtung. Große Einrichtungen können eine sehr komplexe Struktur mit unterschiedlichen Geschäftsbereichen und diversen Niederlassungen haben. Es kann wünschenswert sein, das QM-System (als Bestandteil des gesamten Managementsystems) modular aufzubauen, um auf spezifische Gegebenheiten und Anforderungen der einzelnen Bereiche oder Niederlassungen gezielt eingehen zu können.
In diesem Falle kann es notwendig werden, für die einzelnen Bereiche oder Niederlassungen jeweils eine eigene Qualitätspolitik zu formulieren und auch die organisatorischen Regelungen bezüglich der QM-Verantwortlichkeiten entsprechend aufzuteilen und zu ordnen.
Besonderes Augenmerk ist auch in diesem Zusammenhang auf die **Schnittstellen** zwischen den Funktionsbereichen zu richten.

Auf den ersten Blick erscheinen einige dieser Anforderungen der ISO 9001 als trivial und selbstverständlich, denn die Verantwortung der Leitung der medizinischen Einrichtung für die Qualitätspolitik sowie die Aufbau- und Ablauforganisation ergibt sich in der Regel bereits aus den entsprechenden gesetzlichen Vorschriften.
In der Praxis ist es jedoch so, daß sich viele medizinische Leiter oder Verwaltungsleiter von medizinischen Einrichtungen nicht bis ins Letzte klar darüber sind, wie tief sie im Einzelfall persönlich zur Verantwortung gezogen werden können, wenn ihnen z. B. im Rahmen eines Haftungsfalles ein Organisationsverschulden nachgewiesen werden kann. Es sei daher empfohlen, daß im Rahmen des Auf- oder Ausbaus eines QM-Systems diese Problematik genau durchleuchtet wird.

In der Praxis wird es in der medizinischen Einrichtung kaum eine Funktion geben, die nicht mehr oder weniger die qualitätsrelevanten Abläufe der Einrichtung beeinflußt. Anders gesagt: Es wird in der Einrichtung kaum Abläufe geben, die nicht qualitätsrelevant sind (vgl. QM-Element 9). Von daher bedeutet die Um-

setzung der oben skizzierten Anforderungen das Durchdenken jedes Funktions-
bereiches und jeder Mitarbeiterposition.
Als ein praktikables Instrument, Qualifikationsanforderungen für die besetzten
Stellen, Mitarbeiterpflichten, fachliche und disziplinarische Zuordnungen, Ver-
tretungsregelungen usw. festzulegen, haben sich auch bei medizinischen Einrichtungen Stellenbeschreibungen bewährt. Sofern solche in Teilbereichen bereits
vorliegen, müssen sie fortlaufend den aktuellen Gegebenheiten und Bedürfnissen
angepaßt werden. Die Zuständigkeiten hierfür sind, wie üblich, festzulegen.

Die schriftliche Formulierung der Qualitätspolitik kann Bestandteil des QM-
Handbuches selbst oder aber ein separates Dokument sein, das den üblichen
Verfahren zur Lenkung der Dokumente und Daten (vgl. QM-Element 5) unterliegt.
Bei der Abfassung der Qualitätspolitik für die medizinische Einrichtung ist unter
anderem auf folgende Aspekte zu achten.
Die Qualitätspolitik muß relevant mit Hinblick auf die Anforderungen der Kunden
der medizinischen Einrichtung sein (Patienten, Leistungsträger, kooperierende
Kliniken oder Ärzte usw.).
In der Praxis trifft man leider immer wieder auf Statements, die im wesentlichen
aus Phrasen bestehen, die sich auf die Kurzform bringen lassen: "Wir wollen gute
Arbeit machen!"
Die Qualitätspolitik sollte möglichst typisch für die jeweilige medizinische Ein-
richtung sein. Da sie in der Regel veröffentlicht wird, sollte sie Auftraggeber der
Einrichtung oder andere interessierte Kreise ansprechen und ihnen die Möglichkeit
bieten, bereits anhand ihrer zu erkennen, "was es mit der jeweiligen medizinischen
Einrichtung eigentlich besonderes auf sich hat". Die Qualitätspolitik sollte in
diesem Sinne entscheidungsfördernd sein.
Sie sollte so abgefaßt und formuliert sein, daß sie von allen Mitarbeitern sowie
externen Personen und Stellen verstanden und nachvollzogen werden kann.
Die Qualitätspolitik muß von der obersten Leitung der medizinischen Einrichtung
unterschrieben und verabschiedet werden.

In einer Reihe von Einrichtungen gibt es bereits eine Tradition von Initiativen
verschiedenster Art, die jeweils mit bestimmten "Sprüchen" seitens der Geschäftsleitung verbunden waren. Sollten diese Initiativen in der Vergangenheit
nicht zum Ziel geführt haben und vorzeitig verpufft sein, so besteht eine gewisse
Gefahr darin, daß die Mitarbeiter der Einrichtung das neue Statement der Qualitätspolitik von vornherein zunächst einmal nicht ernst nehmen. Die Geschäftsleitung sollte sich dessen bewußt sein!

Die dokumentierte Qualitätspolitik kann natürlich keine Leitlinie für alle Ewigkeit
sein, sondern sie muß von Zeit zu Zeit überarbeitet und neuen Gegebenheiten
angepaßt werden.

Der Auf- oder Ausbau eines QM-Systems sollte unbedingt dazu genutzt werden,
das **WIR-Gefühl** in der medizinischen Einrichtung zu fördern und eine stärkere

Identifikation der Mitarbeiter mit der Einrichtung herbeizuführen. Es ist daher auch wichtig, daß die Mitarbeiter, soweit möglich und zweckmäßig, in die entsprechenden Maßnahmen des Auf- oder Ausbaus des QM-Systems mit eingebunden werden.
Damit wird auch gleichzeitig erreicht, daß die Mitarbeiter mit der Zielrichtung und den Inhalten des QM-Systems wirklich vertraut werden ("learning by doing").

Die Bewertung des QM-Systems wird durch die oberste Leitung der medizinischen Einrichtung durchgeführt. Wie dies geschieht und wie oft, legt sie selbst fest. Es genügt, wenn die entsprechende Praxis und Vorgehensweise in einer Verfahrensanweisung oder in einem anderen verbindlichen Papier festgelegt wird.
In der Regel werden unterschiedlichste statistische Auswertungen von Prozessen, Personaldaten, betriebswirtschaftliche Daten usw. in die Bewertung des QM-Systems eingehen.
Um, wie gefordert, die Wirksamkeit des QM-Systems prüfen zu können, ist es wichtig, daß Qualitätsziele soweit möglich in **quantifizierbarer Form** und nicht als "Wischiwaschi-Vorgaben" definiert werden. Nur so ist später auch wirklich nachvollziehbar, in welchen Bereichen eine Verbesserung/Verschlechterung der Wirksamkeit des QM-Systems eingetreten ist.

In der Praxis trifft man immer wieder auf die Situation, daß die Geschäftsführung die Meinung vertritt, es genüge, wenn sie als Initiatorin der QM-Initiative auftritt und sich dann "ausklinkt" und die "Sache" delegiert.
Es kann nur betont werden, daß diese Vorgehensweise unsachgemäß ist. Spätestens bei der Zertifizierung wären hier Probleme vorprogrammiert.

Bei der Benennung von QM-Beauftragten sollte man mit großer Sorgfalt vorgehen. Neben den selbstverständlichen Anforderungen bezüglich ihrer Qualifikation ist es wichtig, daß sie in der medizinischen Einrichtung Akzeptanz finden oder sich diese verschaffen können. Introvertierte Einzelgänger sind für diese Aufgabe also nicht geeignet. Ebenso sollte man nicht unbedingt Personen für die Aufgabe nominieren, die kurz vor der Pensionierung stehen oder faktisch oder vermutlich aus anderen Gründen bald das Haus verlassen werden.
Es muß sichergestellt sein, daß die QM-Beauftragten die für ihre Aufgabe nötige fachliche Kompetenz besitzen. In größeren Einrichtungen wird es erforderlich sein, ein Team von QM-Beauftragten zu benennen, die in Vollzeit oder neben ihren sonstigen Aufgaben die Funktion ausfüllen. Für entsprechende aufgabenbezogene Schulungen dieser Personen ist zu sorgen.

Geschäftsführung

Aufbauorganisation	**Ablauforganisation**
umfaßt u. a.	umfaßt u. a.
• Definition von Organisations- und Funktionseinheiten (z. B. Bereiche, Abteilungen usw.)	• Richtlinien für Abläufe und Verfahren, Verfahrens-, Arbeits- und Prüfanweisungen Beispiel: Entwicklung von Dienstleistungen / Erbringung von Dienstleistungen
• Definition von Zuständigkeiten und Verantwortungsbereichen (Linien-, Stabs- und Ausführungsstellen)	• Managementhandbücher, Richtlinien für die Auswahl, Führung, Schulung und Kontrolle des Personals
• Definition von Informations-, Vertretungs- und Kooperationsregeln	• Dokumentationskonzepte
• Definition des Beauftragtenwesens (z. B. QM-Beauftragter)	• Notfall- und Krisenkonzepte

Abbildung 1-3:   Die Zuständigkeit der Geschäftsführung für die Aufbau- und Ablauforganisation

2.   Qualitätsmanagementsystem

Wesentlicher Inhalt dieses QM-Elementes

Die ISO 9001 fordert, daß die medizinische Einrichtung ein QM-System einführt, dokumentiert und aufrechterhält.

Die QM-Dokumentation besteht mindestens aus einem QM-Handbuch sowie aus mitgeltenden Verfahrens- und gegebenenfalls Arbeitsanweisungen.

Die medizinische Einrichtung muß Verfahren zur systematischen Qualitätsplanung einführen.

Bedeutung und Hinweise zur Umsetzung dieses QM-Elementes

Dieses QM-Element hebt in erster Linie darauf ab, daß die medizinische Einrichtung ein QM-System einführt, dieses für verbindlich erklärt und auch dokumentiert. Die Dokumentation selbst weist in der Regel mehrere Ebenen auf.

Das QM-Handbuch hat sozusagen den Charakter eines "Grundgesetzes" und Leitfadens durch das gesamte QM-System, in dem allgemeine, verbindliche Regelungen zur Arbeitsweise der Einrichtung vorgegeben werden. Dabei muß auf alle Anforderungen der ISO 9001 eingegangen werden.
Detailregelungen werden in den Verfahrensanweisungen, Arbeitsanweisungen und anderen mitgeltenden Dokumenten gegeben.
Wichtig ist, daß alle Maßnahmen bezüglich der Festlegung der Anforderungen an das QM-System planmäßig erfolgen.

Die ISO 9001 betont, daß es kein einheitliches Standard-QM-System geben kann. Die Ausgestaltung des QM-Systems einer jeden medizinischen Einrichtung richtet sich vielmehr nach den festgelegten Anforderungen an die zu erbringenden Dienstleistungen oder herzustellenden Produkte. Sie richtet sich auch nach geltenden gesetzlichen Vorschriften, behördlichen Auflagen, Vorgaben von Auftraggebern usw.
Das QM-System der medizinischen Einrichtung muß so ausgerichtet sein, daß alle diese Anforderungen systematisch und planmäßig erfüllt werden können. Ist dies der Fall, nennt man das QM-System wirkungsvoll.

Ziel der Dokumentation des QM-Systems ist es nicht, möglichst viel Papier zu produzieren. Die medizinische Einrichtung hat sehr viel Spielraum, was sie dokumentiert und wie sie es tut. In keinem Fall geht es darum, Lehrbücher der Verwaltung, des Pflegedienstes usw. zu schreiben.

Die Struktur, die Inhalte und die Dokumentation des QM-Systems sollten möglichst modular aufgebaut sein. Das bedeutet z. B., die Verfahrensregelungen der Verwaltung sind in der Regel für den Pflegedienst nur in Teilbereichen von Relevanz und wer in der Küche für die Aufbewahrung von Rückstellproben zuständig ist, interessiert im medizinischen Bereich in der Regel niemanden. Folglich sollte das QM-System in seiner Struktur darauf Rücksicht nehmen.

Besondere Sorgfalt ist auf die Schnittstellen zwischen verschiedenen Bereichen zu legen, da hier in der Regel die meisten Problempotentiale liegen.
Beispiel: Das medizinische Labor ist zwar für die Analyse von Proben zuständig, jedoch häufig nicht für die Probenahme und den Probentransport, wo gravierende Fehler gemacht werden können.

Beim Auf- oder Ausbau des QM-Systems und bei dessen Dokumentation sollten möglichst alle betroffenen Stellen oder Personen beteiligt werden. Nur so kann die Akzeptanz bei diesen Stellen und Personen gesichert werden und nur so wird sichergestellt, daß auch alle Details der Prozeßabwicklung und potentielle Fehlerquellen durchdacht und berücksichtigt werden.

Der Umfang und der Inhalt der QM-Dokumentation richtet sich wesentlich nach dem Ausbildungsstand der Personen, für welche die jeweiligen Verfahrens- oder Arbeitsanweisungen gedacht sind. Dieser in jedem Einzelfall vorausgesetzte Ausbildungsstand muß irgendwo festgehalten sein (in der Regel in den Stellenbeschreibungen).

Beispiel: Einer Sekretärin, bei der ein routinierter Umgang mit bestimmten Software-Produkten vorausgesetzt wird und die auch die entsprechenden Kenntnisnachweise hat, braucht man sicher nicht mit einer Arbeitsanweisung zu erklären, wie sie sich in das hauseigene EDV-Netzwerk einklinkt. Andererseits kann es sinnvoll sein, zu regeln, daß die Sekretärin Briefe nochmals selbst auf Fehler durchliest, bevor sie dem Chefarzt vorgelegt werden.
Noch ein Beispiel: Einem Arzt oder gar einer examinierten Krankenschwester braucht man keine Anweisung beizustellen, wie eine Blutprobe zu nehmen ist. Es kann jedoch sinnvoll sein, zu regeln, wie die Ärzte eines Klinikums ihre Ärztebriefe zu gestalten haben und welche Mindestinhalte sie haben sollten.

Neben diesen einfachen Beispielen für Verfahrens- oder Arbeitsanweisungen gibt es in jeder medizinischen Einrichtung natürlich eine mehr oder weniger große Zahl von Dokumenten von weniger trivialer Natur. Beispiele: Prüfanweisungen des medizinischen Labors, Pflegestandards des Altenheims oder der Pflegekräfte im Klinikum, Anweisungen zur Desinfektion von Einrichtungen, medizinische Standards unterschiedlichster Art.

Die Sprache der QM-Dokumentation sollte möglichst einfach sein und schnörkellos. Leider trifft man in der Praxis immer wieder auf Anweisungen, die sich wie Klassiker der romantischen Literatur lesen.
Die Leitlinie sollte sein, Dokumente zu haben, die auf die Qualifikation ihrer Zielgruppe/Anwender zugeschnitten und leicht handhabbar sind.
Es sei betont, daß die Verwendung von Grafiken, Schaudiagrammen, Ablaufdiagrammen usw. genutzt werden sollte, wo immer dies zweckmäßig erscheint.
Auch der Einsatz von Videos (z. B. in der Ausbildung von Schwestern, Pflegern und Ärzten) ist natürlich gestattet! Bei "QM-Dokumentation" denke man also nicht nur an bedrucktes Papier!

Die Unterscheidung zwischen Verfahrensanweisungen und Arbeitsanweisungen ist fließend und ein wenig akademisch. In der Regel geben Verfahrensanweisungen Richtlinien für allgemeinere Zusammenhänge vor und Arbeitsanweisungen sind mehr auf einzelne Arbeitsgänge oder Arbeitsplätze zugeschnitten. Ob aber die Pflegestandards in einer REHA-Klinik eher als Verfahrens- oder mehr als Arbeitsanweisungen zu bezeichnen sind, wüßte ich nicht zu sagen. Man sollte sie einfach Pflegestandards nennen. Wichtig ist, daß sie vorhanden sind!

Der logische Aufbau und die Gliederung der QM-Dokumentation müssen in erster Linie zweckmäßig für die medizinische Einrichtung sein. Dazu gehören leichte Handhabbarkeit, Verständlichkeit und Aktualität.

Es sei nochmals betont, daß es die Aufgabe der medizinischen Einrichtung selbst ist, ihr Konzept für die QM-Dokumentation festzulegen. Die ISO 9001 macht hierzu lediglich gewisse Rahmenvorgaben.

Die ISO 9001 gibt aber z. B. an keiner Stelle vor, daß die Gliederung der QM-Dokumentation der medizinischen Einrichtung die 20-Punkte-Gliederung der ISO 9001 wiedergeben müßte. Viele medizinische Einrichtungen und andere Unternehmen nehmen dennoch (oft mit Unmut) diese Gliederung auf, weil ihnen dies von externen Beratern oder Zertifizierungsgesellschaften so vorgegeben wird.

Bitte tun Sie es nicht! Ihre Mitarbeiter werden es Ihnen danken. Und vergessen Sie die Zertifizierungsgesellschaften, die nicht bereit sind, auf Ihr eigenes Konzept einzugehen!

Also nochmals: Ihr QM-System und die zugehörige Dokumentation müssen die Anforderungen der ISO 9001 an ein QM-System abdecken. Wie und in welcher Form, das bestimmen Sie. Sie sollten in diesem Zusammenhang auch beachten, daß geltende Gesetze und Regelwerke sowie gegebenenfalls andere Stellen, wie etwa die Leistungsträger, ebenfalls mehr und mehr Vorgaben bezüglich des QM-Systems von medizinischen Einrichtungen machen. Es ist selbstverständlich, daß diese Anforderungen in Ihr QM-System und in die Dokumentation in jedem Einzelfall eingearbeitet werden müssen.

In zahlreichen medizinischen Einrichtungen werden Mitarbeiter beschäftigt, deren erste Sprache nicht Deutsch ist und die der deutschen Sprache nur sehr wenig mächtig sind. Es muß dann entschieden werden, ob eventuell bestimmte Dokumente, soweit sie für diese Personen relevant sind, in der entsprechenden Muttersprache vorliegen sollten. Man denke in diesem Zusammenhang etwa an Reinigungskräfte und deren Unterweisung auf Infektionsgefahren usw.

Die ISO 9001 fordert, daß die medizinische Einrichtung eine Qualitätsplanung durchführen muß. In der Praxis gibt es unterschiedliche Arten der Qualitätsplanung. Zum einen fallen darunter alle planerischen Maßnahmen und das permanente Bestreben, die Prozesse, Produkte und Dienstleistungen immer effektiver, sicherer usw. zu gestalten.

Weiterhin kann es jedoch auch Einzelprojekte in der medizinischen Einrichtung geben, die besondere Maßnahmen der Qualitätsplanung erfordern. Man denke hierbei z. B. an die Einführungsphase von neuen Behandlungsmethoden im klinischen Bereich mit allen vorbereitenden und begleitenden Aktivitäten. Ein anderes Beispiel wäre etwa die Entwicklung eines neuen Nachweisverfahrens im klinischen Labor. Welche Maßnahmen sind nötig, um das Verfahren abzusichern (Ringversuche usw.)?

Es ist zu empfehlen, daß die Qualitätsplanung der medizinischen Einrichtung einen modularen Charakter in dem Sinne hat, daß die einzelnen Bereiche/Abteilungen eigene Qualitätspläne und Qualitätsziele festlegen und umsetzen. Es sollten jedoch Regelungen festgesetzt werden, wer in den einzelnen Organisationseinheiten für die Maßnahmen der Qualitätsplanung zuständig ist.

Die Qualitätsplanung kann in Einzelfällen projektbezogen erfolgen und in anderen Zusammenhängen projektübergreifende Maßnahmen umfassen. Sie ist in zweckmäßiger Form zu dokumentieren.

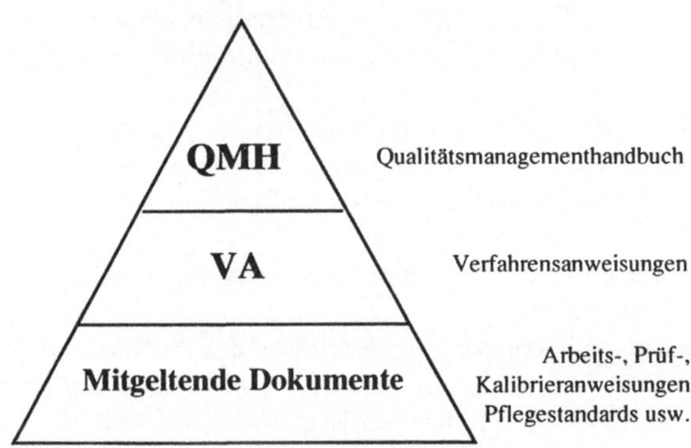

Abbildung 1-4:   Beispiel: Die Hierarchie der QM-Dokumentation

3.   Vertragsprüfung

Wesentlicher Inhalt dieses QM-Elementes

Die ISO 9001 fordert, daß die medizinische Einrichtung Verfahrensanweisungen zum Thema Vertragsprüfung einführt, dokumentiert und aufrechterhält.

Das bedeutet, daß es klare Regelungen geben muß, wie Verträge zwischen der medizinischen Einrichtung und Auftraggebern und Auftragnehmern zustandekommen und welche Vertragsarten die Einrichtung kennt.

Es muß sichergestellt sein, daß sich die beiden Vertragsparteien in jedem Einzelfall genau über den Umfang und die Art der zu erbringenden Leistungen einigen und daß entsprechende Aufzeichnungen darüber angefertigt werden.
Eventuell bestehende Unklarheiten oder bestehende Nichteindeutigkeiten müssen abgeklärt werden.
Es muß sichergestellt sein, daß die Erfüllung des Auftrages möglich ist; zur Abklärung müssen in der medizinischen Einrichtung gegebenenfalls die betroffenen Stellen eingeschaltet werden.

Es müssen Verfahren vorliegen, wie mit Vertragsänderungen verfahren wird.

Es muß festgelegt sein, welche Aufzeichnungen im Zusammenhang mit Vertragsprüfungen anzufertigen sind und durch welche Stellen.

Bedeutung und Hinweise zur Umsetzung dieses QM-Elementes

Dieses QM-Element zielt auf die wichtige Schnittstelle zwischen der medizinischen Einrichtung und ihren Auftraggebern und Auftragnehmern ab. In allen Vertragsverhältnissen der medizinischen Einrichtung soll schlicht und einfach "Ordnung" herrschen. "Ordnung" bedeutet in diesem Fall im wesentlichen: In jedem eingegangenen Vertragsverhältnis der medizinischen Einrichtung muß sichergestellt sein, daß die Rechte, Pflichten und Erwartungen der beiden Vertragsparteien klar festgelegt sind. Dazu gehört auch, daß in allen Fällen Machbarkeitsprüfungen durchgeführt werden, die natürlich in häufig wiederkehrenden Standardsituationen Routine sein werden.
Es ist wichtig, daß alle von einem Vertrag betroffenen Stellen oder Personen der medizinischen Einrichtung eingeschaltet werden, insbesondere auch bei nach-

träglichen Vertragsänderungen. Über die einzelnen Aktivitäten müssen angemessene Aufzeichnungen angefertigt werden.

Im Rahmen der Umsetzung dieses Elementes sollte die medizinische Einrichtung allem zuvor eine Aufstellung der von ihr praktizierten Vertragsarten erarbeiten. Es sei betont, daß dies bei komplexen Einrichtungen eine vergleichsweise umfangreiche Aufgabe sein kann.

Für jede einzelne Vertragsart ist festzulegen, welche Stellen bzw. welche Personen zum Abschluß dieser Vertragsart autorisiert sind und wie Änderungen zu bestehenden Vertragsverhältnissen behandelt werden. Letzteres ist insbesondere dann häufig mit Problemen behaftet, wenn mehrere Stellen der medizinischen Einrichtung betroffen sind und entsprechend eingeschaltet werden müssen.

Unter die Vertragsarten der medizinischen Einrichtung sind auch Vollmachten und Belehrungen von Patienten und ihren Angehörigen einzuordnen, ebenso natürlich Allgemeine Geschäftsbedingungen.

Mit Hinblick darauf, daß unterschiedliche Bereiche der medizinischen Einrichtung in der Regel eigene und spezifische Vertragsarten anwenden, ist es wichtig, daß alle Bereiche bereits im Rahmen der Erfassung der Vertragsarten eingebunden werden.

Ordnung in ihrem Vertragsmanagement bedeutet für die medizinische Einrichtung ein zusätzliches Maß an Sicherheit, nicht zuletzt in Haftungsfällen. Es sollte daher das Bestreben der medizinischen Einrichtung sein, die Aktualität und Zweckmäßigkeit ihrer angewandten Vertragsarten, insbesondere Standardverträge, in angemessenen Perioden auf Zweckmäßigkeit hin zu überprüfen oder überprüfen zu lassen. Verträge sollten gewissermaßen einer Wartung unterliegen. Soweit das Know-how hierzu nicht in der Einrichtung selbst vorhanden ist, sollte eine externe Beratung in Anspruch genommen werden. Eine solche Beratung sollte jedoch möglichst durch Juristen erfolgen.

Hat die medizinische Einrichtung ihr Vertragsmanagement in der skizzierten Weise optimiert, sollte sie das auch ihren Versicherungsgesellschaften mit dem Ziel mitteilen, dies bei der weiteren Gestaltung der Prämien zu berücksichtigen.

4.   Designlenkung

Wesentlicher Inhalt dieses QM-Elementes

Die ISO 9001 fordert, daß die medizinische Einrichtung Verfahrensanweisungen zur Regelung aller qualitätsrelevanten Schritte im Zusammenhang mit der Entwicklung von neuen Produkten und Dienstleistungen einführt, dokumentiert und aufrechterhält. Das Ziel dabei ist es, festgelegte Qualitätsanforderungen an neue Produkte und Dienstleistungen erfüllen zu können.

Die medizinische Einrichtung muß für jede Entwicklungstätigkeit eines Produktes oder einer Dienstleistung Pläne entwickeln, in welchen die Entwicklungstätigkeiten beschrieben werden. In diesen Plänen sind auch die personellen Zuständigkeiten festzulegen. Die Pläne sind, dem Fortschritt der Entwicklungstätigkeiten folgend, zu aktualisieren.
Die organisatorischen und technischen Schnittstellen zwischen allen an den Entwicklungstätigkeiten beteiligten Personen und Stellen sind festzulegen, für entsprechenden Informationsfluß ist zu sorgen.

Die Vorgaben für die Entwicklung neuer Produkte oder Dienstleistungen müssen systematisch festgelegt werden, dabei sind auch gesetzliche, behördliche und sonstige Rahmenvorgaben zu berücksichtigen. Alle diese **Designvorgaben** sind auf Erfüllbarkeit und Widerspruchsfreiheit zu überprüfen. Eventuell vorhandene Widersprüche in den Designvorgaben müssen abgeklärt werden. Dabei sind die Ergebnisse der Vertragsprüfung (QM-Element 3) zu berücksichtigen.

Das **Designergebnis** muß die Anforderungen der Designvorgaben erfüllen sowie Hinweise auf die Annahmekriterien und diejenigen Designmerkmale enthalten, die mit Hinblick auf die Sicherheit und die einwandfreien Merkmale des Produktes oder der Dienstleistung entscheidend sind.

In zweckmäßigen Designphasen müssen **Designprüfungen** durchgeführt werden, über die Aufzeichnungen angefertigt werden müssen und an denen alle an der Entwicklung mitwirkenden Stellen beteiligt werden sollen.

An zweckmäßigen Haltepunkten der Entwicklungstätigkeiten sind **Designverifizierungen** durchzuführen, die aufzeigen sollen, ob sich die in den einzelnen Entwicklungsphasen erzielten Designergebnisse noch in Übereinstimmung mit den Designvorgaben befinden.

Designvalidierungen müssen mit dem Ziel durchgeführt werden, um festzustellen, ob das entwickelte Produkt oder die Dienstleistung die festgelegten Anforderungen erfüllt.

Alle Modifikationen des Designs eines Produktes oder einer Dienstleistung (**Designänderungen**) müssen identifiziert, dokumentiert, Prüfungen unterzogen und durch befugtes Personal genehmigt werden.

Bedeutung und Hinweise zur Umsetzung dieses QM-Elementes

Die oben wiedergegebene Terminologie der ISO 9001 wirkt vermutlich auf den Leser im ersten Moment eher abstrakt und abstoßend. Die dargestellten Anforderungen sind aber mindestens beim zweiten Lesen leicht einzusehen und eigentlich trivial. Es geht schlicht und einfach um **ordentliches Projektmanagement** bei der Entwicklung von Produkten und neuen Dienstleistungen. Dabei sollte man aber nicht nur an die Entwicklung von völlig neuen Produkten und Dienstleistungen, sondern auch an Modifikationen von bestehenden denken.

Die in den genannten einzelnen Phasen der Entwicklung durchzuführenden Maßnahmen hängen naturgemäß von der Art und dem Komplexitätsgrad der Entwicklungstätigkeiten ab.
In einer medizinischen Einrichtung kann es sich dabei um die Entwicklung oder Modifikation von neuen Untersuchungsmethoden am Patienten oder im Labor handeln, ebenso aber um die Entwicklung oder Modifikation von Pflegestandards. Es kann sich auch um die Entwicklung oder Modifikation eines neuen Aus- oder Weiterbildungskonzeptes für die Pfleger, Schwestern oder Ärzte handeln. Schließlich gehört auch die Aufnahme von neuen Dienstleistungen in das Leistungsspektrum der medizinischen Einrichtung dazu. Beispiel: Ein Altenheim nimmt den neuen Geschäftsbereich der ambulanten Betreuung auf.

Die ISO 9001 will sicherstellen, daß alle Entwicklungstätigkeiten mit einem gewissen Mindestmaß an Systematik durchgeführt werden. Der Leser sollte die dem Buch beigefügten Checklisten dazu verwenden, um faktische Entwicklungstätigkeiten in seiner Einrichtung dahingehend zu bewerten, ob sie den Anforderungen der ISO 9001 genügen.

5.   Lenkung der Dokumente und Daten

Wesentlicher Inhalt dieses QM-Elementes

Die ISO 9001 fordert, daß die medizinische Einrichtung über ein System zur Lenkung ihrer Dokumente und Daten verfügt.

Die medizinische Einrichtung muß ein durchgängiges System einführen und schriftlich festlegen, wie sie mit der Erstellung, Beschaffung, Freigabe, Verteilung, Zurückziehung, Aktualisierung, Änderung, Archivierung und Vernichtung von Dokumenten und Daten verfährt.
Dabei kann es sich um Daten im Papierformat, auf sonstigen Datenträgern, als auch um Informationen in EDV-Systemen handeln.

Bedeutung und Hinweise zur Umsetzung dieses QM-Elementes

Es ist für die medizinische Einrichtung lebenswichtig, zum richtigen Zeitpunkt, am richtigen Ort, die richtigen, aktuellen und autorisierten Dokumente oder Daten vorliegen zu haben. Die ISO 9001 hebt darauf ab, daß die Einrichtung ein für ihre Bedürfnisse angemessenes, umfassendes und funktionstüchtiges System einführt. Sie macht dabei nur Vorgaben bezüglich der allgemeinen Anforderungen an ein solches System und schreibt nur allgemeine Maßnahmen vor. Dies ist auch kaum anders möglich, da das System der Lenkung von Dokumenten und Daten naturgemäß auf die spezifischen Bedingungen jeder individuellen Einrichtung zugeschnitten sein muß.

Allem zuvor ist zu definieren, was überhaupt als Dokumente und Daten in der medizinischen Einrichtung zählen soll. Es gibt hier eine gewisse Überschneidung mit der "Lenkung von Qualitätsaufzeichnungen", wie sie im Element 16 der ISO 9001 beschrieben und gefordert wird. Ein Dokument im Sinne des QM-Elementes 5 der ISO 9001 ist allem zuvor ein sogenanntes Vorgabedokument, das Vorgaben bezüglich der Aufbau- oder Ablauforganisation, der Prozeßlenkung usw. macht. Solche Vorgabedokumente können von der medizinischen Einrichtung selbst kommen (z. B. QM-Handbuch, Richtlinien, Verfahrensanweisungen usw.) oder externen Charakter haben (z. B. Gesetze, Vorgaben von Auftraggebern usw.).

Diese Trennung von Vorgabedokumenten und sonstigen Dokumenten oder Aufzeichnungen ist jedoch nicht einfach durchzuhalten. Ob z. B. der Patientenbefund ein "Dokument" ist, weil er die Grundlage für weitere Behandlungen sein kann und dafür auch Vorgaben macht, oder als eine "Aufzeichnung" aufzufassen ist, weil er auch einen Nachweis über durchgeführte Untersuchungen darstellt, ist reine Geschmacksache und es handelt sich eigentlich nur um ein terminologisches Problem.

In der Praxis werden Dokumente und Aufzeichnungen häufig analog gelenkt und zwar vor allem dann, wenn dies auf elektronischem Wege geschieht.

Im Rahmen des Auf- oder Ausbaus eines QM-Systems ist es empfehlenswert, eine Bestandsaufnahme in allen Bereichen der medizinischen Einrichtung durchzuführen und die aktuell verwendeten Dokumenten- und Datenarten systematisch zu erfassen. Es wird sich dabei meist herausstellen, daß ein Teil der Dokumente und Daten überholt ist und aus dem Verkehr gezogen werden muß. Dies ist z. B. häufig bei Anweisungen der Verwaltung der Fall, die vor einer längeren Zeit herausgegeben, in der Zwischenzeit teilweise überholt sind, aber nicht offiziell zurückgezogen oder aktualisiert wurden.
Ein anderes Beispiel könnte das medizinische Prüflabor sein, wo Prüfverfahren praktiziert werden, die entweder gar nicht oder nur unvollständig dokumentiert sind und die nicht offiziell freigegeben wurden.
Solche und andere Schwachstellen müssen systematisch erfaßt und eliminiert werden.

Die Überarbeitung der Verfahren zur Lenkung der Dokumente und Daten sollte zwei Ziele nicht aus den Augen verlieren:
In einem ordentlichen System zur Lenkung von Dokumenten und Daten sind nur solche Dokumente und Daten im Umlauf, die ordnungsgemäß freigegeben wurden und die aktuell in der vorliegenden Form gültig sind.
Der gesamte Dokumenten- und Datenfluß in der medizinischen Einrichtung muß so gestaltet sein, daß er effektiv, den Prozessen angemessen ist und alle gesetzlichen oder sonstigen Anforderungen erfüllt.

Das Thema Lenkung der Dokumente und Daten tangiert auch die Fragen des Datenschutzes. Die Einrichtung sollte sicherstellen, daß alle diesbezüglichen Anforderungen eingehalten werden. Der Datenschutzbeauftragte sollte daher im Team der Mitarbeiter sein, die für die Gestaltung der Lenkung von Dokumenten und Daten zuständig sind.
Es empfiehlt sich übrigens auch, die EDV-Abteilung, soweit eine solche vorhanden ist, in die Prozesse mit einzubinden. In vielen Fällen wird heute die Lenkung der Dokumente und Daten auf elektronischem Weg vollzogen. Planungen hierzu und technische Details führt die EDV-Abteilung durch. Es ist sicherzustellen, daß nicht verschiedene Stellen des Hauses aneinander vorbei arbeiten.

In vielen medizinischen Einrichtungen ist in jüngster Zeit das Thema INTERNET und INTRANET oder andere externe und interne Datennetze immer aktueller geworden. Hier geht es nicht allein um das Anlegen einer Homepage, sondern um den Austausch unterschiedlichster Datenarten über externe und interne Datennetze. Auch diese Aktivitäten tangieren das Thema Lenkung von Dokumenten und Daten.

Die Verfahren zur Lenkung der Dokumente und Daten müssen auch die Handhabung von Dokumenten und Daten externer Herkunft berücksichtigen. Neben den bereits genannten fallen hierunter z. B. auch Vorgaben von Leistungsträgern, Krankenkassen, Befunde externer Ärzte usw.

Die Verfahren zur Lenkung der Dokumente und Daten müssen auch die Archivierung von Dokumenten und die Datensicherung berücksichtigen.
Aus meiner Erfahrung bestehen in medizinischen Einrichtungen häufig mangelhafte Kenntnisse bezüglich der gesetzlich vorgeschriebenen Aufbewahrungsfristen für die einzelnen Dokumente, Daten, Aufzeichnungen usw.
Es müssen auch Regelungen bezüglich der Vernichtung von Dokumenten und Aufzeichnungen existieren.

Es mag an dieser Stelle der Hinweis interessant sein, daß im Rahmen von Zertifizierungsverfahren - gleichgültig in welchen Branchen - die Lenkung der Dokumente und Daten zu jenen Aspekten gehört, die am häufigsten zu Problemen Anlaß geben.

6. Beschaffung

Wesentlicher Inhalt dieses QM-Elementes

Die ISO 9001 fordert, daß die medizinische Einrichtung Verfahrensregelungen einführt, schriftlich dokumentiert und aufrechterhält, um sicherzustellen, daß die von ihr beschafften Produkte oder zugekauften Dienstleistungen festgelegten Qualitätsanforderungen genügen.

Die medizinische Einrichtung muß Kriterien für Unterauftragnehmer und Lieferanten festlegen und überwachen. Diese Kriterien müssen Anforderungen an ein QM-System der Unterauftragnehmer und Lieferanten mit einschließen.

Die Beschaffungsdokumente müssen klare Angaben bezüglich der Eigenschaften der zu liefernden Produkte oder zu erbringenden Dienstleistungen enthalten. Dazu gehören unter Umständen auch Angaben und Anforderungen bezüglich Herstellung, Prüfung, Lieferung, Transport sowie des QM-Systems des Lieferanten oder Unterauftragnehmers.

> Beschaffungsdokumente (Bestellungen) müssen von der medizinischen
> Einrichtung förmlich freigegeben werden.

Bedeutung und Hinweise zur Umsetzung dieses QM-Elementes

Der Inhalt dieses QM-Elementes basiert auf einem elementaren Sachverhalt: Wenn die medizinische Einrichtung ihrerseits ein System aufbaut, um ihre Qualitätsfähigkeit zu optimieren, dann ist sie förmlich gezwungen, auch an ihre Zulieferanten und Unterauftragnehmer gesteigerte Anforderungen zu stellen.
Die medizinische Einrichtung muß daher Bewertungs- und Auswahlkriterien für ihre Zulieferanten und Unterauftragnehmer aufstellen. Auf der Basis dieser Kriterien muß sie die Zulieferanten und Unterauftragnehmer in angemessenen Abständen bewerten und gegebenenfalls von der Lieferantenliste streichen oder sie neu auf die Liste setzen.

Das QM-Element "Beschaffung" sollte als eng verzahnt mit dem QM-Element "Vertragsprüfung" gesehen werden, denn bereits dort wurden Anforderungen an das Vertragswesen der medizinischen Einrichtung allgemein und an die Beschaffungsunterlagen insbesondere definiert.

Bei der Umsetzung der Anforderungen dieses QM-Elementes in der medizinischen Einrichtung ist zu berücksichtigen, daß alle Stellen der Einrichtung, von denen Bestellungen nach außen gehen, Beschaffungen im obengenannten Sinne durchführen und Schnittstellen zu externen Stellen darstellen. Als Beispiele zur Illustration seien genannt: Bestellaktivitäten der klinischen Apotheke, Einholung von Fachbefunden durch externe Fachärzte, Vergabe von Unteraufträgen an externe medizinische Labors, externe Rettungsdienste, Beschaffungen der Verwaltungsabteilung und Versorgung, Bestellungen der Küche usw.
Es ist in der Regel natürlich weder möglich noch zweckmäßig, alle diese Beschaffungsaktivitäten der Einrichtung zu zentralisieren. Es muß jedoch dafür Sorge getragen werden, alle Beschaffungsprozeduren zu ordnen.
Dabei ist es zulässig, daß die Kriterien an die jeweiligen Gruppen/Typen von Unterauftragnehmern und Lieferanten dezentral von den jeweils betroffenen Stellen ausgearbeitet und von diesen Stellen auch die aktuellen Verzeichnisse der zugelassenen Lieferanten geführt werden.
Bei dieser Art der "Dezentralisierung" sollte jedoch sichergestellt sein, daß sich alle Beschaffungsaktivitäten und die Vergabe von Unteraufträgen innerhalb von Rahmenrichtlinien bewegen, die von der Leitung der medizinischen Einrichtung verabschiedet werden. Solche Rahmenrichtlinien sind als verbindliche Vorgaben anzusehen und entsprechend zu dokumentieren.

Es ist im Auge zu behalten, daß Zuliefer-Abnehmer-Verhältnisse auch innerhalb der medizinischen Einrichtung selbst in großer Zahl bestehen. Die Apotheke

eines Klinikums ist Lieferant für alle Stationen, ebenso das Labor, die Küche und die Verwaltung. Diese Art der Lieferantenverhältnisse wird, da sie rein interner Natur sind, im Rahmen des QM-Elementes 9 "Prozeßlenkung" abgehandelt.
Es gibt jedoch Fälle, wo auch diese internen Zuliefer-Abnehmer-Beziehungen unter dem Element "Beschaffung" zu betrachten wären. So wird es z. B. in jüngster Zeit populär, einzelne Teilbereiche der medizinischen Einrichtung als wirtschaftlich selbständige Einheiten zu organisieren und diese sogar als eigene juristische Personen auszugliedern. Solche Einrichtungen werden von sich aus das Bestreben haben, ihre Zulieferanten und Abnehmer innerhalb der ihnen gegebenen Grenzen nach eigenen Kriterien neu zu bewerten und auszuwählen.

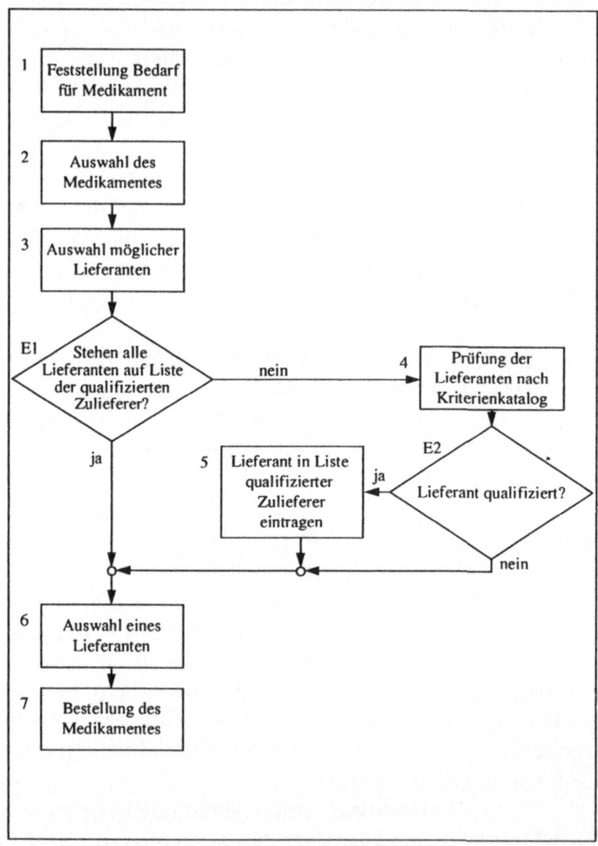

Abbildung 1-5:   Zur Illustration: Ein Teilbereich der Prozeßabläufe bei der Medikamentenbeschaffung

Es kann Fälle geben, wo die medizinische Einrichtung von bestimmten Lieferanten abhängig ist, da diese entweder in ihrem Marktsegment oder in der Region eine Monopolstellung haben. Die obengenannten Bewertungen eines solchen Lieferanten durch die medizinische Einrichtung muß auch in diesem Falle erfolgen. Im Rahmen eines Zertifizierungsaudits könnten die Auditoren z. B. fragen, woher die Einrichtung weiß, daß es sich bei dem Monopolisten um den einzigen Anbieter handelt.

Die medizinische Einrichtung ist im Rahmen der oben skizzierten Vorgaben der ISO 9001 natürlich weitgehend frei, die Anforderungskriterien an ihre Zulieferanten und Unterauftragnehmer zu definieren. Neben der Qualitätsfähigkeit können Kriterien wie gutes Preis-Leistungs-Verhältnis, wirtschaftliche Stabilität des Lieferanten usw. gewählt werden.

Die Anforderungen, die das Element "Beschaffung" an Unternehmen stellt, die ein QM-System aufbauen, haben wesentlich dazu beigetragen, daß immer mehr Unternehmen in allen Branchen eine Zertifizierung nach der ISO 9000-Reihe anstreben. Viele ihrer Abnehmer definieren es als ein notwendig zu erfüllendes Kriterium für die Qualitätsfähigkeit ihrer Lieferanten, daß diese eine Zertifizierung ihres QM-Systems nachweisen können. Diese Anforderung entwickelt sich mehr und mehr zum Standard, da sie den Abnehmer weitgehend entlastet, die QM-Systeme seiner Lieferanten selbst zu prüfen.

7.   Lenkung der vom Kunden beigestellten Produkte

Wesentlicher Inhalt dieses QM-Elementes

Die ISO 9001 fordert, daß die medizinische Einrichtung Konzepte zum Umgang mit den von ihren Kunden beigestellten Produkten hat und diese Konzepte in Verfahrensanweisungen dokumentiert und aufrechterhält. Diese Regelungen müssen auch die Annahme, Lagerung und Erhaltung der beigestellten Produkte betreffen.

Sollte es zu Beschädigungen oder Verlusten der beigestellten Produkte kommen, ist der Kunde/Patient zu informieren!

Bedeutung und Hinweise zur Umsetzung dieses QM-Elementes

Ziel und Zweck dieses QM-Elementes ist die Bereitstellung von Regelungen bezüglich des Umganges mit den von Kunden beigestellten Produkten.
Die Kunden einer medizinischen Einrichtung sind zum einen die Patienten, die während ihres Aufenthaltes in der medizinischen Einrichtung private Gegenstände mitbringen (z. B. Fernsehgerät, Hörgerät, Gehhilfen, Medikamente usw.). In Altenheimen können dies sogar Möbel, Haustiere und andere Dinge sein. Ein weiteres Beispiel ist die Wäsche der Patienten, die in der hauseigenen oder externen Reinigung gereinigt wird. Die Einrichtung muß Regelungen haben, welche beigestellten Produkte sie überhaupt zuläßt und wie mit ihnen umzugehen ist.

Es gibt jedoch auch andere Kunden der medizinischen Einrichtung. Man denke etwa an einen Hersteller von Medizinprodukten, der mit einer Klinik einen Vertrag bezüglich der klinischen Erprobung eines neu entwickelten Medizingerätes abschließt. Auch dieses Produkt ist im oben gemeinten Sinne von diesem Kunden beigestellt.

Bei der Umsetzung dieses QM-Elementes sollte die medizinische Einrichtung eine Bestandsaufnahme machen, welche beigestellten Produkte in den unterschiedlichen Bereichen der Einrichtung auftreten können.
Im zweiten Schritt muß dann die Definition und Dokumentation der Verfahren erfolgen, wie mit diesen Produkten umzugehen ist.

Bei der Festlegung dieser Verfahren sollten unbedingt Haftungs- und Versicherungsfragen berücksichtigt werden.

8. Kennzeichnung und Rückverfolgbarkeit von Produkten

Wesentlicher Inhalt dieses QM-Elementes

Die ISO 9001 fordert, daß die medizinische Einrichtung in den Fällen, wo dies zweckmäßig ist, Verfahren zur Rückverfolgbarkeit von hergestellten Produkten und erbrachten Dienstleistungen einführt, dokumentiert und aufrechterhält. Die Rückverfolgbarkeit muß dabei über alle Phasen der Herstellung der Produkte und der Erbringung von Dienstleistungen gewährleistet sein.

In den Fällen, wo diese Art der Rückverfolgbarkeit auf der Grundlage einer vertraglichen Vereinbarung oder einer gesetzlichen Vorschrift gefordert ist, muß die medizinische Einrichtung entsprechende Kennzeichnungsverfahren einführen und Aufzeichnungen anfertigen (vgl. QM-Element 16).

Bedeutung und Hinweise zur Umsetzung dieses QM-Elementes

Ziel und Zweck dieses QM-Elementes ist es, daß die medizinische Einrichtung Verfahren einführt, mit welchen sie die Rückverfolgbarkeit von hergestellten Produkten oder erbrachten Dienstleistungen in den Fällen sicherstellen kann, in denen diese Rückverfolgbarkeit auf Grund einer gesetzlichen Vorschrift oder einer vertraglichen Vereinbarung Pflicht ist oder wo dies auf freiwilliger Basis zweckmäßig sein kann.

In der Praxis hängt das QM-Element 8 eng mit anderen QM-Elementen der ISO 9001 zusammen, so etwa mit den Elementen 9 (Prozeßlenkung) und 10 (Prüfungen).
Als Beispiel seien etwa Desinfektionsarbeiten von Einrichtungen und Räumlichkeiten genannt. Diese werden in entsprechenden Verfahrensanweisungen geregelt, die auch Hinweise auf die durchführenden Stellen, Hygienepläne und anzufertigende Aufzeichnungen über durchgeführte Arbeiten enthalten.

Ein anderes Beispiel sind etwa die Abläufe im medizinischen Labor, wo zu jedem Zeitpunkt für eine Probe im Labor klar sein muß, zu welchem Patienten diese gehört und welche Prüfungen/Bestimmungen an ihr durchgeführt wurden und von wem.

Eine klinische Apotheke, die Infusionen herstellt, muß eine entsprechende Kennzeichnung der Chargen vornehmen.

Bei einem auf eine Operation vorbereiteten Patienten muß eindeutig festgelegt und nötigenfalls gekennzeichnet sein, welche Eingriffe und wo vorzunehmen sind.

Auf der Station eines Krankenhauses oder eines Altenheimes muß klar geregelt und nachvollziehbar sein, wer für die Medikamentengabe in einer bestimmten Schicht zuständig ist.

Diese willkürlich herausgegriffenen Beispiele dürften genügen, die Zielrichtung und Bedeutung dieses QM-Elementes zu verdeutlichen.

9.   Prozeßlenkung

Wesentlicher Inhalt dieses QM-Elementes

Die ISO 9001 fordert, daß die Prozesse der medizinischen Einrichtung zur Herstellung von Produkten und zur Erbringung von Dienstleistungen unter beherrschten Bedingungen stattfinden.

Dazu gehört, daß die medizinische Einrichtung für die Prozesse der Herstellung von Produkten und der Erbringung von Dienstleistungen sowie für Wartungsmaßnahmen (vgl. QM-Element 19) Verfahrensanweisungen eingeführt, wenn das Fehlen solcher Anweisungen die Qualität beeinträchtigen würde.

Es muß sichergestellt sein, daß geeignete Einrichtungen, Hilfsmittel und Arbeitsumgebungen vorhanden sind.

Die Einhaltung von einschlägigen Gesetzen, Vorschriften, Normen, Regeln, Verfahrensanweisungen usw. muß sichergestellt sein.

Es müssen geeignete Prozeßparameter und Merkmale für Produkte und Dienstleistungen festgelegt werden und ihre Einhaltung muß überprüft werden.

Wo dies nötig oder zweckmäßig ist, müssen Prozesse und Einrichtungen genehmigt und freigegeben werden.

Es müssen Kriterien und Anweisungen für die Durchführung der anfallenden Arbeiten vorliegen.

Es muß eine zweckmäßige Instandhaltung der Einrichtungen und Räumlichkeiten sichergestellt sein.

Es gibt Fälle (Spezielle Prozesse), wo die Ergebnisse von Prozessen sich nicht vollständig durch sich anschließende Prüfungen des Produktes oder der Dienstleistung verifizieren lassen und wo z. B. Mängel erst nach Gebrauch des Produktes oder nach Erbringung der Dienstleistung erkannt werden können.
In diesen Fällen ist gesteigerte Sorgfalt auf den Einsatz von kompetentem Personal und auf eine ständige Überwachung der Prozeßparameter zu legen.

Die Anforderungen an die Qualifikation von Prozeßabläufen müssen festgelegt werden. Dies schließt die Anforderungen an die zugehörigen Einrichtungen und an das Personal mit ein.

Es müssen Aufzeichnungen über qualifizierte Prozesse angefertigt und aufbewahrt werden.

Bedeutung und Hinweise zur Umsetzung dieses QM-Elementes

Die in diesem QM-Element vorgegebenen Anforderungen legen fest, daß die medizinische Einrichtung ihre qualitätsrelevanten Prozesse selbst bestimmen und sicherstellen muß, daß sie beherrschbar sind. Sie muß über Verfahren zur Qualifizierung von Prozessen und über geeignete Einrichtungen und geeignetes Personal verfügen. Wo notwendig, d. h. qualitätsrelevant, müssen Dokumentationen (Verfahrensanweisungen, Arbeitsanweisungen, Prüfanweisungen, Pflegestandards usw.) zu diesen Themen vorliegen.

Wichtig ist auch in diesem Zusammenhang, daß die ISO 9001 nur Rahmenvorgaben für die medizinische Einrichtung macht, die in jedem Einzelfall nach deren besonderen Gegebenheiten und Bedürfnissen umgesetzt werden müssen.

Besonders hervorzuheben ist die Anforderung, daß Verfahrensanweisungen zu den Prozessen dann vorhanden sein müssen, wenn das Fehlen solcher Anweisungen die Qualität beeinträchtigen würde. Es hängt also unter anderem sehr viel davon ab, welche Qualifikation das eingesetzte Personal hat. Ist die Qualifikation niedrig, dann muß man dem Personal mehr Vorgaben geben, als in den Fällen, wo bestimmte Kenntnisse und die Fähigkeit, Entscheidungen zu treffen, zu den allgemeinen Anforderungen des jeweiligen Berufsbildes gehören und diese Kenntnisse und Fähigkeiten durch entsprechende Zeugnisse bereits nachgewiesen wurden.

Die gelegentlich geäußerte Behauptung, ISO 9001 wäre im wesentlichen eine Orgie der Dokumentation, ist also falsch. Ziemlich viele Unternehmen sind hier durch schlechte Berater falsch beraten worden.

Im Kapitel "Tools" dieses Buches werden verschiedene Hinweise gegeben, wie Prozesse analysiert und dokumentiert werden können.

10. Prüfungen

Wesentlicher Inhalt dieses QM-Elementes

Die ISO 9001 fordert, daß die medizinische Einrichtung Verfahrensregelungen zur Prüfung, ob hergestellte oder beschaffte Produkte und erbrachte oder beschaffte Dienstleistungen vorgegebene Qualitätsanforderungen erfüllen, einführt, schriftlich dokumentiert und aufrechterhält.

- **Eingangsprüfungen** sind durchzuführen, um sicherzustellen, daß zugekaufte Produkte oder Dienstleistungen den vorgegebenen Qualitätsanforderungen genügen.
  Bei der Festlegung von Art und Umfang der durchzuführenden Eingangsprüfungen müssen einerseits die beim Zulieferer durchgeführten Überwachungsmaßnahmen durch die medizinische Einrichtung berücksichtigt werden. Zum anderen sind die vom Zulieferanten vorgelegten Konformitätsnachweise/Zertifikate für die zugelieferten Produkte oder Dienstleistungen zu berücksichtigen.
  In den Fällen, wo zugelieferte Produkte oder Dienstleistungen vor einer Eingangsprüfung weiterverarbeitet oder verwendet werden, ist dies aufzuzeichnen, um im Falle einer nachträglich auftretenden Nichtkonformität Korrekturmaßnahmen einleiten zu können.

- **Zwischenprüfungen** sind von der medizinischen Einrichtung durchzuführen, um im Verlauf des Herstellungsprozesses von Produkten oder im Verlauf der Erbringung von Dienstleistungen sicherzustellen, daß die Produkte oder Dienstleistungen vorgegebenen Qualitätsanforderungen genügen. Diese Prüfungsmaßnahmen sind schriftlich zu regeln und aufzuzeichnen.
  In der Regel müssen Produkte oder Dienstleistungen zurückgehalten werden, bis die geforderten Prüfungen durchgeführt worden sind. Eine Ausnahme bildet die Freigabe auf Widerruf sowie in Notfällen.

- **Endprüfungen** sind von der medizinischen Einrichtung vor Freigabe der Produkte oder Dienstleistungen gemäß den schriftlich festgelegten Prüfvorschriften durchzuführen.

Über alle durchgeführten Prüfungsmaßnahmen muß die medizinische Einrichtung Aufzeichnungen führen und als Qualitätsaufzeichnungen behandeln (vgl. QM-Element 16).

Bedeutung und Hinweise zur Umsetzung dieses QM-Elementes

Die Anforderungen dieses QM-Elementes klingen auf den ersten Blick ziemlich technisch und formalistisch. Sie fordern jedoch von der medizinischen Einrichtung nur klare und zweckmäßige Konzepte zur Durchführung von Prüfungen bei der Herstellung von Produkten und bei der Erbringung von Dienstleistungen in allen Phasen. Dazu gehört eine ordentliche Abnahme von zugekauften Leistungen und Produkten, die Durchführung von zweckmäßigen Zwischenprüfungen bei der Herstellung und Leistungserbringung und die abschließende Endprüfung von Produkten oder Dienstleistungen vor ihrer Freigabe.

Die Anwendung dieses QM-Elementes ist nur möglich und sinnvoll, wenn Leistungsmerkmale von Produkten und Dienstleistungen soweit als möglich objektiviert und meßbar definiert und gestaltet werden. Gerade darauf zielt die ISO 9001 ab.

Die Umsetzung der Anforderungen dieses QM-Elementes wird in der Regel so erfolgen, daß man in den Verfahrensanweisungen, Arbeitsanweisungen usw. zur Abwicklung der Prozesse an geeigneten Stellen Prüfungsaktivitäten vorschreibt.
Die Art und Weise der durchzuführenden Prüfungsaktivitäten kann sehr unterschiedlich im Umfang und vom Anspruch her sein. Die medizinische Einrichtung legt Art und Umfang der Prüfungen nach Zweckmäßigkeit fest. Dabei müssen selbstverständlich die in einzelnen Bereichen existierenden gesetzlichen und sonstigen Vorschriften von externen Stellen über durchzuführende Prüfungen und darüber anzufertigende Aufzeichnungen berücksichtigt werden.

Um den Leser für die unterschiedlichen damit zusammenhängenden Aspekte zu sensibilisieren, geben wir hier einige typische Beispiele wieder.

Wenn der Chefarzt wünscht, daß seine Sekretärin Berichte und Briefe vor deren Vorlage bei ihm selbst nochmals liest und auf Schreibfehler überprüft, so sind dies Vorgaben mit Hinblick auf die Selbstprüfung. Es kann zweckmäßig sein, dies als eine Vorgabe in die Verfahrensanweisung zur Regelung der Abläufe im Chefsekretariat festzulegen.

Wenn die Küche der medizinischen Einrichtung Eingangsprüfungen von eingekauften Waren vornimmt, so sind dies Prüfungen im obengenannten Sinne. Wenn die Küche ein HACCP-Konzept einführt, so beinhaltet dies ebenfalls Prüfungsmaßnahmen.

Von externen Stellen zugekaufte Leistungen können einen entscheidenden Einfluß auf die Qualität von Prozessen in der medizinischen Einrichtung haben.
Als Beispiel seien Untersuchungsergebnisse externer medizinischer Labors erwähnt. Die medizinische Einrichtung sollte ein Konzept haben, wie sie die fachliche Kompetenz und Qualitätsfähigkeit der Labors beurteilt. Die Forderung einer Akkreditierung der Labors durch dritte Stellen setzt sich hier in jüngster Zeit immer mehr durch.
Hersteller von Medizinprodukten müssen in Europa eine Fülle von gesetzlichen Bestimmungen befolgen, dasselbe gilt für Importeure von Medizinprodukten. Die medizinische Einrichtung sollte sich beim Einkauf von solchen Produkten auf Zertifikate und andere Bescheinigungen von Dritten (z. B. Zertifizierungsstellen) verlassen, soweit diese Stellen entsprechend akkreditiert sind.

In vielen Bereichen der medizinischen Einrichtungen wird das Vier-Augen-Prinzip eingesetzt, um in kritischen Prozessen Entscheidungen zu fällen. Ein anderes Beispiel sind Entscheidungen im Team (Konsilium).
Auch das sind Prüfungsmaßnahmen im Sinne dieses QM-Elementes.

Auch die Prüfungen mittels Medizingeräten oder Labortests sind hier zu nennen.

Die Prüfungen werden in der Praxis der medizinischen Einrichtung in der Regel als spezielle Maßnahmen in den Verfahren zur Prozeßlenkung (Erbringung von Dienstleistungen/Herstellung von Produkten) definiert und dokumentiert.
Im Abschnitt "Tools" dieses Buches werden Beispiele gegeben, wie man Prüfungsmaßnahmen in die Prozesse einbauen und einfach dokumentieren kann.

11.　Prüfmittelüberwachung

Wesentlicher Inhalt dieses QM-Elementes

Die ISO 9001 fordert, daß die medizinische Einrichtung zur Prüfung der Übereinstimmung von Produkten und Dienstleistungen mit den festgelegten Qualitätsanforderungen Prüfmittel einsetzt und diese einer ordentlichen Verwaltung unterwirft. Dazu gehört, daß die medizinische Einrichtung in der Lage sein muß, die für die jeweiligen Aufgaben nötigen Prüfmittel zu beurteilen und auszuwählen (z. B. mit Hinblick auf die Anforderungen an die Genauigkeit usw.).

Was die physikalischen Prüfmittel betrifft, so gilt folgendes: Die Prüfmittel müssen in angemessenen Intervallen geeicht, kalibriert und gewartet werden. Für die Handhabung und den ordnungsgemäßen Umgang mit den Prüfmitteln sowie über die jeweils anzuwendenden Kalibrier- und Wartungsprozeduren müssen schriftliche Verfahrensregelungen vorhanden sein.

Die Kalibrierung muß, wo dies möglich ist, mit Mitteln erfolgen, die in bekannter Weise auf nationale oder internationale Normale zurückgeführt werden können.

Über die eingesetzten Prüfmittel müssen Aufzeichnungen geführt werden, aus denen ihr Anlieferungszustand sowie durchgeführte Wartungs-, Kalibrier- und sonstige Maßnahmen erkennbar sind.

Bedeutung und Hinweise zur Umsetzung dieses QM-Elementes

Der Text der ISO 9001 zum QM-Element 11 beschränkt sich im wesentlichen auf die Darstellung der Anforderungen an die von der Einrichtung eingesetzten physikalischen Prüfmittel. Andere Teile der ISO 9000-Reihe, so etwa die ISO 9004-T2 machen darüber hinaus weitergehende Anforderungen und geben Interpretationshilfen für die ISO 9001.
Neben physikalischen Prüfmitteln wird die medizinische Einrichtung in der Regel nämlich auch andere Prüfmittel einsetzen, etwa jene zur Überprüfung und Absicherung von Prozessen und Dienstleistungen.

Darunter fallen z. B. Checklisten, die für Standarderfassungen und Prüfungen eingesetzt werden. Auch solche Checklisten müssen gepflegt und von Zeit zu Zeit

"kalibriert", also an neue Anforderungen (z. B. gesetzliche Anforderungen) angepaßt werden.
Auch analytische Modelle und Umfragen sind Prüfmittel, die zur Prüfung von Dienstleistungen (etwa ihrer Effektivität) eingesetzt werden können.

Im weiteren Sinne können auch natürliche Personen als Prüfmittel gelten. So z. B. Personen mit definiertem Krankheitsbild, die im Rahmen von klinischen Versuchen eingesetzt werden. Auch diese Personen bedürfen der Betreuung und Überwachung.

Bei der Umsetzung des QM-Elementes "Prüfmittelüberwachung" muß die medizinische Einrichtung daher alle diese Aspekte in ihrer Gesamtheit im Auge behalten und nach ihren Bedürfnissen und Anforderungen umsetzen. Die ISO 9001 gibt auch in diesem Punkt nur Rahmenrichtlinien vor.

Auch Medizingeräte können als Prüfmittel in dem hier diskutierten Sinne gelten. Die an ihnen durchzuführenden Wartungs- und Überwachungsmaßnahmen sind größtenteils gesetzlich geregelt.

Des weiteren sind hier die Prüfmittel des medizinischen Labors zu nennen. Die diesem Buch beigegebene Checkliste zur EN 45001 kann dazu verwendet werden, die Anforderungen an diese Laborprüfmittel zu überprüfen.

12. Prüfstatus

Wesentlicher Inhalt dieses QM-Elementes

Die ISO 9001 fordert, daß die medizinische Einrichtung in den Fällen, wo dies zweckmäßig, oder vertraglich vorgeschrieben ist, eine angemessene Kennzeichnung der hergestellten Produkte oder der erbrachten Dienstleistungen durchführt, die erkennen läßt, ob Produkte oder Dienstleistungen den vorgegebenen Qualitätsanforderungen genügen. Dasselbe gilt auch für zugekaufte Produkte oder Dienstleistungen.

Bedeutung und Hinweise zur Umsetzung dieses QM-Elementes

Dieses QM-Element ergänzt in gewisser Weise das QM-Element 10, welches Vorgaben bezüglich durchzuführender Prüfungen an Produkten oder Dienstleistungen macht. Das QM-Element "Prüfstatus" stellt ergänzend hierzu die Forderung auf, daß die medizinische Einrichtung ein Konzept haben muß, wann sie die Ergebnisse solcher Prüfungen per Kennzeichnung "am" Produkt oder "an der" Dienstleistung dokumentiert.

Eine Kennzeichnung im obengenannten Sinne ist im Grunde ein besonderer Aspekt der im QM-Element 8 skizzierten Kennzeichnung zur Rückverfolgbarkeit und geht häufig mit dieser Hand in Hand.

In der Praxis wird die Kennzeichnung des "Prüfstatus" nicht immer auf dem Produkt erfolgen können, sondern auf der Verpackung oder auf andere Weise, etwa auf mitgeltenden Unterlagen wie Befunden.
Man denke hierbei auch an die übliche Chargen-Kennzeichnung auf Medikamentenverpackungen.

Die Kennzeichnung des "Prüfstatus" bei erbrachten Dienstleistungen kann auf verschiedenste Weise erfolgen. Man denke etwa an das Abzeichnen einer Prüfliste in einer sanitären Einrichtung, mit der das Reinigungspersonal die regelmäßige Prüfung des Zustandes der sanitären Einrichtung dokumentiert.
Aufgezeichnete Fieberkurven oder Besprechungsnotizen bei der Visite eines Patienten sind als Feststellungen des "Prüfstatus" anzusehen usw.

In der Regel wird die medizinische Einrichtung aus Gründen der Zweckmäßigkeit ihre Maßnahmen zur Festhaltung des "Prüfstatus" individuell im Rahmen der einzelnen Prozeß-Verfahrensanweisungen regeln.

13. Lenkung fehlerhafter Produkte

Wesentlicher Inhalt dieses QM-Elementes

Die ISO 9001 fordert, daß die medizinische Einrichtung Konzepte und Verfahren zum Umgang mit fehlerhaften Produkten oder Dienstleistungen einführt, dokumentiert und aufrechterhält.

> Diese Verfahren müssen mindestens folgende Aspekte umfassen:
>
> - Wie werden fehlerhafte Produkte/Dienstleistungen identifiziert?
> - Durch welche Stellen oder Personen werden fehlerhafte Produkte/ Dienstleistungen bewertet und wie wird über die weitere Verfahrensweise mit ihnen entschieden?
> - Welche Prüfungen werden an korrigierten fehlerhaften Produkten/ Dienstleistungen durchgeführt?
>
> Fehlerhaft sind ein Produkt oder eine Dienstleistung, wenn sie vorgegebenen Qualitätsanforderungen nicht genügen.

Bedeutung und Hinweise zur Umsetzung dieses QM-Elementes

Die Zielrichtung dieses QM-Elementes ist eindeutig. Die medizinische Einrichtung muß über Verfahrensregelungen zum Umgang mit fehlerhaften Produkten und Dienstleistungen verfügen.

Dabei ist das mögliche Anwendungsfeld dieser Regelungen in der medizinischen Einrichtung sehr breit, da natürlich im Prinzip jedes hergestellte Produkt oder jede erbrachte Dienstleistung mit Fehlern behaftet sein kann.

Es ist wichtig zu verstehen, daß dieses QM-Element in der Praxis nur in den Fällen sinnvoll anwendbar ist, wenn wirklich beurteilt und entschieden werden kann, ob ein hergestelltes Produkt oder eine erbrachte Dienstleistung den Qualitätsanforderungen genügt oder nicht. Dies bedeutet einmal mehr, daß die Merkmale von Dienstleistungen und Produkten definiert und bewertbar sein müssen.

Beispiele: Ob eine in der Krankenhausapotheke hergestellte Salbe den Vorgaben genügt, läßt sich entscheiden. Auch die Frage, ob die Sterilisation in einem bestimmten Falle richtig durchgeführt wurde. Es ist auch möglich zu beurteilen, ob einem Patienten im Einzelfall versehentlich ein falsches Medikament verabreicht wurde oder ob einzelne Pflegekräfte bei bestimmten Krankheitsbildern falsche Maßnahmen ergreifen.

Es wird jedoch im medizinischen Bereich Fälle geben, wo eine eindeutige Entscheidung darüber, ob im Einzelfall die Qualitätsanforderungen an ein Produkt oder an eine Dienstleistung erfüllt werden, nur sehr ungenau zu fällen ist, da es sich eben nicht um Ja-Nein-Entscheidungen handelt.

Der fachkundige Leser wird es aber in der Praxis verstehen, dieses QM-Element anzuwenden, indem er sich auf die in der medizinischen Qualitätssicherung und Statistik geläufigen Argumente zurückzieht.

14. Korrektur- und Vorbeugungsmaßnahmen

Wesentlicher Inhalt dieses QM-Elementes

Die ISO 9001 fordert, daß die medizinische Einrichtung Verfahrensregelungen bezüglich Korrektur- und Vorbeugungsmaßnahmen einführt, schriftlich dokumentiert und aufrechterhält.

Diese Maßnahmen zur Beseitigung von faktischen oder möglichen Fehlern müssen dem jeweiligen Problemumfang sowie den zu erwartenden Risiken angemessen sein.

Die medizinische Einrichtung muß die aus Vorbeugungs- und Korrekturmaßnahmen resultierenden Änderungen in den Verfahrensabläufen in Verfahrensanweisungen, Arbeitsanweisungen, Prüfanweisungen, Pflegestandards usw. dokumentieren.

Die Verfahren der medizinischen Einrichtung zu **Korrekturmaßnahmen** müssen mindestens folgende Aspekte einschließen und berücksichtigen:

- die wirkungsvolle Behandlung von Kundenbeschwerden;
- Berichte über fehlerhaft erbrachte Dienstleistungen oder hergestellte Produkte;
- Untersuchungen der Ursachen von Fehlern von Produkten, Dienstleistungen, Prozessen oder im QM-System und Aufzeichnungen hierüber;
- Festlegung von Korrekturmaßnahmen zur Beseitigung von Fehlerursachen;
- Anwendung von Überwachungsmaßnahmen zur Sicherstellung, daß Korrekturmaßnahmen umgesetzt wurden und wirksam sind.

Die Verfahren der medizinischen Einrichtung zu **Vorbeugungsmaßnahmen** müssen mindestens folgende Aspekte einschließen und berücksichtigen:

- die Verwendung geeigneter Informationsquellen zum Auffinden von potentiellen Fehlerquellen (z. B. Prozeßbeschreibungen, Auditberichte, Beschwerden von Auftraggebern, Kunden-/Patientenbefragungen usw.);
- Festlegung von Verfahrensschritten zur Behandlung von Problemen, die Vorbeugungsmaßnahmen erfordern;

- Veranlassung von Vorbeugungsmaßnahmen sowie die Überwachung, daß die Maßnahmen wirkungsvoll sind;
- Aufnahme relevanter Informationen über durchgeführte Vorbeugungsmaßnahmen in die Bewertung des QM-Systems durch die oberste Leitung der medizinischen Einrichtung.

Bedeutung und Hinweise zur Umsetzung dieses QM-Elementes

Die vorbeugende systematische Fehlervermeidung und die systematische und konsequente Fehlerbeseitigung sind Kernaspekte des Qualitätsmanagements. Die ISO 9001 gibt hierzu Mindestanforderungen und Mindestmaßnahmen vor, die von der medizinischen Einrichtung von Fall zu Fall auf ihre spezifischen Gegebenheiten angepaßt und von ihr umgesetzt werden müssen.

Ziel eines QM-Systems nach ISO 9001 muß es unter anderem sein, die medizinische Einrichtung zu einer "lernenden Einrichtung" zu machen. Das bedeutet auch, daß faktisch aufgetretene Fehler nach Möglichkeit nicht wiederholt werden und daß potentielle Fehler nach Möglichkeit frühzeitig als solche erkannt werden sollten.
Dies setzt voraus, daß die medizinische Einrichtung in allen Bereichen und Prozessen angemessene "Sensoren" einbaut, um Fehlermöglichkeiten und faktische Fehler zu erkennen. Das QM-System muß so sein, daß der Informationsfluß innerhalb der einzelnen Bereiche und zwischen den Bereichen gefördert wird und insgesamt auf Vorbeugung und Fehlervermeidung "gepolt" ist.

Dabei muß im Auge behalten werden, daß alle Maßnahmen mit den Risiko- und Haftungspotentialen korrelieren sollten, die mit den einzelnen Fehlerquellen verbunden sind. Nur so ist eine auch betriebswirtschaftlich tragbare Handhabung dieser Aspekte möglich.

Im Rahmen einer Bestandsaufnahme sollte in den einzelnen Bereichen der medizinischen Einrichtung geklärt werden, welche Vorbeugungs- und Korrekturprozeduren aktuell praktiziert werden.
Die daraus gewonnenen Erkenntnisse sollten dann in ein "Reengineering" der Vorbeugungs- und Korrekturmaßnahmen eingehen.

Das Kapitel "Tools" dieses Buches skizziert einige einfache Instrumente, die in diesem Zusammenhang nützlich sein können.

15. Handhabung, Lagerung, Verpackung, Konservierung und Versand

Wesentlicher Inhalt dieses QM-Elementes

Die ISO 9001 fordert, daß die medizinische Einrichtung Verfahrensregelungen zu den Bereichen Handhabung, Lagerung, Verpackung, Konservierung und Versand einführt, schriftlich dokumentiert und aufrechterhält.

Bedeutung und Hinweise zur Umsetzung dieses QM-Elementes

Ziel und Zweck dieses QM-Elementes ist es, daß die medizinische Einrichtung überall dort, wo es zweckmäßig, nötig oder gar vorgeschrieben ist, Verfahrensanweisungen bezüglich Handhabung, Lagerung, Verpackung, Konservierung und Versand einführt.

Es ist wichtig, zu verstehen, daß es sich bei den Regelungen bezüglich Handhabung, Lagerung, Verpackung, Konservierung und Versand um Aspekte handelt, die im Rahmen der Prozeßlenkung abgehandelt werden können, da es sich dabei um nichts anderes handelt, als um spezielle Prozeßregelungen. Die ISO 9001 hebt diese Aspekte nur deshalb in einem besonderen QM-Element hervor, um den Anwender darauf aufmerksam zu machen, daß hierzu Regelungen nötig sind. Es kommt hinzu, daß es sich bei den Aspekten der Handhabung, Lagerung usw. um Problembereiche handelt, die häufig über mehrere verschiedene Schnittstellen laufen und daher mit besonderen Problemen behaftet sein können.

Typische Prozesse in einer medizinischen Einrichtung, wo es auf besondere Sorgfalt bei der Handhabung, Lagerung usw. ankommt, sind z. B. folgende:

Beispiel 1:   Probenahme und Probentransport von den Stationen in das medizinische Labor und Lagerung dort bzw. Versand an externe Laboreinrichtungen.

Beispiel 2:   Eine klinische Apotheke stellt Infusionen her. Dabei kommt es unter anderem auf Fragen der Verpackung, Lagerung usw. an.

Beispiel 3:   Trivialer und dennoch regelungsbedürftig könnte z. B. die mögliche Festlegung in der medizinischen Einrichtung sein, daß bestimmte Patientenunterlagen nur per Einschreiben an externe Ärzte verschickt werden.

Diese Beispiele mögen genügen, um die Intention dieses QM-Elementes zu illustrieren.

16. Lenkung von Qualitätsaufzeichnungen

Wesentlicher Inhalt dieses QM-Elementes

Die ISO 9001 fordert, daß die medizinische Einrichtung Verfahren zur Kennzeichnung, Sammlung, Registrierung, Zugänglichkeit, Ablage, Aufbewahrung, Pflege und Beseitigung von Qualitätsaufzeichnungen einführt, dokumentiert und aufrechterhält.

Die Qualitätsaufzeichnungen müssen als Nachweise für die Erfüllung von festgelegten Qualitätsforderungen und als Nachweise für das wirksame Arbeiten des eingeführten QM-Systems angefertigt und zweckmäßig gelenkt werden.
Die Qualitätsaufzeichnungen eventuell beauftragter Unterauftragnehmer müssen Bestandteil der Aufzeichnungen der medizinischen Einrichtung sein.

Die Qualitätsaufzeichnungen müssen gut leserlich sein und auf geeignete Weise gehandhabt werden, so daß Beschädigungen, Verluste usw. vermieden werden.

Die Aufbewahrungsfristen für die Qualitätsaufzeichnungen müssen festgelegt sein.

In den Fällen, wo dies vertraglich vereinbart ist, müssen den Auftraggebern der medizinischen Einrichtung oder ihren Beauftragten Qualitätsaufzeichnungen für eine festzulegende Zeit zugänglich sein.

Bedeutung und Hinweise zur Umsetzung dieses QM-Elementes

Ziel und Zweck dieses QM-Elementes ist es, daß die medizinische Einrichtung ein Aufzeichnungssystem festlegt, das für ihre eigenen Bedürfnisse und Anforderungen, für Vorgaben von Auftraggebern und für die Einhaltung von gesetzlichen Vorschriften zweckmäßig ist.

Die medizinische Einrichtung muß in Verfahrensanweisungen festlegen, von welchen Stellen oder Personen wann welche Aufzeichnungen angefertigt werden und wie diese zu handhaben und zu lenken sind.
Das Aufzeichnungssystem der medizinischen Einrichtung muß mit gesetzlichen Vorschriften und mit vertraglichen oder sonstigen Vorgaben konform sein.
Wo dies vertraglich vereinbart ist, müssen Auftraggeber der medizinischen Einrichtung Zugriff auf die Qualitätsaufzeichnungen haben.

In einer medizinischen Einrichtung entstehen ständig große Mengen von Aufzeichnungen in allen Bereichen. Das Aufzeichnungssystem ist in der Regel bereichsweise orientiert (Verwaltung, Versorgung, medizinische Dienste, Pflegedienste, Labor usw.).
Es geht darum, dieses System verbindlich zu dokumentieren und als festen Bestandteil des QM-Systems zu steuern.

Wie schon unter dem QM-Element 5 dargestellt wurde, gibt es in der medizinischen Einrichtung in der Regel ein integriertes System zur Lenkung von Dokumenten und Daten und von Qualitätsaufzeichnungen.

17. Interne Qualitätsaudits

Wesentlicher Inhalt dieses QM-Elementes

Die ISO 9001 fordert, daß die medizinische Einrichtung Verfahren zur Durchführung von internen Qualitätsaudits plant, dokumentiert, einführt und aufrechterhält.
Die internen Qualitätsaudits dienen dem Zweck, die Wirksamkeit des QM-Systems und die Einhaltung der Qualitätsvorgaben zu überprüfen.

Die internen Qualitätsaudits müssen zweckmäßig geplant und von Personal durchgeführt werden, das keine direkte Verantwortung für die zu auditierenden Bereiche hat.

Die Ergebnisse der durchgeführten Auditmaßnahmen müssen aufgezeichnet und den Personen zur Kenntnis gebracht werden, die direkte Führungsverantwortung für die auditierten Bereiche haben.

Diese Personen müssen rechtzeitig Korrekturmaßnahmen mit Hinblick auf die im Rahmen der internen Qualitätsaudits gefundenen Unzulänglichkeiten ergreifen. Im Rahmen von Folgeaudits muß die Wirksamkeit der durchgeführten Korrekturmaßnahmen überprüft werden.

Über durchgeführte Qualitätsaudit- und Korrekturmaßnahmen müssen zweckmäßige Aufzeichnungen angefertigt werden (vgl. QM-Element 16).

Bedeutung und Hinweise zur Umsetzung dieses QM-Elementes

Ziel und Zweck dieses QM-Elementes ist die Vorschrift, daß die medizinische Einrichtung ein für sie zweckmäßiges System der Auditierung und Selbstbewertung einführt, um einerseits die Wirksamkeit des eingeführten QM-Systems kontinuierlich zu überprüfen und auf der anderen Seite Nachweise für die durchgeführten Überprüfungen und die durchgeführten Korrekturmaßnahmen zu haben.

Die internen Qualitätsaudits sind einer der treibenden Motoren für die ständige Verbesserung der Qualitätsfähigkeit und der internen Abläufe in der medizinischen Einrichtung.

Sie sind eine Quelle für die Bewertungsmaßnahmen des QM-Systems durch die oberste Leitung, wie sie vom QM-Element 1 vorgeschrieben werden. Die internen Qualitätsaudits sind außerdem eine der wichtigsten Quellen für die Initiierung und Durchführung von Korrekturmaßnahmen.

Interne Qualitätsaudits sind auch als Vorbeugungsmaßnahmen im Sinne des QM-Elementes 14 anzusehen.

Wichtig ist, daß die Durchführung von internen Qualitätsaudits mit einer hinlänglichen Unabhängigkeit des auditierenden Personals von den zu auditierenden Geschäftsbereichen der medizinischen Einrichtung erfolgt. Damit soll sichergestellt werden, daß eine gewisse "Betriebsblindheit" ausgeschaltet wird, die vermutet werden kann, wenn Personen ihre eigene Tätigkeit bewerten.

Die anzufertigenden Aufzeichnungen (über die Planung der Audits, ihre Durchführung und die Durchführung von Korrekturmaßnahmen sowie die Prüfung der Wirksamkeit von durchgeführten Korrekturmaßnahmen) sind in zweifacher Weise wichtig. Sie dienen einerseits als Nachweis über durchgeführte Aktivitäten der medizinischen Einrichtung gegenüber der Geschäftsleitung und nach außen. Zum anderen sind diese Aufzeichnungen wichtig, um den Informationsfluß innerhalb der Einrichtung zu sichern.

Im Abschnitt "Tools" dieses Buches werden diverse Hinweise bezüglich der praktischen Durchführung von Audits gegeben. Diese betreffen sowohl die Anforderungen an die Qualifikation der Auditoren als auch Hinweise bezüglich des Einsatzes von Checklisten.

18. Schulung

Wesentlicher Inhalt dieses QM-Elementes

Die ISO 9001 fordert, daß die medizinische Einrichtung ein Konzept zur Auswahl, Qualifizierung und Schulung des Personals einführt, schriftlich dokumentiert und aufrechterhält.

Über die durchgeführten Qualifizierungs- und Schulungsmaßnahmen müssen Nachweise geführt werden.

Bedeutung und Hinweise zur Umsetzung dieses QM-Elementes

Ziel und Zweck der Anforderungen dieses QM-Elementes ist es, daß die medizinische Einrichtung bezüglich der Auswahl der Mitarbeiter sowie der durchzuführenden Schulungsmaßnahmen planmäßig, systematisch und zweckmäßig vorgeht.

Im Zuge der Umsetzung des QM-Elementes "Schulung" sollte damit begonnen werden, daß für alle in der Einrichtung besetzten oder in absehbarer Zeit zu besetzenden Stellen die Anforderungsprofile festgelegt werden.
Auch wenn es in größeren Einrichtungen eine Personalabteilung gibt, die in der Regel solche Daten koordiniert und verwaltet, so ist es doch erforderlich, daß die jeweiligen Bereichsleitungen bei dieser Bestandsaufnahme eingeschaltet werden.
Es ist zweckmäßig, die in dieser Phase gewonnenen Ergebnisse in die Stellenbeschreibungen einfließen zu lassen, sofern diese nicht schon existieren und gegebenenfalls nur aktualisiert zu werden brauchen.

In vielen Einrichtungen sind zwar in der Vergangenheit Schulungsmaßnahmen durchgeführt worden, es liegen hierüber jedoch keine oder nur unvollständige Aufzeichnungen und Nachweise vor. Gemeinsam mit den betroffenen Mitarbeitern sollte es möglich sein, die eine oder andere Dokumentationslücke auch noch nachträglich zu schließen, insbesondere wenn es um Maßnahmen aus der jüngeren Vergangenheit geht.
Es ist jedoch zu beachten, daß es eine definitive Anforderung des ISO 9001-Standards ist, zweckmäßige Aufzeichnungen über Schulungsmaßnahmen zu führen. Solche Aufzeichnungen werden übrigens im Rahmen von Zertifizierungsaudits auch eingesehen.

Die medizinische Einrichtung muß Konzepte für die Aus- und Weiterbildung ihrer Mitarbeiter einführen. Die gesetzlichen Anforderungen an die Aus- und Weiterbildung sind natürlich wie immer Bestandteil dieser Konzepte.
In der Regel werden diese Konzepte auch bereichs- oder abteilungsspezifisch sein und sie müssen schriftlich dokumentiert werden.

19. Wartung

Wesentlicher Inhalt dieses QM-Elementes

Die ISO 9001 fordert, daß die medizinische Einrichtung in den Fällen, wo Wartung eine festgelegte Forderung der Auftraggeber ist, dazu Verfahrensanweisungen einführt, schriftlich dokumentiert und aufrechterhält.
Die Verfahrensanweisungen müssen festlegen, wie die Wartungsmaßnahmen durchzuführen sind, welche Prüfungen zu erfolgen haben und wie die Berichterstellung über durchgeführte Wartungsmaßnahmen durchzuführen ist.

Bedeutung und Hinweise zur Umsetzung dieses QM-Elementes

Ziel und Zweck dieses QM-Elementes ist es, die von der medizinischen Einrichtung durchzuführenden "Wartungsmaßnahmen" zu regeln.
Um dieses Element für die Gegebenheiten von medizinischen Einrichtungen richtig anwenden zu können, muß man die Intention des ISO 9001-Standards sorgfältig interpretieren. Der Standard will sicherstellen, daß die Einrichtung in den Fällen qualifizierte Wartungsleistungen erbringt, wo dies auf Grund von vertraglichen oder sonstigen Anforderungen von ihr verlangt werden kann.

Es gibt viele Beispiele für Wartungstätigkeiten in der medizinischen Einrichtung. Stellt die Einrichtung z. B. Geh-, Seh- oder Hörhilfen zur Verfügung, kann es zweckmäßig sein, ihren Benutzern auch Wartungsleistungen anzubieten, mindestens während ihres Aufenthaltes in der medizinischen Einrichtung. Dasselbe gilt für Prothesen. Maßnahmen der medizinischen Nachsorge könnten von der Einrichtung unter diesem QM-Element abgewickelt werden, ebenso natürlich im Rahmen der Regelungen zur Prozeßlenkung.

Ein anderes Beispiel: In größeren medizinischen Einrichtungen gibt es in der Regel Wartungsabteilungen, in deren Zuständigkeit die Betreuung mindestens von Teilen der eingesetzten Medizingeräte liegt. In anderen Fällen führen diese Wartungsarbeiten externe Stellen durch, etwa die Medizingerätehersteller. Auch diese Aktivitäten könnten von der medizinischen Einrichtung unter dem QM-Element Wartung geregelt werden.

Es ist wichtig, zu verstehen, daß Wartungsleistungen der medizinischen Einrichtung im Grunde nichts anderes sind als spezielle Prozesse. Sie könnten daher selbstverständlich auch zusammen mit den übrigen Prozeßlenkungsmaßnahmen unter dem QM-Element 9 dargelegt werden.
Die ISO 9001 hat die Wartungsleistungen der Einrichtung nur aus dem Grund in einem separaten QM-Element abgehandelt, um auf deren besondere Bedeutung hinzuweisen.

In der Praxis werden Wartungsleistungen häufig nicht von der medizinischen Einrichtung selbst, sondern von externen Stellen durchgeführt, so z. B. dann, wenn ein Patient die Einrichtung verlassen hat und Nachsorgeuntersuchungen vom Hausarzt oder anderen Einrichtungen durchgeführt werden.
In solchen Fällen kann es für die medizinische Einrichtung wichtig sein, den Informationsfluß mit diesen Stellen zu sichern. Sei es, daß sie ihnen Vorgaben über durchzuführende Behandlungsaktivitäten macht oder Informationen über den Erfolg von durchgeführten Maßnahmen selbst anfordert und aufarbeitet.

20. Statistische Methoden

Wesentlicher Inhalt dieses QM-Elementes

Die ISO 9001 fordert, daß die medizinische Einrichtung den Bedarf für die Anwendung von statistischen Verfahren feststellt. Und zwar zur Ermittlung, Überwachung und Prüfung der Fähigkeit der eingesetzten Prozesse sowie zur Kontrolle von Produkt- und Dienstleistungsmerkmalen.

Die medizinische Einrichtung muß Verfahrensanweisungen zur Implementierung, Überwachung und Anwendung ihrer statistischen Verfahren einführen.

Bedeutung und Hinweise zur Umsetzung dieses QM-Elementes

Die Anwendung von statistischen Methoden hat in vielen Bereichen in medizinischen Einrichtungen eine lange Tradition. Andererseits ist aus der Praxis bekannt, daß häufig in verschiedenen Zusammenhängen auch im medizinischen Bereich statistische Methoden entweder falsch angewendet oder aber die von ihnen gelieferten Resultate nicht korrekt interpretiert werden.

Die ISO 9001 legt in diesem Zusammenhang großen Wert darauf, daß die medizinische Einrichtung Konzepte zur Auswahl, Entwicklung, Einführung und Anwendung von statistischen Verfahren entwickelt, einführt und aufrechterhält.
Die Anwendung von statistischen Verfahren außerhalb des rein medizinischen Bereiches ist bei den meisten medizinischen Einrichtungen noch in den Kinderschuhen. Hierzu würden z. B. Patientenbefragungen mit Hinblick auf ihre Zufriedenheit mit verschiedenen Dienstleistungsmerkmalen in der Klinik oder entsprechende Befragungen unter den Bewohnern eines Altenheimes gehören. Ein anderes Beispiel wären statistische Erhebungen etwa beim Einkauf von Lebensmitteln für die medizinische Einrichtung, durch die Schwachstellen aufgedeckt werden können und gleichzeitig ein Beitrag zur Objektivierung der Bewertung von Zulieferanten geleistet wird (vgl. QM-Element 6).

Wichtig ist die Feststellung, daß die ISO 9001 der medizinischen Einrichtung nicht die Anwendung bestimmter statistischer Methoden vorschreibt, sondern die ISO 9001 fordert lediglich, daß die Einrichtung über ein Konzept zur Auswahl, Entwicklung, Einführung und Anwendung von statistischen Verfahren verfügt.

Es wird sich dabei um unterschiedlichste statistische Verfahren handeln, die jeweils spezifisch für die einzelnen Bereiche in der medizinischen Einrichtung sind.
Darunter fallen die im Rahmen von Markterhebungen und Marktanalysen eingesetzten statistischen Verfahren ebenso, wie die bei klinischen Studien verwendeten. Die statistischen Verfahren des klinischen Labors, wie sie dort im Rahmen der Validierung von Prüfverfahren eingesetzt werden, sind hier ebenso zu nennen, wie die unter Umständen in der klinischen Apotheke verwendeten Verfahren.
Jeder Desinfektionsvorgang beruht auf statistischen Argumenten und es hängt einiges daran, daß es die richtigen Argumente sind usw.

In einigen Bereichen ist die Anwendung von bestimmten statistischen Auswertungsverfahren durch externe Stellen der medizinischen Einrichtung vorgeschrieben. Diese Verfahren müssen natürlich fester Bestandteil der entsprechenden Verfahrensanweisungen der Einrichtung sein.

Mit Hinblick darauf, daß die in den verschiedenen Bereichen der medizinischen Einrichtung eingesetzten statistischen Verfahren sehr fachspezifisch sein können, ist es zweckmäßig, die entsprechenden Verfahren von den jeweils betroffenen

Stellen zusammenzustellen und, wenn dies noch nicht der Fall sein sollte, dokumentieren zu lassen.
Einige größere medizinische Einrichtungen unterhalten einen oder mehrere Statistiker. Diese müssen natürlich in diese Prozesse mit eingebunden werden.

Das Konzept der medizinischen Einrichtung zur Entwicklung und Anwendung von statistischen Verfahren in den verschiedenen Bereichen muß auch die Einführung der Mitarbeiter in den sachgemäßen Einsatz der statistischen Verfahren umfassen.

Bei der Anwendung von statistischen Verfahren in der medizinischen Einrichtung darf es nicht um das bloße Produzieren von Zahlenfriedhöfen gehen. Ziel und Zweck ist vielmehr die Sicherstellung, daß Prozesse und Verfahren so sind, wie sie nach den Spezifikationen und Vorgaben sein sollen und daß Entscheidungen, wo immer dies möglich ist und angemessen erscheint, auf der Grundlage von gesicherten Daten getroffen werden können. Dadurch wird in alle Verfahren und Entscheidungsprozesse ein höheres Maß an Sicherheit und Zuverlässigkeit gebracht.

1.3 Umweltmanagementsystem nach ISO 14001

1.   Allgemeine Forderungen

> **Wesentlicher Inhalt dieses UM-Elementes**
>
> Die ISO 14001 fordert, daß die medizinische Einrichtung ein UM-System einführt und aufrechterhält, das alle Anforderungen der ISO 14001 erfüllt, soweit diese im Einzelfall zutreffend sind.

Bedeutung und Hinweise zur Umsetzung dieses UM-Elementes

Die Einführung eines UM-Systems nach der ISO 14001 soll der medizinischen Einrichtung helfen, die umweltrelevanten Aspekte ihrer Leistungen zu optimieren. Wie auch bei anderen Standards für Managementsysteme zielt die ISO 14001 darauf ab, in alle Entscheidungsprozesse und in alle Aspekte der Entwicklung und Erbringung von Dienstleistungen und der Herstellung von Produkten auch eine Systematik bezüglich der Beurteilung und Optimierung der Umweltauswirkungen zu erreichen.
Das Ziel sind Maßnahmen zur kontinuierlichen Verbesserung von relevanten, meßbaren und beurteilbaren Umweltaspekten. Dabei sind das Ausmaß und die Geschwindigkeit der Maßnahmen und der Verbesserungen weitgehend der medizinischen Einrichtung überlassen. Sie hängen von wirtschaftlichen und anderen Umständen ab.

Unabdingbar ist natürlich die Einhaltung von gesetzlichen, behördlichen oder sonstigen Vorgaben. Unter letztere fallen auch Vorgaben von Auftraggebern und evtl. vorhandene Erwartungen der Öffentlichkeit oder anderer interessierter Kreise. Alles was darüber hinausgeht, legt die medizinische Einrichtung für sich fest. Dieser gewissermaßen freiwillige Beitrag einer medizinischen Einrichtung zur Umwelt kann in der Praxis nur eingeschätzt werden, wenn man sich auf der einen Seite die Umweltpolitik und die Umweltziele der Einrichtung ansieht und dann prüft, ob diese relevant sind und auf geeignete Weise umgesetzt werden.

Ein UM-System kann entweder für die gesamte medizinische Einrichtung oder aber für einzelne Standorte oder Bereiche eingeführt werden. Der Geltungsbereich muß entsprechend definiert sein.

Die Zertifizierung eines UM-Systems durch eine dritte Stelle (Zertifizierungsgesellschaft) bedeutet in diesem Zusammenhang folgendes. Die Zertifizierungsgesellschaft prüft, ob alle zutreffenden Module der ISO 14001 von der medizinischen Einrichtung umgesetzt wurden und ob das eingeführte UM-System mit Hinblick auf die Umweltpolitik der medizinischen Einrichtung und ihre Umweltziele wirkungsvoll ist.

Das Ziel eines UM-Systems ist die kontinuierliche Verbesserung der UM-Aspekte der medizinischen Einrichtung. Die Geschwindigkeit und das Ausmaß der Verbesserung ist weitgehend der medizinischen Einrichtung überlassen und richtet sich nicht zuletzt nach ihren wirtschaftlichen Möglichkeiten.

Das UM-System der medizinischen Einrichtung sollte folgende Aspekte umfassen:

- Einführung einer auf die jeweilige medizinische Einrichtung zugeschnittenen Umweltpolitik;

- Ermittlung aller rechtlichen und sonstigen Anforderungen an das UM-System der medizinischen Einrichtung;

- Ermittlung der Umweltaspekte der medizinischen Einrichtung (Prozesse mit bedeutendem Einfluß auf die Umwelt usw.);

- Festlegung von Prioritäten des Umweltmanagements, insbesondere Festlegung von umweltbezogenen Zielsetzungen;

- Gestaltung der Aufbau- und Ablauforganisation der medizinischen Einrichtung in geeigneter Weise, um die Umsetzung der Umweltpolitik und der Umweltziele sicherzustellen;

- Einführung und Umsetzung von Verfahren zur Planung, Lenkung, Überwachung, Bewertung, Korrektur von umweltrelevanten Prozessen.

2.   Umweltpolitik

Wesentlicher Inhalt dieses UM-Elementes

Die ISO 14001 fordert, daß die oberste Leitung der medizinischen Einrichtung eine Umweltpolitik einführt und für alle betroffenen Stellen und Personen der Einrichtung für verbindlich erklärt.

Die Umweltpolitik muß:

- relevant sein mit Hinblick auf die Tätigkeiten, Produkte und Dienstleistungen der medizinischen Einrichtung;

- muß die Verpflichtung zur kontinuierlichen Verbesserung und Verhütung von Umweltbelastungen umfassen;

- muß die Verpflichtung zur Einhaltung der zutreffenden Umweltgesetze und -vorschriften und anderer einschlägiger Vorgaben enthalten;

- muß den Rahmen für die Festlegung der Umweltziele der medizinischen Einrichtung bilden;

- muß dokumentiert und umgesetzt werden;

- muß verpflichtend für alle betroffenen Mitarbeiter und Stellen sein;

- muß der Öffentlichkeit zugänglich sein.

Bedeutung und Hinweise zur Umsetzung dieses UM-Elementes

Die Umweltpolitk ist, wie schon weiter oben festgestellt wurde, der Antriebsmotor für das UM-System der medizinischen Einrichtung. Sie muß in regelmäßigen Abständen überarbeitet und neuen Anforderungen und Zielsetzungen angepaßt werden und sie sollte in einer Sprache verfaßt sein, die für alle interessierten und betroffenen Kreise verständlich ist. Sie ist ein verbindliches Dokument und eine "Visitenkarte" der medizinischen Einrichtung.

3.   Planung

3.1   Umweltaspekte
3.2   Gesetzliche und andere Forderungen
3.3   Zielsetzungen und Einzelziele
3.4   Umweltmanagementprogramm(e)

Wesentlicher Inhalt dieses UM-Elementes

Die ISO 14001 fordert, daß die medizinische Einrichtung Verfahren zur Identifizierung der **Umweltaspekte** ihrer Tätigkeiten, Produkte und Dienstleistungen einführt, die bedeutenden Einfluß auf die Umwelt haben und die von der medizinischen Einrichtung überwacht und beeinflußt werden können. Diese Umweltaspekte müssen bei der Festlegung von umweltbezogenen Zielsetzungen in erster Linie berücksichtigt werden.

Die medizinische Einrichtung muß über Verfahren verfügen, um die für sie zutreffenden **gesetzlichen und anderen Forderungen** identifizieren zu können. Sie muß sich verpflichten, diese Anforderungen einzuhalten.

Die medizinische Einrichtung muß für die verschiedenen Stellen und Ebenen in der Einrichtung **umweltbezogene Zielsetzungen und Einzelziele** definieren und umsetzen. Diese Zielsetzungen müssen in Übereinstimmung mit der Umweltpolitik stehen.

Zur Verwirklichung der umweltbezogenen Zielsetzungen und Einzelziele muß die medizinische Einrichtung über ein oder mehrere **Umweltmanagementprogramme** verfügen.

Bedeutung und Hinweise zur Umsetzung dieses UM-Elementes

Die medizinische Einrichtung muß Verfahren einführen, mit denen sie die umweltrelevanten Aspekte ihrer Tätigkeiten, Produkte und Dienstleistungen identifizieren und bewerten kann. Der Schwerpunkt liegt dabei auf solchen Aspekten, die einen bedeutenden Einfluß auf die Umwelt erwarten lassen. Diese müssen auch bei der Festlegung der Umweltziele der medizinischen Einrichtung vorrangig berücksichtigt werden.
Bei der Einführung dieser Verfahren ist zu berücksichtigen, wie groß der Kostenaufwand für die Erhebung und Analyse der genannten Daten ist. Es muß auch berücksichtigt werden, welche umweltrelevanten Aspekte von der Einrich-

tung beeinflußt werden können. Die ISO 14001 zeigt hier ein beträchtliches betriebswirtschaftliches Augenmaß.
Selbstverständlich sollten die für Behörden und andere Stellen zusammengestellten umweltrelevanten Daten der medizinischen Einrichtung in diesem Zusammenhang berücksichtigt werden.

Die Erfassung der Umweltaspekte einer medizinischen Einrichtung kann anfangs besonders dann relativ umfangreich sein, wenn nicht auf frühere Vorarbeiten zu diesem Thema zurückgegriffen werden kann und eine komplette Bestandsaufnahme durchgeführt werden muß.
Bei der Erfassung der Umweltaspekte einer medizinischen Einrichtung sollten nicht nur die Bedingungen bei "normalem Betrieb" berücksichtigt werden, sondern auch die Situation bei möglichen Notfällen.

Es wird erwartet, daß die medizinische Einrichtung über Verfahren zur Erfassung aller sie berührenden umweltrelevanten gesetzlichen, behördlichen und sonstigen Vorgaben verfügt. Dies ist eine an sich triviale Forderung. Die Praxis zeigt aber, daß hier immer wieder Versäumnisse vorliegen.

Die medizinische Einrichtung muß, aufbauend auf ihrer Umweltpolitik, für alle relevanten Funktionen, Organisationsebenen, Betriebseinheiten usw. Umweltziele vorgeben. Diese Ziele dürfen natürlich nicht im Widerspruch zu im Einzelfall bestehenden gesetzlichen oder sonstigen Vorgaben sein.
Der Umfang und die Schwerpunkte dieser Zielsetzungen bleiben im Einzelfall der medizinischen Einrichtung überlassen. Die ISO 14001 muß hier die Inhalte der jeweiligen Einrichtung überlassen. Sie stellt nur Rahmenanforderungen und weist wiederholt auf "wirtschaftlich machbare" Lösungen hin.

Die Umsetzung der festgelegten Umweltziele muß gezielt erfolgen. Es ist daher angebracht, die Methoden des Projektmanagements anzuwenden. Die ISO 14001 spricht in diesem Zusammenhang von Umweltmanagementprogrammen. Als Mindestanforderungen hierbei sind zu nennen: Festlegung der Verantwortlichkeiten, Definition und Regelung von Schnittstellen, Bereitstellung von finanziellen und sonstigen Mitteln, Vorgaben von Zeiten usw.

4.   Implementierung und Durchführung

4.1   Organisationsstruktur und Verantwortlichkeit
4.2   Schulung, Bewußtsein und Kompetenz
4.3   Kommunikation
4.4   Dokumentation des Umweltmanagementsystems
4.5   Lenkung der Dokumente
4.6   Ablauflenkung
4.7   Notfallvorsorge und -maßnahmen

Wesentlicher Inhalt dieses UM-Elementes

Die ISO 14001 fordert, daß die medizinische Einrichtung die **Organisationsstruktur und Verantwortlichkeit** bezüglich des UM-Systems festlegt, dokumentiert und bekannt macht. Die oberste Leitung der medizinischen Einrichtung muß die zum Aufbau und zur Aufrechterhaltung des UM-Systems nötigen Mittel (finanziell, personell und sonstige) bereitstellen. Die oberste Leitung muß außerdem einen oder mehrere Beauftragte der obersten Leitung benennen, deren Aufgabe es ist, sicherzustellen, daß das UM-System der Einrichtung den Anforderungen der ISO 14001 genügt. Diese Beauftragten haben auch die oberste Leitung regelmäßig über die Wirksamkeit des UM-Systems zu unterrichten.

Die medizinische Einrichtung muß für **Schulung, Bewußtsein und Kompetenz** der Mitarbeiter sorgen. Es muß sichergestellt sein, daß alle vom eingeführten UM-System betroffenen Mitarbeiter in jeweils ausreichendem Umfang qualifiziert sind und die Umweltrelevanz ihrer Tätigkeiten und Verantwortlichkeiten übersehen.

Die medizinische Einrichtung muß über Verfahren zur **Kommunikation** umweltrelevanter Aspekte zwischen allen betroffenen Ebenen in der Einrichtung verfügen. Diese Verfahren müssen auch die Kommunikation mit externen Stellen und interessierten Kreisen umfassen.

Die medizinische Einrichtung muß eine **Dokumentation des Umweltmanagementsystems** vornehmen.

Die medizinische Einrichtung muß über Verfahren zur **Lenkung der Dokumente** verfügen.

Die im Zusammenhang mit bedeutenden Umweltaspekten stehenden Verfahren müssen einer **Ablauflenkung** unterzogen werden. Dies bedeutet, daß die medizinische Einrichtung über schriftliche Verfahrensanweisungen verfügen muß.

Bezüglich **Notfallvorsorge und -maßnahmen** muß die medizinische Einrichtung über Verfahren verfügen, um möglichen Notfällen vorzubeugen bzw. diese beherrschen zu können. Sofern möglich, muß die Einrichtung hierzu auch Übungsmaßnahmen durchführen.

Bedeutung und Hinweise zur Umsetzung dieses UM-Elementes

Im Grunde sagen diese Anforderungen der ISO 14001 nur aus, was im Rahmen eines modernen Managements üblich ist. Die Festlegung der Organisation muß natürlich auch auf die mit dem UM-System zusammenhängenden Aspekte Rücksicht nehmen: Verantwortlichkeiten und Zuständigkeiten müssen verbindlich festgelegt werden. Es wird gefordert, daß die oberste Leitung der medizinischen Einrichtung für alle diesbezüglichen Maßnahmen letztlich die Verantwortung trägt. Im Auftrag der obersten Leitung führen ein oder mehrere Beauftragte Koordinierungs- und Kontrollfunktionen im Rahmen des UM-Systems durch.

Alle betroffenen Mitarbeiter der medizinischen Einrichtung müssen hinlänglich auch auf ihre Aufgaben im Rahmen des UM-Systems vorbereitet und auf dem neuesten Stand gehalten werden.

Die Einführung eines UM-Systems und die Veröffentlichung ihrer UM-Politik ist ein bedeutender Schritt der medizinischen Einrichtung in Richtung Transparenz und Offenheit gegenüber externen Stellen und interessierten Kreisen. Es ist daher angemessen, daß die Einrichtung Verfahren/Richtlinien zur Regelung der Kommunikation mit externen Stellen vorhält. Darüber hinaus setzt ein effizientes UM-System voraus, daß auch Regelungen bezüglich des Informationsflusses innerhalb der Einrichtung vorhanden sind.

Das UM-System muß in angemessener und zweckmäßiger Weise dokumentiert werden. Im Grundsatz gelten hier analoge Regelungen, was bezüglich der QM-Systeme gesagt wurde. Alle Dokumente des UM-Systems müssen ordentlich gelenkt werden. Dies bedeutet: zu jeder Zeit müssen die richtigen Dokumente in der aktuellen Fassung am richtigen Ort sein.

5. Kontroll- und Korrekturmaßnahmen

5.1 Überwachung und Messung
5.2 Abweichungen, Korrektur- und Vorsorgemaßnahmen
5.3 Aufzeichnungen
5.4 Umweltmanagementsystem-Audit

Wesentlicher Inhalt dieses UM-Elementes

Die ISO 14001 fordert, daß die medizinische Einrichtung über Verfahren zur **Überwachung und Messung** der umweltrelevanten Merkmale ihrer Tätigkeiten verfügt, soweit letztere einen bedeutenden Einfluß auf die Umwelt haben können. Die medizinische Einrichtung muß über ein Verfahren einführen, wie sie systematisch die Einhaltung der relevanten Umweltgesetze und anderer einschlägiger Vorgaben sicherstellt.

Die medizinische Einrichtung muß innerhalb ihres UM-Systems über Verfahren zur Behandlung von **Abweichungen, Korrektur- und Vorsorgemaßnahmen** verfügen.

Die medizinische Einrichtung muß über Verfahren zur Anfertigung und Lenkung von umweltbezogenen **Aufzeichnungen** verfügen.

Die medizinische Einrichtung muß über ein oder mehrere Programme zur Durchführung von **Umweltmanagementsystem-Audits** verfügen.

Bedeutung und Hinweise zur Umsetzung dieses UM-Elementes

Die genannten Anforderungen der ISO 14001 sind in völliger Analogie zu den entsprechenden Ausführungen bei der ISO 9001 zu sehen. Die zur Überwachung und Messung eingesetzten physikalischen oder sonstigen Prüfmittel sind einer ordentlichen Prüfmittelverwaltung zu unterziehen und entsprechend zu warten. Aufzeichnungen hierüber müssen vorliegen.

Das UM-System ist in erster Linie auf vorbeugende Maßnahmen ausgerichtet, um schädliche Umwelteinflüsse möglichst zu vermeiden (Vorsorgemaßnahmen). Korrekturmaßnahmen müssen wirksam werden, wenn trotzdem Fehler oder Umweltbelastungen aufgetreten sind oder sich Verfahren oder sonstige Regelungen als nicht zweckmäßig und wirkungsvoll erwiesen haben.

Über alle maßgeblichen Aktivitäten im Zusammenhang mit dem UM-System sind zweckmäßige Aufzeichnungen anzufertigen, auszuwerten und aufzubewahren. Diese Aufzeichnungen können sehr unterschiedlichen Ursprung haben, als Beispiele seien genannt: Aufzeichnungen über Prozesse, durchgeführte Schulungen, interne Audits, Bewertungen des UM-Systems usw.

Managementsystem-Audits sind analog zu den QM-Audits bei der ISO 9001 ein wesentliches Hilfsmittel, die Wirksamkeit des UM-Systems zu überprüfen. In diesem Zusammenhang sind die Häufigkeit von durchzuführenden Audits, die Kompetenz der Auditoren, anzuwendende Checklisten usw. zu regeln.
Der Abschnitt "Tools" dieses Buches enthält weitergehende Hinweise zu diesen Aspekten.

6.   Bewertung durch die oberste Leitung

Wesentlicher Inhalt dieses UM-Elementes

Die ISO 14001 fordert, daß die medizinische Einrichtung die Eignung und Wirksamkeit des eingeführten UM-Systems regelmäßig überprüft und bewertet. Die oberste Leitung ist hierfür federführend verantwortlich.

Bedeutung und Hinweise zur Umsetzung dieses UM-Elementes

Die regelmäßige Überprüfung und Bewertung der Eignung und Wirksamkeit des eingeführten UM-Systems ist ein Kernaspekt und liegt deshalb in der Verantwortung der obersten Leitung der medizinischen Einrichtung. Die Bewertung des UM-Systems muß die Umweltpolitik, die Umweltziele und die praktizierten Verfahren (Produktion, Dienstleistung, Schulung usw.) umfassen und schriftlich dokumentiert werden.

Die Bewertung des UM-Systems sollte berücksichtigen:

• die bisher erzielten Ergebnisse der in der Einrichtung durchgeführten Audits;

• die Erfüllung/Nichterfüllung von aufgestellten Umweltzielen;

- die Eignung des UM-Systems unter Berücksichtigung von sich ändernden Technologien und Verfahren sowie des allgemeinen Kenntnisstandes ("state of the art");

- die Anliegen und evtl. Vorgaben von interessierten Kreisen.

Die im Zusammenhang mit der ISO 9001 gegebenen Ausführungen bezüglich der Bewertung des QM-Systems gelten hier analog.

1.4 Der Auf- und Ausbau von Managementsystemen in medizinischen Einrichtungen

Der Auf- und Ausbau von Managementsystemen in medizinischen Einrichtungen ist ein vergleichsweise komplexer Vorgang, da er praktisch alle Beschäftigten und alle Arbeitsabläufe der gesamten Einrichtung oder bestimmter Teile berührt. Es ist daher wichtig, daß man bereits bei der Planung der entsprechenden Maßnahmen sehr sorgfältig die Vorgehensweise, die zuständigen Stellen und Personen, die Zeitraster und die benötigten Mittel plant und festlegt.
Der Auf- und Ausbau von Managementsystemen ist ein Projekt mit erheblichen Auswirkungen. Es sollte daher nach allen Regeln der Kunst des Projektmanagements durchgeführt werden.

In diesem Abschnitt beschäftigen wir uns mit den allgemeinen Fragen, die typischerweise mit dem Auf- und Ausbau von QM-Systemen in einer medizinischen Einrichtung zusammenhängen. Was im folgenden über die Phasen beim Auf- und Ausbau von QM-Systemen gesagt wird, gilt in völliger Analogie für andere Komponenten des Managementsystems der Einrichtung, wie etwa Sicherheitsmanagement, Umweltmanagement oder Labormanagement.
Um jedoch ein konkretes Beispiel vor Augen zu haben, beziehen wir uns fast ausschließlich auf das QM-System und bringen, wo nötig, Querverweise auf andere Aspekte.

Ich wähle als Raster ein Vorgehen mit 10 Schritten. Dies ist natürlich ziemlich willkürlich und soll nur als Gliederung der einzelnen Aktivitäten und Maßnahmen sowie zur besseren Orientierung des Lesers dienen.

Schritt 1: Beschluß der Geschäftsführung

Die Aufbau- und Ablauforganisation der medizinischen Einrichtung liegt in der Verantwortung der Geschäftsführung. Da ein QM-System strukturgebenden Charakter hat, ist es dringend erforderlich, daß die Leitung der medizinischen Einrichtung die allgemeine Marschrichtung vorgibt und die Ziele definiert, die erreicht werden sollen.
Dabei sollten folgende Aspekte im Auge behalten werden:

- Das QM-System dient dem Zweck, eine ordentliche und effektive Unternehmensführung zu gewährleisten.

- Das QM-System dient dem Zweck, die Qualitätsfähigkeit und Kompetenz der medizinischen Einrichtung gegenüber Auftraggebern, Leistungsträgern, Patienten usw. überzeugend darlegen zu können.

- Das QM-System dient dem Zweck, eine klare und eindeutige Aufbau- und Ablauforganisation festzulegen.

- Das QM-System dient dem Zweck, die medizinische Einrichtung zu einer lernenden Einrichtung auf allen Ebenen zu machen: Aufgetretene Fehler werden analysiert und es wird systematisch dafür gesorgt, daß sie sich möglichst nicht wiederholen. Ziele für alle Bereiche werden möglichst meßbar definiert und systematisch verfolgt.

Es ist wichtig, daß die Geschäftsführung nicht nur in der Aufbauphase, sondern auch später die Fäden in den Händen behält.

Parallel zum Beschluß durch die Geschäftsführung zum Aufbau eines QM-Systems sollte bereits eine erste grobe Projektplanung für das weitere Vorgehen durchgeführt werden. In der Praxis kann es z. B. zweckmäßig sein, zunächst nur einzelne Geschäftsbereiche oder Niederlassungen der medizinischen Einrichtung in die QM-Initiative der Geschäftsführung einzubeziehen. Sei es, weil in ihnen die Maßnahmen von besonderer Dringlichkeit sind oder weil man zunächst in wohl abgegrenzten Bereichen Erfahrungen bei der Umsetzung der QM-Standards sammeln möchte.

Es wird die Regel sein, daß am Anfang einer QM-Initiative noch gar nicht vollständig übersehen werden kann, welchen Umfang die nach der weiter unten beschriebenen Bestandsaufnahme auf den Weg zu bringenden QM-Maßnahmen nehmen werden. Am Anfang weiß man oft nur, daß sich etwas ändern muß, daß hier und dort Reibungspunkte sind, daß es Schnittstellenprobleme gibt. Am Anfang sieht man oft nur eines ganz sicher: es ist an der Zeit, bestehende Strukturen und Abläufe durchzukämmen, zu modifizieren oder völlig neu zu gestalten. Der wahre Umfang der Maßnahmen und der einzusetzenden Mittel wird oft erst allmählich klar werden.

Es ist wichtig, daß die Geschäftsführung der medizinischen Einrichtung gleich am Anfang ihre Visionen, Qualitätsziele und die Qualitätspolitik definiert. Diese sind es, welche die medizinische Einrichtung von ihren Mitbewerbern unterscheiden sollen und auf die hin das gesamte QM-System und alle damit zusammenhängenden Aktivitäten gerichtet sein müssen. Und zwar sowohl beim Aufbau des QM-Systems als auch später!

Schritt 2: Ernennung der QM-Beauftragten der Leitung und der QM-Projektteams

Nachdem in Phase 1 die Geschäftsführung der medizinischen Einrichtung den offiziellen Startschuß und die Orientierung für die QM-Initiative gegeben hat, ist es Zeit, den oder die Beauftragten der Geschäftsführung zu benennen, deren Auf-

gabe die Durchführung und Koordinierung der weiteren Detailmaßnahmen sein wird.
Diese Beauftragten werden in der Praxis meist durch ein oder mehrere QM-Projektteams ergänzt.
Die Benennung mindestens eines mit den nötigen Kompetenzen ausgestatteten QM-Beauftragten der Geschäftsführung ist übrigens eine explizite Anforderung der ISO 9001.

Die Benennung als QM-Beauftragte ist zweifellos eine ehrenvolle Angelegenheit, da sie von entsprechendem Vertrauen der Geschäftsführung in die betroffenen Personen zeugt. Aus der Sicht der Geschäftsführung ist es jedoch wichtig, sicherzustellen, daß die benannten Personen in den entsprechenden Bereichen der medizinischen Einrichtung hinlängliche Kompetenz und Akzeptanz bei den Mitarbeitern haben. In der Praxis bedeutet dies unter anderem: im Pflegedienst, im Labor, in den verschiedenen medizinischen Bereichen, in der Verwaltung, in der Versorgung usw.!

Die QM-Beauftragten müssen also ein beträchtliches Maß an fachlicher Kompetenz mitbringen. Sie kommen in der Regel aus bestimmten Geschäftsbereichen der medizinischen Einrichtung, müssen aber auch ein sehr gutes Verständnis für Schnittstellenprobleme zwischen den diversen Bereichen haben. Darüber hinaus ist es wichtig, daß sie in den angesprochenen Bereichen auch entsprechendes Durchsetzungsvermögen und die nötige Akzeptanz haben.

Für die QM-Beauftragten selbst ist es wichtig, daß sie sich kontinuierlich versichern, mit der Geschäftsführung der medizinischen Einrichtung noch auf einer Linie zu sein. Eine nur halbherzige Unterstützung der QM-Beauftragten durch die Geschäftsführung kann einerseits zum Scheitern der QM-Initiative führen, andererseits stellt sie auch ein hohes Risiko für die QM-Beauftragten selbst dar, die sich schnell in einer unglücklichen Situation zwischen allen Fronten wiederfinden können.
Ich habe in der Praxis Einrichtungen kennengelernt, wo es genau aus diesem Grund schwierig war, die Stellen der QM-Beauftragten mit intelligenten Kandidaten zu besetzen: sie rochen die Gefahr und wichen ihr aus! Sie hatten eine gute Übersicht über die bestehenden Probleme in der Organisation und die Maßnahmen, die durchzuführen wären. Sie vertrauten jedoch nicht in die konsequente Haltung ihrer Geschäftsführung, die Dinge durchzuziehen, die begonnen werden sollten!

Der Abschnitt "Tools" dieses Buches enthält Hinweise auf die Organisation von Projektteams, wie sie auch auf die QM-Beauftragten und ihre Mitarbeiter anwendbar sind.

Schritt 3: Mitarbeiterschulungen

Das Verständnis für Qualitätsmanagement, Umweltmanagement, Labormanagement usw., wie es hier verlangt wird, ist bei vielen Mitarbeitern nicht sehr breit oder gar nicht vorhanden. Diese Themen gehören ja bis heute nicht zum Standardrüstzeug angehender Ärzte, Pfleger, Krankenschwestern oder anderem Personal.
Die QM-Initiative der medizinischen Einrichtung wird nur dann Erfolg haben, wenn sie das Thema Mitarbeiterschulungen gezielt in die Projektplanung mit einbezieht und zwar in einer möglichst frühen Phase.

Diese Schulungen können durch externe Stellen erfolgen, was jedoch eine vergleichsweise kostenträchtige Lösung ist. In der Regel wird man einen ausgewählten Kreis an Mitarbeitern extern schulen lassen und dann die von diesen Mitarbeitern mitgebrachten Kenntnisse an die übrigen Mitarbeiter der medizinischen Einrichtung weitergeben lassen.
Eine Alternative oder Ergänzung dazu ist es, nachweislich qualifizierte externe Referenten Schulungen im Hause durchführen zu lassen.

Ein beträchtlicher Teil dieser Schulungen muß abgeschlossen sein, bevor die QM-Initiative der Geschäftsführung auf fruchtbaren Boden fallen kann.
Es ist übrigens aus meiner Sicht unerläßlich, daß die Geschäftsführung der medizinischen Einrichtung entweder bereits hinreichend in dieser Richtung qualifiziert ist oder selbst an entsprechenden Schulungen teilnimmt und sich auch bei der Schulung mindestens der leitenden Mitarbeiter der medizinischen Einrichtung aktiv als Referenten beteiligt.

Schritt 4: Bestandsaufnahme und grobe Projektplanung

In der Praxis gibt es kaum eine medizinische Einrichtung, die nicht wenigstens ein gewisses "minimales" QM-System lebt. Es ist daher wichtig, eine Bestandsaufnahme durchzuführen und den faktischen "state of the art" in jedem Einzelfall abzuklären.
Dies kann auf unterschiedliche Weise geschehen z. B. anhand der in diesem Buch abgedruckten Checklisten. Es ist zweckmäßig, hierbei die einzelnen Bereiche der medizinischen Einrichtung separat durchzugehen, da erfahrungsgemäß ihr Einzelzustand ein recht unterschiedlicher sein kann. Die Bewertung des jeweiligen Einzelzustandes sollte sich an dem jeweils angestrebten Standard orientieren (z. B. EN 45001 für das medizinische Labor, ISO 9001 für die Verwaltung und die medizinischen Dienste usw.).

In der Praxis wird es so sein, daß in verschiedenen Bereichen der medizinischen Einrichtung bereits Teile von QM-Systemen vorhanden sind. Sei es, daß diese gesetzlich gefordert sind oder bereits im Zuge von früheren Maßnahmen eingeführt wurden.

Es kann vorkommen, daß einzelne dieser Teile überholt sind und aktualisiert werden müssen. Es kann vorkommen, daß es im Verwaltungsbereich bereits Organisationsrichtlinien gibt, die jedoch zu einem beträchtlichen Teil nicht aktualisiert wurden und daher veraltet sind usw.

EINSCHUB: Checkpunkte zur Bestandsaufnahme

Ziel einer Bestandsaufnahme ist es, zu bewerten, wie die aktuelle Situation in einzelnen Bereichen der Einrichtung und in der Zusammenarbeit der Bereiche ist und ob sie der Veränderung bedarf.
Die folgende vereinfachte Checkliste gibt einige wichtige Aspekte an, auf die es dabei ankommt.

1.   Zielsetzungen und allgemeine Bewertung des Geschäftsbereiches

1.1 Was sind die Aufgaben dieses Geschäftsbereiches?
1.2 Was verlangen interne und externe Auftraggeber/Kunden/Patienten von diesem Geschäftsbereich?
1.3 Gibt es schriftlich fixierte Ziele dieses Geschäftsbereiches?
1.4 Wie wird dieser Geschäftsbereich von seinen internen und externen Auftraggebern/Kunden/Patienten bewertet?

2.   Bewertung der Prozesse

2.1 Welche Prozesse sind identifizierbar und wie verlaufen sie?
2.2 Gibt es schriftliche Vorgaben (einschl. gesetzliche, state of the art usw.) für die Prozeßführung?
2.3 Gibt es Verfahren und Kriterien zur Bewertung der Prozesse durch interne/externe Auftraggeber/Kunden/Patienten?
2.4 Wie messen interne/externe Auftraggeber/Kunden/Patienten die Güte der Prozesse?
2.5 Wie sind die einzelnen Prozesse zu bewerten?
2.6 Welche Schnittstellenprobleme sind zu erkennen?

3.   Personal

3.1 Sind die Aufgaben für alle Mitarbeiter festgelegt?
3.2 Sind die Mitarbeiter für ihre Aufgaben hinlänglich qualifiziert und motiviert?

**4.	Zu erledigende Jobs**

4.1	Welche Prozesse müssen verändert werden und wie?
4.2	Welche Qualifizierungs- und sonstigen Maßnahmen müssen mit den Mitarbeitern durchgeführt werden?
4.3	Welche Schnittstellenprobleme müssen gelöst werden, um effektivere Ergebnisse zu erzielen?
4.4	Wie sollen Prozesse und Ergebnisse künftig bewertet werden?
4.5	Was muß/sollte dokumentiert werden?

Die Bestandsaufnahme darf sich natürlich nicht nur auf die Auditierung und Bewertung der Situation in den jeweiligen einzelnen Geschäftsbereichen beschränken. Wichtig ist vielmehr auch die Bewertung von Prozessen, Zuständigkeiten usw. über die Bereiche hinweg (Produktlinien-Audit). Beispiele:

- Medikamentenversorgung der Stationen durch die Hausapotheke;

- Zusammenarbeit zwischen Pflegedienst und ärztlichen Bereichen;

- Zusammenarbeit zwischen Patientenaufnahme und Stationen;

- Zusammenarbeit zwischen internen/externen Fachabteilungen und behandelnden Ärzten.

Das für die Bestandsaufnahme eingesetzte Personal muß für seine Aufgabe hinlänglich qualifiziert sein. Es ist auch wichtig, die Mitarbeiter der jeweiligen Bereiche, in denen die Bestandsaufnahmen durchgeführt werden, mit heranzuziehen, da in der Regel nur sie die Detailkenntnisse haben.

Die Ergebnisse der Bestandsaufnahme sollten in überschaubarer Form dokumentiert und mit der Geschäftsführung besprochen werden (management review). Dieser Statusbericht ist dann der Ausgangspunkt für das weitere Vorgehen.

Es kann vorkommen, daß bereits im Rahmen der Bestandsaufnahme Abweichungen des Ist- vom Sollzustand erkannt werden, die kritischer Natur sind, indem sie z. B. gegen geltendes Recht verstoßen oder andere ernste Probleme mit sich bringen. In solchen Fällen kann es notwendig sein, Sofortmaßnahmen einzuleiten, seien sie auch vielleicht nur vorläufige, um möglichen Schaden von der Einrichtung abzuwenden.

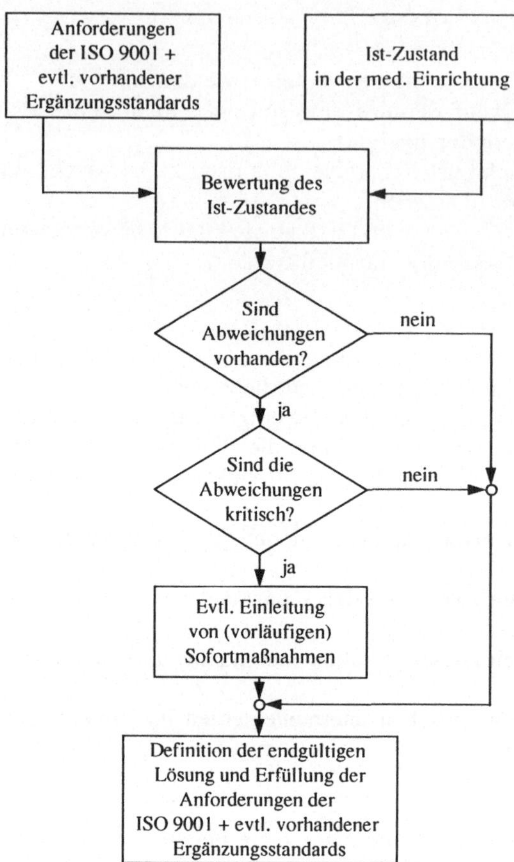

Abbildung 1-6:   Zur Bestandsaufnahme in der medizinischen Einrichtung

Schritt 5:   Auswertung der Bestandsaufnahme und Festlegung "...wie die Dinge in Zukunft sein sollen"

Die im Rahmen der Bestandsaufnahme erhaltenen Daten und Informationen können sehr umfangreich sein. Sie müssen systematisch aufbereitet, analysiert und bewertet werden. In Zusammenarbeit mit den Entscheidungsträgern der medizinischen Einrichtung muß festgelegt werden, was sich ändern soll und welche Dinge wie in Zukunft laufen sollen. Bereichsübergreifende Teams, manchmal auch Qualitätszirkel genannt, sind gut geeignet, Problemlösungen zu erarbeiten. Es ist wichtig, für die Durchführung der entsprechenden Maßnahmen eine fundierte Zeit- und Ressourcenplanung durchzuführen, um Veränderungsprozesse nicht "totlaufen" zu sehen.

Schritt 6: Dokumentation

Nachdem von den kompetenten Stellen in der medizinischen Einrichtung die neuen Strukturen und Abläufe beschlossen worden sind, müssen diese auch dokumentiert und als verbindlich erklärt werden.
Bei der Abfassung der Dokumentation ist es wichtig, im Auge zu behalten, daß es nicht um die Abfassung einer Monographie zum Thema "Wie arbeitet ein Krankenhaus?" oder ähnliches geht. Ziel und einziger Zweck der Dokumentation ist es, verbindliche Vorgaben für alle Beteiligten zu setzen, "was der Standard des Hauses ist".

Die Dokumentation ist in der Regel modular aufgebaut und sollte auch von den jeweils betroffenen Stellen unter Anleitung selbst erstellt werden. So stellt das medizinische Labor seine Prüf- und Kalibrieranweisungen zusammen, der Pflegedienst seine Pflegestandards, die Verwaltung ihre Richtlinien usw.

Der Abschnitt "Tools" dieses Buches gibt Hinweise zum zweckmäßigen Aufbau der Dokumentation.

Schritt 7: Inkraftsetzung des Systems

Nachdem die Dokumentation des QM-Systems, Labormanagementsystems oder UM-Systems nochmals geprüft wurde, wird diese und auch das Managementsystem ganz oder in Teilen in Kraft gesetzt.
Es ist möglich, das System als Ganzes für die gesamte medizinische Einrichtung auf einmal einzuführen oder aber ein modulares Herangehen zu wählen. Im letzteren Fall könnte z. B. der Pflegedienst schon nach seinen neuen Standards arbeiten, während die Verwaltung noch an ihren Richtlinien und Verfahrensanweisungen arbeitet.
Es ist eine Frage der Zweckmäßigkeit, welches Herangehen die medizinische Einrichtung hier wählt.

Schritt 8: Interne Audits

Interne Audits gehören zu den von allen Managementstandards geforderten Maßnahmen der Selbstbewertung. Sie werden sowohl im Rahmen der Bestandsaufnahme als auch später bei der Aufrechterhaltung, Optimierung und Prüfung der Wirksamkeit der Qualitäts-, Labor- und Umweltmanagementsysteme durchgeführt. Wichtig ist, daß die Auditmaßnahmen planmäßig in allen Bereichen von jeweils unabhängigem aber dennoch fachkundigem Personal durchgeführt werden. Die Audits werden in der Regel nach Standardchecklisten oder nach von der Einrichtung selbst entwickelten, häufig bereichsspezifischen Checklisten durchgeführt.

Die Auditergebnisse müssen sowohl der Geschäftsführung als auch den jeweiligen Bereichsverantwortlichen (Chefarzt, Pflegedienstleitung, Laborleitung, Verwaltungsleitung usw.) zur Kenntnis gebracht werden.
Die Auditergebnisse fließen einerseits in die Bewertungsmaßnahmen des Managementsystems ein und sind andererseits Grundlage für durchzuführende Korrekturmaßnahmen.

Der Abschnitt "Tools" dieses Buches enthält praktische Hinweise hinsichtlich der Qualifikation von Auditoren, der Auditdurchführung und damit zusammenhängender Aspekte.

Schritt 9: Zertifizierung eines Managementsystems und die Akkreditierung des medizinischen Labors

Nachdem die Wirksamkeit des QM-Systems, UM-Systems oder des Labormanagementsystems von der medizinischen Einrichtung selbst intern nachgewiesen wurde, kann sie diese Systeme auch zertifizieren oder, im Falle des medizinischen Labors, akkreditieren lassen.
Diese Maßnahmen sind bisher freiwillig. Dennoch entschließen sich mehr und mehr medizinische Einrichtungen dazu, die Konformität der von ihnen eingeführten Managementsysteme mit nationalen oder internationalen Standards durch dritte Stellen zertifizieren zu lassen.
Eine Zertifizierung kann erst erfolgen, nachdem das Managementsystem vollständig eingeführt wurde und gelebt wird.

Der Abschnitt "Zertifizierung" dieses Buches gibt einen Überblick über die damit zusammenhängenden Fragen.

Schritt 10: Aufrechterhaltung des QM-Systems und kontinuierliche Verbesserungsmaßnahmen

Die Einführung eines Managementsystems ist keine einmalige Aktion. Das Managementsystem muß ständig den aktuellen Gegebenheiten der medizinischen Einrichtung, den gesetzlichen Anforderungen, dem Stand der Technik, den eigenen Zielsetzungen der medizinischen Einrichtung angepaßt und weiterentwickelt werden.
Die medizinische Einrichtung muß zu einer lernenden Einrichtung mit hinlänglich ausgebildeten und motivierten Mitarbeitern werden, die ihre Aufgabe im Kontext des Managementsystems verstehen und ausfüllen.

EINSCHUB: Gibt es ein Leben ohne Berater?

Der Auf- und Ausbau eines Qualitäts- oder sonstigen Managementsystems in der medizinischen Einrichtung ist ein unter Umständen sehr komplexer und in jeder Hinsicht anstrengender Prozeß. Im Einzelfall hängt der anfallende Aufwand davon ab, in welchem Zustand sich das Managementsystem vorher befunden hat und wie umfangreich die strukturgebenden Maßnahmen sind. Viele Einrichtungen sehen sich hier schnell überfordert und kaufen sich Berater ein. Ist das notwendig und worauf sollte man achten?

Die Erfahrung in vielen Branchen zeigt, daß der Aufbau von Managementsystemen unter Mithilfe von Beratern keineswegs zu optimalen Ergebnissen führen muß. Berater kommen in der Regel aus **einer** Branche, in der sie ihre Erfahrungen gesammelt haben. Diese Erfahrungen münden häufig in ein Universalkonzept, das dann Unternehmen in unterschiedlichen Branchen verkauft wird. Dabei bleiben oft die gelebte und individuelle Kultur eines Unternehmens sowie branchenspezifische Eigenheiten und Anforderungen auf der Strecke.
Es ist auch zu beachten, daß die Bezeichnung Berater nicht geschützt ist und sich jeder als solcher bezeichnen darf. In der Praxis gibt es daher auch gewaltige Qualifikationsunterschiede unter Beratern.

Vor Vergabe eines Beratungsauftrages sollte unbedingt eine Kosten-/Nutzenanalyse einer externen Beratung durchgeführt werden.

Sollte sich eine medizinische Einrichtung dazu entschließen, beim Aufbau und der Optimierung ihres Managementsystemes auf externe Berater zurückzugreifen, sollten mindestens folgende Kriterien beachtet werden:

- Haben Sie selbst bereits eine Bestandsaufnahme in Ihrer medizinischen Einrichtung durchgeführt und geklärt, in welchen Bereichen ein Beratungsbedarf vorhanden ist und wie groß dieser ist?

- Welche fachliche und Berufserfahrung hat der anvisierte Berater?

- Welche Referenzen hat der Berater in Ihrer Branche (Auskunft einholen!)?

- Wieviele Unternehmen hat der Berater bereits zur Zertifizierung geführt?

- Was waren die Inhalte seiner bisherigen Beratungsprojekte?
  (Beispiele: Intensivberatung, Dokumentenprüfung/Dokumentenerstellung, Moderation von Qualitätszirkeln, Schulungsmaßnahmen, Durchführung von internen Audits usw.)

- Welche Beratungskosten entstehen?

Stellen Sie auch sicher, daß der Berater die Projektlösungen Ihrer Einrichtung und andere interne Informationen nicht bei seinem nächsten Beratungsprojekt Mitbewerbern der medizinischen Einrichtung verkauft.

Selbstverständlich gibt es auf dem Markt kompetente Beratungsfirmen, deren Konsultation äußerst nutzbringend für die medizinische Einrichtung sein kann. Diese Beratungsfirmen sind jedoch nicht immer leicht von der Spreu zu trennen.
Gerade in den Bereichen Managementsysteme, Mitarbeitermotivation usw. sind in den letzten Jahren insbesondere Einzelpersonen als Berater tätig geworden, deren Qualifikation und berufliche Erfahrung von Fall zu Fall gründlich hinterfragt werden sollte.

Es bringt Ihnen wirklich nichts oder nur wenig, wenn Maschinenbauer Ihnen erklären, wie Sie Ihre QM-Dokumentation aufzubauen haben oder wie Sie Ihre Mitarbeiter motivieren könnten. Aus meiner Sicht sollte ein qualifizierter Berater den "Stallgeruch" der jeweiligen Branche mitbringen, in der er tätig sein will.

Ich möchte in diesem Zusammenhang einen kleinen Witz wiedergeben, den ich schon oft erzählt habe und der immer wieder fröhlich aufgenommen wurde.
Die Hasen leben am Waldrand und haben ein Problem. Von Zeit zu Zeit laufen sie in die Felder und dann kommt ein Förster und erschießt ein paar von ihnen. Die Hasen sind das leid und nehmen sich einen Berater, um dieser Dezimierung entgegenwirken zu können. Natürlich ist der Berater ein Fuchs und der rät: "Wenn ihr das nächste Mal auf den Förster trefft, dann fliegt ihr einfach weg. Denn das wird ihn so verblüffen, daß er wahrscheinlich gar nicht schießen wird und wenn aber doch, dann trifft er euch nicht, weil ihr ja eben fliegt." Die Hasen finden das phantastisch, gehen heim und erzählen die Sache voller Begeisterung dem alten Hasen. Der aber sagt: "Ihr seid schön blöd, wie könnt ihr euch nur so etwas erzählen lassen! Ihr könnt doch gar nicht fliegen! Schöne Beratung!"

Den Hasen leuchtet das ein und am nächsten Tag gehen sie nochmals zum Fuchs und sagen zu ihm: "Die Sache von gestern war eigentlich sehr interessant, sie hat allerdings den Haken, daß wir gar nicht fliegen können!" Darauf der Fuchs: "Also paßt mal auf! Das Konzept habe ich euch ausgearbeitet. Für die Umsetzung müßt ihr schon selber sorgen."

So mancher wurde schon auf diese Art beraten.

1.5 Tools

Ich habe keinen besseren Titel für dieses Kapitel gefunden, als den amerikanischen "Tools". Ich möchte hier einige sehr einfache, aber doch wirkungsvolle Techniken skizzieren, die beim Auf- und Ausbau von Managementsystemen auch in medizinischen Einrichtungen nützlich sein können oder sogar unabdingbar sind.
Der Umfang an Managementliteratur ist in den letzten zehn Jahren explosionsartig angestiegen. In der Regel geht es darin um die Schilderung von Erfolgsgeschichten ausgewählter Unternehmen oder um die Darstellung der neuesten Überzeugungen von Management-Gurus. Die sportliche Disziplin, auf diesen Trendwellen zu reiten, nennt man Trend-Surfen.

Sieht man sich dieses Literaturgenre näher an, so kann man mit der Zeit eine Reihe von "trend-invarianten" Techniken und Hilfsmitteln (tools) herausarbeiten, mit denen man in seiner täglichen Praxis etwas anfangen kann. Diese Techniken und Hilfsmittel sind einfach und transparent genug, um sie einer breiten Gruppe von Mitarbeitern vermitteln zu können und um verschiedene Aufgaben im Zusammenhang mit den in anderen Teilen dieses Buches besprochenen Management-Standards leichter lösen zu können.

Die nachfolgend besprochene Liste ist natürlich bei weitem nicht vollständig und von meiner Erfahrung beeinflußt, was für die Einrichtungen zunächst einmal am wichtigsten ist. Ich habe in unzähligen Gesprächen herausgefunden, daß oft einfache Hinweise, Beispiele und Illustrationen genügen, um bei Verantwortlichen einen "Aha-Effekt" auszulösen, nach dem sie die Hilfsmittel selbständig bei der Lösung ihrer Tagesaufgaben einsetzen und auch für den eigenen Bedarf weiterentwickeln können.

Die jeweiligen Abschnitte dieses Kapitels sind einzeln für sich lesbar.

1.5.1 Analyse, Darstellung, Überwachung und Steuerung von Prozessen

Wie jede andere Unternehmung kann auch eine medizinische Einrichtung als ein Netzwerk von Akteuren, Einrichtungen sowie von Prozessen und Schnittstellen verstanden werden. Die Ordnung und Qualität in der Prozeßführung sind wesentliche Aspekte der Qualitätsfähigkeit einer medizinischen Einrichtung.
Ein Prozeß besteht aus Inputs und Outputs, der Prozeß selbst ist eine Menge von wertsteigernden Aktivitäten.
Ein Prozeß kann als Erbringung von Dienstleistungen, Verarbeitung von Materialien, Verarbeitung von Informationen usw. definiert werden.

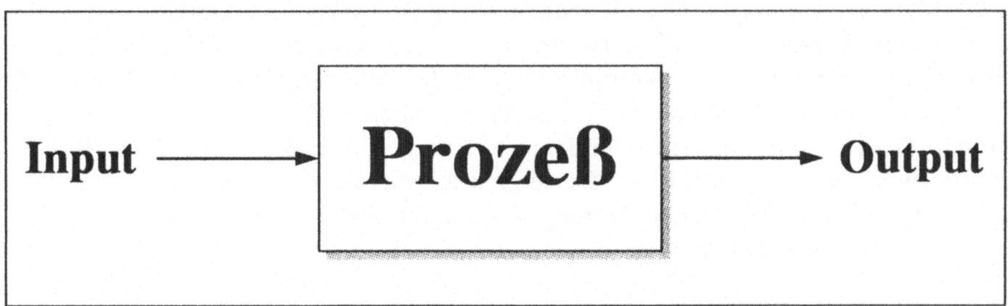

Abbildung 1-7:   Formale Darstellung eines Prozesses

Jedes Prozeßmanagement sollte mindestens folgende Aspekte umfassen:

- Definition der Prozesse mit Einschluß von fehlervorbeugenden Maßnahmen für eine optimale Prozeßführung;

- Definition aller Schnittstellen und Randbedingungen der Prozesse;

- Definition der Zuständigkeiten für die einzelnen Prozeßelemente;

- Definition von Bewertungskriterien an den Input/Output eines Prozesses sowie an die übrigen Prozeßmerkmale;

- Definition von Meßpunkten und Überwachungsmaßnahmen der Prozesse zur Ermöglichung von Soll-Ist-Vergleichen;

- Einleitung von Korrekturmaßnahmen beim Auftreten von Abweichungen bei der Prozeßführung.

Bei der Definition eines Prozesses sind alle Aspekte zu berücksichtigen, welche den jeweiligen Prozeß beeinflussen. Dabei geht es um die Berücksichtigung von einschlägigen vertraglichen Vereinbarungen mit Auftraggebern genauso, wie um subjektive Erwartungen potentieller oder faktischer Auftraggeber/Kunden/Patienten.

In der Praxis stellt sich immer wieder heraus, daß die Probleme bei der Prozeßlenkung häufig an den Schnittstellen zwischen verschiedenen Betriebs-, Organisations- oder Zuständigkeitsbereichen entstehen. Der Analyse dieser Bereiche und der damit zusammenhängenden Problempotentiale ist daher besondere Aufmerksamkeit zu widmen.

Die Festlegung und Definition von personellen Zuständigkeiten für einen Prozeß/Ablauf oder einzelne Prozeßelemente ist eine wesentliche Aufgabe. Bei einfachen und überschaubaren Prozessen gibt es hierbei in der Regel keine Schwierigkeiten. Anders jedoch bei komplexen Abläufen, die vielleicht verschiedene Abteilungen, Geschäftsbereiche oder Niederlassungen betreffen, oder die externe Zulieferanten von Produkten oder Dienstleistungen erfordern. In diesem Fall ist häufig nicht mehr wirklich klar, "wer eigentlich das Zepter in der Hand hat". Gegebenenfalls muß die oberste Leitung der medizinischen Einrichtung eingreifen, um Zuständigkeiten festzulegen.

Es ist voll im Geiste moderner Managementsysteme, daß an geeigneten Stellen der Prozesse Meß- und Haltepunkte eingebaut werden, um Soll-Ist-Vergleiche (Prüfungen) durchführen zu können. Dazu ist neben der Festlegung, wie welche Prüfungen durchgeführt werden sollen, gerade bei Dienstleistern wichtig, die Bewertungskriterien für erbrachte vollständige Dienstleistungen oder deren Komponenten festzulegen.
Es geht also um die Festlegung von möglichst objektivierbaren Bewertungskriterien und um die Art und Weise, wie deren Einhaltung überprüft wird.

Es ist inzwischen in praktisch allen Wirtschaftsbereichen üblich geworden, die obengenannten Aspekte der Prozeßlenkung in angemessener Weise schriftlich oder auf andere Weise zu dokumentieren und so als verbindlich für die betroffenen Stellen und Personen zu definieren. Es gibt eine große Zahl von Möglichkeiten, wie solche Dokumentationen aussehen können. Wir geben hier nur einige besonders populäre und wirkungsvolle an.

Die Darstellung von Prozessen in der Form von **Flowcharts** ist eine Standardmethode. Sie ist besonders dazu geeignet, die logische Struktur von Prozessen und Abläufen darzustellen. Auch an verschiedenen Stellen dieses Buches werden Flowcharts zur Illustration von Sachverhalten verwendet.

EINSCHUB: Die wichtigsten Elemente für Flowcharts und ihre Verwendung

Es gibt zahlreiche grafische Symbole, die im Rahmen von Flowcharts eingesetzt werden können. Für die meisten Anforderungen in der medizinischen Einrichtung wird es genügen, folgende Elemente zu verwenden:

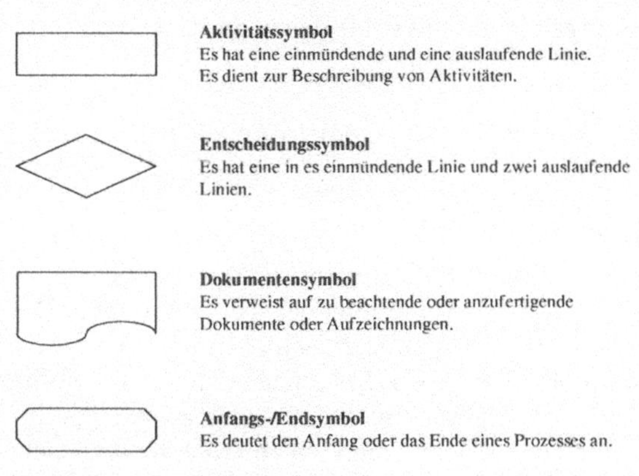

Ein typischer Prozeß besteht aus einzelnen Prozeßelementen oder Prozeßschritten **1, 2, 3 ...** und aus Prüfschritten **P**, an denen Soll-Ist-Vergleiche durchgeführt werden. Bei letzteren kann es sich um physikalische Prüfungen, um Selbstprüfungen usw. handeln. Selbstverständlich können auch weitere Elemente dazukommen.

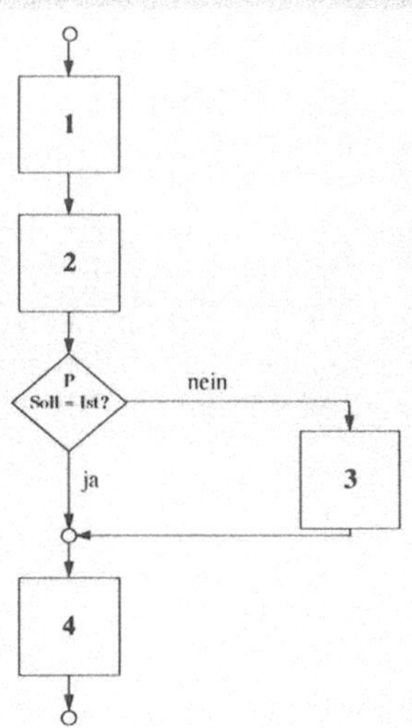

Es gibt einige typische Standardschritte, die man bei der Erstellung von Flowcharts im Rahmen der Analyse oder Dokumentation von Prozessen berücksichtigen sollte:

F1:   Welcher Prozeß soll dargestellt werden?

F2:   Was sind die kritischen Punkte des Prozesses?

F3:   Halte alle Informationen fest, die der Flowchart enthalten sollte!

F4:   Halte alle Prüfungspunkte und Prüfungsmaßnahmen des Prozesses fest, die der Flowchart wiedergeben sollte!

F5:   Diskutiere den Flowchart mit den betroffenen Stellen und Personen und stelle sicher, daß er alle wichtigen Informationen enthält und in seiner Darstellung verständlich ist!

Es gibt auf dem Markt verschiedene Softwareprodukte, die unterschiedlich flexibel sind und mit deren Hilfe Flowcharts gezeichnet werden können. Der Umgang mit diesen Programmen ist zwar relativ einfach, erfordert aber dennoch einige Übung. Im Rahmen der Dokumentation von Managementsystemen sollte man darauf achten, daß Flowcharts dort eingesetzt werden, wo sie zur Verdeutlichung oder zur Analyse von Sachverhalten hilfreich sind. Wenn die medizinische Einrichtung Flowcharts als ein Hilfsmittel einsetzen möchte, sollte sie sicherstellen, daß mehr als nur eine Person den Umgang mit den notwendigen Softwareprodukten sicher beherrscht. Andernfalls kann es passieren, daß das Zeichnen von Flowcharts eine Vollbeschäftigung wird.

Weiter unten geben wir Hinweise, wie Flowcharts in die Dokumentation selbst eingebunden werden können.

Ein auch didaktisch interessantes Hilfsmittel im Rahmen der Analyse von Prozessen oder Ursache-Wirkung-Zusammenhängen sind sogenannte **Fishbone-Diagramme** (deutsch: Fischgrätdiagramme). Manchmal nennt man sie auch Ishikawa-Diagramme. Sie werden gerne zur Dokumentation von Ergebnissen von Brainstormings oder Problemanalysen verwendet.

EINSCHUB: Die Verwendung von Fishbone-Diagrammen

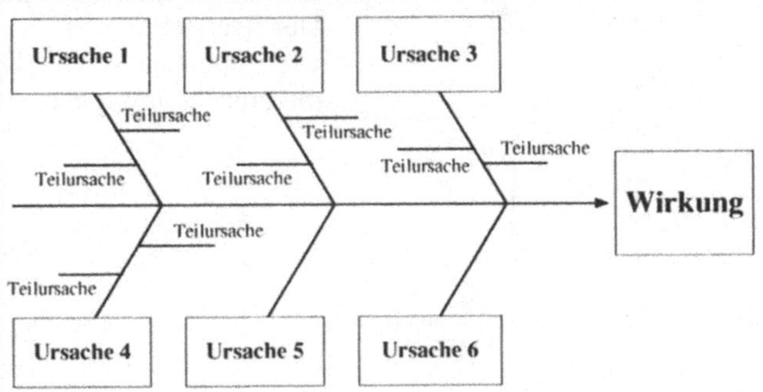

Die Standardschritte zum Aufstellen von Fishbone-Diagrammen sind folgende:

1. Definiere die "Wirkung", deren "Ursachen" analysiert werden sollen. Diese Wirkung wird als Kopf des Fishbone-Diagrammes angegeben. Zeichne eine gerade Linie von diesem Kopf nach links.

2. Ermittle die Ursachen und stelle sie als "Flossen" des Diagrammes dar.

3. Ermittle nun die Details zu den in Punkt 2 ermittelten Ursachen und stelle sie als "Gräten" dar.

4. Versuche nun in weiteren Schritten die Ursachen zu präzisieren und nach "Ursachen hinter den Ursachen" zu suchen. Stelle diese wieder wie unter Punkt 3 dar.

Es gibt zahllose weitere Mittel zur Analyse und Darstellung von Prozessen oder der Darstellung von durchgeführten Prüfungen/Kontrollen. Der Phantasie sind keine Grenzen gesetzt. Als ein abschließendes Beispiel sei auf die sogenannten Radar-Diagramme eingegangen. Sie sind ein leicht handhabbares Mittel, um vergleichsweise komplexe Informationen in einer zweidimensionalen Darstellung unterzubringen.

Das Diagramm besteht einfach aus einer Reihe von Geraden, die einem Punkt entspringen. An den Enden der Geraden werden die darzustellenden Aspekte benannt. Die Geraden enthalten eine Skala zur Abtragung von Meßwerten.

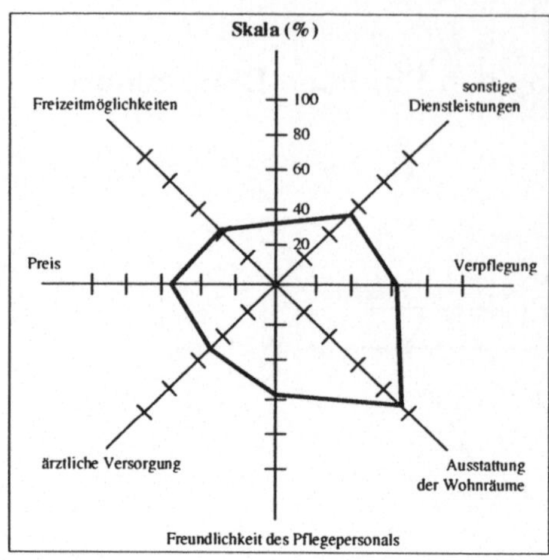

Die nebenstehende Abbildung beschreibt in übersichtlicher Form die Bewertung von 7 Kriterien durch die Bewohner eines Altenwohnheims.
Der Darstellung ist zu entnehmen, wie unterschiedlich die Bewohner die einzelnen Aspekte sehen.

Abbildung 1-8:   Radardiagramm: Messung der Zufriedenheit von Bewohnern eines Altenwohnheims

1.5.2   Dokumentation und Aufzeichnungen

Manche haben eine ablehnende Haltung gegen ISO 9000, ISO 14000 usw., weil sie der Auffassung sind, die Umsetzung dieser Standards sei mit einem unverhältnismäßig hohem Aufwand an Dokumentation und "Schreibkram" verbunden. Diese Auffassung ist weitgehend unbegründet. Trotzdem ist richtig, daß alle Standards und auch andere Vorgaben auf eine Dokumentation von Abläufen, Zuständigkeiten usw. drängen.
Im folgenden möchte ich einige einfache Grundsätze festhalten, deren Berücksichtigung das "Leben mit Papier" erleichtern sollte.

Wo gesetzliche Vorgaben über schriftliche Aufzeichnungen von Verfahren, durchgeführte Behandlungen usw. vorliegen, müssen diese natürlich eingehalten werden.
Die Standards ISO 9001 usw. geben darüber hinaus Rahmenvorgaben für Gebiete, wo Richtlinien, Verfahrensanweisungen, Aufzeichnungen usw. vorhanden sein müssen. Es ist wichtig, im Auge zu behalten, daß es in der Verantwortung der medizinischen Einrichtung liegt, hierbei für Zweckmäßigkeit zu sorgen.
Ich habe in der Praxis immer wieder feststellen müssen, daß man oft zu viel und zu unzweckmäßig dokumentiert.

Ohne eine Dokumentation von Zuständigkeiten (z. B. in Stellenbeschreibungen) sind diese schlicht und einfach für keinen der Beteiligten verbindlich festgelegt. Dasselbe gilt für Organisationsrichtlinien oder Vorgaben für Verfahrensabläufe.

Sie alle werden erst durch ihre Dokumentation und Freigabe durch autorisierte Stellen gültig.

Dokumentationen und Aufzeichnungen werden heute nicht mehr nur auf Papier durchgeführt. Vielmehr können alle nur verfügbaren Datenträger eingesetzt werden, einschließlich Videos und andere Medien.

Dokumente und Aufzeichnungen, soweit sie mittels Papier vorliegen, sollten so übersichtlich, präzise und knapp wie möglich gestaltet werden. Grafische Darstellungen sollten eingefügt werden, wo immer dies sinnvoll ist.
Soweit Dokumente gepflegt werden müssen, sollte darauf geachtet werden, daß diese Maßnahmen einen möglichst geringen Aufwand erfordern. Unterschiedliche Dokumentationssysteme haben unterschiedliche "Pflegeleichtigkeit".

Das Dokumentationssystem der Einrichtung sollte transparent sein. In der Regel wird das Managementsystem verschiedene Ebenen aufweisen. Das Managementhandbuch (mit den Teilen Qualitätsmanagement, Umweltmanagement usw.) umfaßt die allgemeinen Vorgaben und Regelungen. Die Ebenen darunter enthalten Richtlinien, Verfahrensanweisungen usw. möglichst so gegliedert, daß sie die Aufbau- und Ablauforganisation der Einrichtung widerspiegeln. Dasselbe gilt für andere Dokumentations- und Aufzeichnungsebenen.

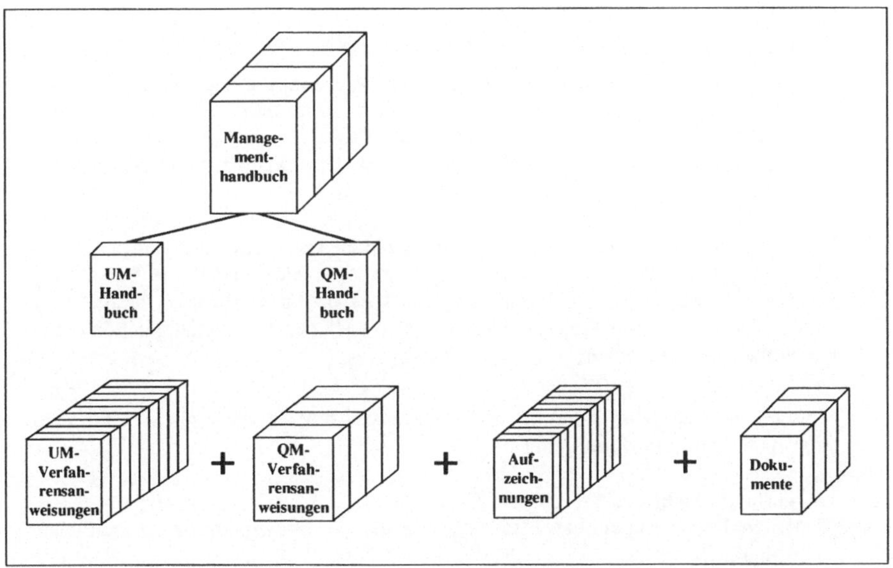

Abbildung 1-9:   Standardaufbau der Dokumentation und Aufzeichnungen für QM- und UM-Systeme

EINSCHUB: Beispiel für die Gliederung von Verfahrensanweisungen

Verfahrens- und Arbeitsanweisungen haben in der Regel eine Standardgliederung. Ein Muster hierzu ist im folgenden dargestellt:

1. **Ziel und Zweck**
   Hier ist kurz und prägnant das Ziel bzw. der Zweck der Verfahrensanweisung darzustellen.

2. **Anwendungsbereich**
   Der Anwendungsbereich definiert die Personen und Stellen, die von der Verfahrensanweisung betroffen sind.

3. **Definitionen**
   In diesem Abschnitt werden die Definitionen zum Verständnis der Verfahrensanweisung erklärt.

4. **Vorbemerkung und Motivation zu dieser Verfahrensanweisung**
   In diesem Punkt werden die generellen Beweggründe dargestellt, die zur Erstellung der Verfahrensanweisung führten. Es müssen weiterhin objektive und sachliche Gründe aufgeführt sein, die für die Notwendigkeit der Verfahrensanweisung sprechen.

5. **Ablauf des Verfahrens**
   Hier wird der eigentliche Ablauf eines Verfahrens beschrieben. Der Inhalt muß kurz, prägnant und allgemein verständlich formuliert sein und den verbindlichen Verfahrensablauf beschreiben. Der Grad der Detailliertheit einer Verfahrensanweisung richtet sich auch nach dem Qualifikationsgrad der Anwender.

Wo immer dies die Prägnanz und Übersichtlichkeit von Darlegungen fördert, sind Ablaufdiagramme für Prozesse oder andere grafische Elemente in die Darstellung einzubauen. Die detaillierte Darstellung eines Arbeitsprozesses kann hierbei sehr unterschiedlich gestaltet werden und richtet sich nach der Zweckmäßigkeit und dem Geschmack der Anwender.

Möglich ist eine Aufgliederung in Verfahrensschritte, Zuständigkeit, Dokumentenvorlage und EDV-Eintragung.

1. Verfahrensschritte
   Kurze Beschreibung bzw. Bezeichnung der Verfahrensschritte im zeitlichen Ablauf.

2. Zuständigkeit
   Benennung der verantwortlichen Person bzw. des Personenkreises für den jeweiligen Verfahrensschritt: Arzt, Pflegedienstleitung, Schwester usw.

3. Dokumentvorlage
   Angabe der zu verwendenden Dokumentvorlagen (Briefvorlage, Checklisten etc.) bei dem jeweiligen Arbeitsschritt.

4. Wo nötig oder zweckmäßig, sollte ein Hinweis auf eventuell durchzuführende Aktivitäten im EDV-System erfolgen (z. B. Notieren von Patientendaten, Bestellungen von Medikamenten, erbrachte Leistungen usw.).

Die Darstellung der Arbeitsabläufe selbst kann in mannigfacher Weise erfolgen. Es ist möglich, sie rein verbal zu beschreiben oder mit Grafiken zu versehen. Im Falle von Pflegedienststandards bietet es sich zum Beispiel an, bestimmte Behandlungsschritte grafisch darzustellen.

In anderen Verfahrensabläufen könnte es zweckmäßig sein, die einzelnen Ablaufschritte darzustellen, diese kurz zu erläutern und außerdem mit den Dokumenten zu versehen, die in jedem einzelnen Schritt zu verwenden sind. Ein Beispiel hierzu wird im folgenden angegeben:

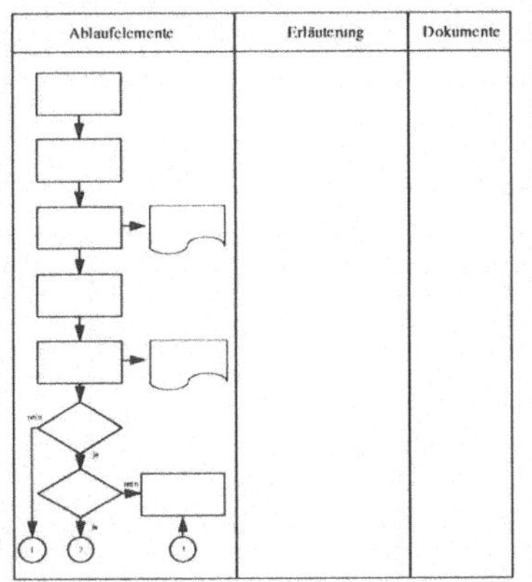

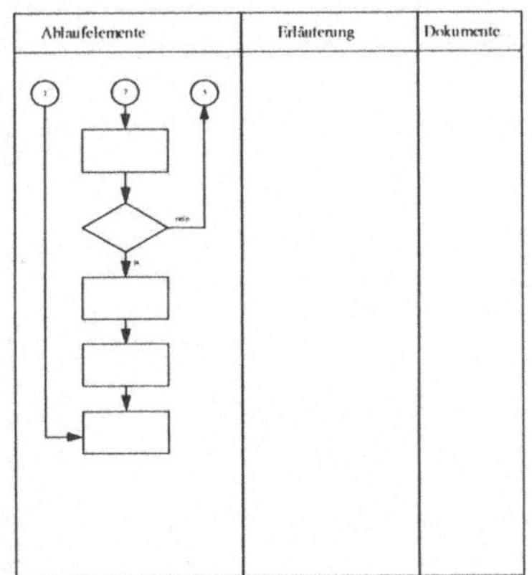

1.5.3 Audits

Alle Standards für Managementsysteme, auch die in diesem Buch besprochenen, fordern die Durchführung von Audits. Es gibt verschiedene Arten von Audits. Sie können sich auf die gesamte medizinische Einrichtung beziehen oder nur auf einzelne Bereiche. Sie können von der medizinischen Einrichtung selbst durchgeführt werden (interne Audits) oder durch externe Stellen, wie z. B. Leistungsträger, Auftraggeber oder Zertifizierungsgesellschaften. In allen Fällen haben sie die Aufgabe, Schwachstellen in der Einrichtung aufzufinden und zu klären, ob "die Dinge so laufen, wie sie laufen sollten und wie sie festgelegt wurden". Die Audits sind daher eine wichtige Informationsquelle für die ebenfalls vorgeschriebenen Bewertungen der Managementsysteme durch die Geschäftsführung. Letztlich ist daher auch die Geschäftsführung dafür verantwortlich, daß Audits überhaupt durchgeführt und die Ergebnisse ihr mitgeteilt werden.

Für Qualitäts- und Umweltmanagementsysteme gibt es internationale Standards, die Vorgaben machen bezüglich der

- Art und Weise, wie Audits zu planen und durchzuführen sind und

- welche Qualifikation und welchen Status die Auditoren haben sollten.

Diese Standards sind in der tabellarischen Übersicht über wichtige internationale Normen im Abschnitt 1.1 zusammengestellt. Im folgenden möchte ich eine kurze kommentierte Zusammenfassung der Inhalte dieser Standards geben.

Gleichgültig, ob die Audits durch die medizinische Einrichtung selbst oder durch externe Stellen durchgeführt werden, müssen sie ordentlich über einen geeigneten Zeitraum im voraus geplant werden. Dies kann in einfachster Weise etwa mittels einer Tabelle wie folgt durchgeführt werden.

Bereich	Januar	Februar	März	April	Mai	Juni
Patientenaufnahme	Team 1					
Station 1: Pflegedienst		Team 2				
Station 2: Pflegedienst			Team 3			
Chirurgie I und II				Team 6		
Klinische Apotheke		Team 3				
Versorgung						Team 8
Archiv			Team 4			
Med. Labor					Team 7	

Tabelle 1-2:   Beispiel für einen Auditplan in einer medizinischen Einrichtung

In der Regel werden die internen Audits von hauseigenen Mitarbeitern durchgeführt. Dabei werden die einzelnen Bereiche von Teams aus ein, zwei oder mehreren Personen besucht und begutachtet. Es ist darauf zu achten, daß die einzelnen Teams genügend unabhängig von den zu auditierenden Bereichen sind. Es ist nicht akzeptabel, daß ein Bereich ausschließlich durch Beschäftigte desselben Bereiches auditiert wird, da hier eine Befangenheit vermutet werden muß.

Andererseits ist es wichtig, die fachliche Kompetenz der Auditorenteams sicherzustellen. Wenn z. B. der Pflegedienst auditiert werden soll, muß das Auditorenteam alle dazu nötigen Erfahrungen mitbringen. Es gilt also, einerseits die fachliche Kompetenz und andererseits die Unabhängigkeit sicherzustellen. Man muß demnach bei der Zusammenstellung der einzelnen Auditorenteams große Sorgfalt walten lassen. Ein weiterer wichtiger Aspekt ist das psychologische Element, daß die einzelnen Teams von den zu auditierenden Bereichen auch akzeptiert werden müssen. Wird z. B. die Chirurgie auditiert, so muß sichergestellt sein, daß die Auditoren von den in diesem Bereich tätigen Ärzten auch akzeptiert werden.

Die Auditpläne sollten entweder von der obersten Leitung der Einrichtung selbst oder aber durch entsprechend autorisierte Stellen entworfen und freigegeben werden. Die geplanten Termine sind natürlich mit den betroffenen Bereichen abzustimmen.
In diesem Zusammenhang sei übrigens darauf hingewiesen, daß es neben den obengenannten geplanten und angekündigten Audits auch außerplanmäßige oder jedenfalls unangemeldete geben kann, wenn die Geschäftsführung diese für angemessen und erforderlich hält.

Die Auditorenteams werden in der Regel von einem leitenden Auditor angeführt, der die Gesamtverantwortung für das durchzuführende Audit hat. Es sind daher besonders hohe Anforderungen an seine Kompetenz, als auch an seine persönlichen Eigenschaften zu stellen.

EINSCHUB: Wichtige Anforderungen an Auditoren

Im folgenden stelle ich einige wichtige Eigenschaften zusammen, wie man sie von Auditoren fordern sollte.

Der Auditor sollte kommunikativ und aufgeschlossen sein. Er muß die Fähigkeit haben, auf Menschen zuzugehen. Im Verlauf eines Audits wird der Auditor mit Menschen unterschiedlicher fachlicher Ausbildung, Stellung und unterschiedlicher sozialer Rangordnung zu tun haben. Es ist wichtig, daß er sich möglichst ungezwungen in diesem Gefüge zurechtfindet. Mit Hinblick darauf, daß der Auditor auch mit Menschen anderer Nationalitäten zu tun haben wird, ist es wichtig, daß er über gewisse Fähigkeiten der interkulturellen Kommunikation verfügt. Dazu gehören gegebenenfalls auch entsprechende Sprachkenntnisse.

Audits durchführen bedeutet in erster Linie: Fragen stellen und gegebene Antworten einordnen und bewerten zu können. Der Auditor oder das Auditorenteam muß dazu die nötigen fachlichen Voraussetzungen mitbringen. Ein Auditor muß die nötige persönliche Stabilität besitzen, auch in Streßsituationen, wie sie im Verlauf eines Audits entstehen können, einen klaren Kopf zu behalten und das Ziel und den Verlauf des Audits nicht aus den Augen zu verlieren. Er darf sich nicht durch Nebenaspekte ablenken lassen und muß "die Sache" im Auge behalten.

Es ist selbstverständlich, daß ein Auditor unparteiisch und unvoreingenommen zu sein hat. Er ist sozusagen eine Sonde, die im Namen des Auftraggebers des Audits relevante Informationen sammelt.
Ein Auditor hat auch verschwiegen zu sein. Er muß über alle im Verlauf des Audits ihm bekannt gewordenen Informationen gegenüber unbefugten Dritten Stillschweigen wahren.

Häufig wird in der Praxis zur Auditierung eines Bereiches ein Team eingesetzt, dessen Mitglieder insgesamt die fachlichen Voraussetzungen zur Auditierung des entsprechenden Bereiches mitbringen müssen. Das bedeutet: Nicht jeder Einzelne muß alle Voraussetzungen mitbringen, sondern das Team insgesamt.
Ein solches Team von Auditoren wird in der Regel von einem leitenden Auditor angeführt und zusammengehalten, der die obengenannten Eigenschaften in besonders reiner Ausprägung besitzen sollte. Ein leitender Auditor sollte auch über Führungserfahrung verfügen.

Die Ausbildung von Auditoren kann sehr unterschiedlich sein. In der Regel umfaßt sie eine Hochschul- oder andere höhere Ausbildung in dem zu auditierenden Bereich. Es ist selbstverständlich, daß die Auditoren auch mit den Standards vertraut sein müssen (ISO 9000, ISO 14000, EN 45001 usw.), nach denen auditiert werden soll. Die Auditoren müssen im Einzelfall auch mit der jeweiligen Systemdokumentation des zu auditierenden Bereiches vertraut sein.
Auditoren sollten über eine hinreichende Berufserfahrung nach der Fachausbildung in dem entsprechenden Bereich verfügen. In der Regel sind 4 Jahre als angemessen anzusehen.

Im Rahmen von Audits kann der Auditor auf verschiedenste Situationen treffen. Es kann vorkommen, daß der zu auditierende Bereich ihm gegenüber eine ablehnende Haltung zeigt oder daß der Bereich schlecht vorbereitet ist. Andererseits kann es geschehen, daß die Vertreter des zu auditierenden Bereiches exzellente

Kenner ihres Faches sind und ihren Bereich trotzdem auf eine mehr chaotische, als nachvollziehbare Weise führen.

Es ist unmöglich, alle Möglichkeiten in dieser Richtung aufzuzählen. Ein Auditor sollte sich jedoch bewußt sein, daß er im Prinzip vor Ort mit allem rechnen muß, was das Leben bieten kann. Er sollte sich darauf einstellen und, soweit dies möglich ist, durch Trainingsmaßnahmen darauf vorbereiten.

Es ist zweckmäßig, an dieser Stelle auf ein wichtiges Hilfsmittel für Auditoren hinzuweisen: Checklisten. Das Kapitel 2 dieses Buches und die dem Buch beigefügte Diskette enthalten diverse Beispiele für Checklisten. Darüber hinaus kann es zweckmäßig sein, für Teilbereiche der medizinischen Einrichtung detaillierte und fachspezifische Checklisten zu entwickeln und im Rahmen von internen Audits einzusetzen.

Checklisten sind Prüfmittel im Sinne der ISO 9001. Sie dienen dazu, Soll-Ist-Vergleiche in einzelnen Bereichen oder für einzelne Prozesse durchzuführen. Der Einsatz von Checklisten garantiert, daß im Rahmen von Audits die Punkte "gecheckt" werden, die dem Auftraggeber der Audits wichtig sind. Sie bieten auch ein gewisses Maß an Objektivität. Ich sage ein "gewisses Maß", denn sie werden von Menschen eingesetzt und diese bewerten ein und dieselbe Sache bekanntlich häufig subjektiv. Selbst dann, wenn es um Ja-Nein-Entscheidungen geht. Trotzdem bieten Checklisten die Voraussetzung für die Nachvollziehbarkeit von Audits.

Wie bereits skizziert, können Audits unterschiedliche Zielsetzungen haben. Sie können eine ganze medizinische Einrichtung betreffen oder nur einzelne Teilbereiche. Sie können einzelne Prozesse betreffen oder gewisse Aspekte des Qualitäts- oder Umweltmanagementsystems usw.

Audits können durch eigenes Personal oder durch externe Stellen durchgeführt werden. Ein Beispiel zu letzterem sind sogenannte Zertifizierungs- oder Akkreditierungsaudits, auf die im Abschnitt 1.6 näher eingegangen wird.

1.5.4 Teams

Ein beträchtlicher Teil der in den verschiedenen Teilen dieses Buches beschriebenen Anforderungen an QM- und UM-Systeme läuft bei deren Umsetzung auf ziemlich viel Arbeit hinaus, die am besten in Teams geplant und abgewickelt wird. Auch später bei der Aufrechterhaltung, Weiterentwicklung und ständigen Optimierung der Systeme ist es erforderlich, auf Teams zurückzugreifen und auf deren Kreativität und Zuverlässigkeit zu bauen. Häufig wird es sich dabei um bereichsübergreifende Teams handeln, etwa aus Ärzten, Pflegedienstvertretern, Mitgliedern der Verwaltung usw.

Es ist wichtig, daß diese Teams gut funktionieren und moderiert werden. Die medizinische Einrichtung muß sich frühzeitig darum bemühen, eine solche

Team-Kultur aufzubauen und wenigstens einige Mitarbeiter mit den Erfahrungen vorzuhalten, die sie aufbauen und moderieren können. Dazu kann es nötig sein, einige Mitarbeiter der medizinischen Einrichtung, die diese Aufgabe übernehmen sollen, entsprechend schulen zu lassen. Es sollte sich dabei um Mitarbeiter mit hinlänglich hohem kreativen Potential und mit ausgesprochenen kommunikativen Fähigkeiten handeln. Sie sollten außerdem die Fähigkeit zur Organisation von Abläufen und Durchsetzungsfähigkeit besitzen.

Manchmal werden solche Teams auch Qualitätszirkel genannt. Wichtig ist jedoch nicht ihre Bezeichnung, sondern es muß sichergestellt sein, daß es sich dabei um bereichsinterne oder bereichsübergreifende Gruppen von Mitarbeitern handelt, die sich in geplanten Abständen nicht bloß zu gemütlichen Kaffeestunden zusammenfinden, sondern die zu problemlösenden Teams werden. Wenn man hier alles richtig macht, die Teams richtig zusammensetzt und ihre Anregungen auch ernst nimmt, können sie sich zu treibenden Motoren für die medizinische Einrichtung entwickeln. Sie können sozusagen zu einer Art Immunsystem werden, das Schwachstellen frühzeitig erkennt und Gegenmaßnahmen entwickelt.

1.6 Zertifizierung, Akkreditierung und damit zusammenhängende Fragen

In diesem Abschnitt beschäftigen wir uns mit der Frage, was eine Zertifizierung oder eine Akkreditierung ist, wer zertifizieren oder akkreditieren darf, was bei der Auswahl der Zertifizierungs- oder Akkreditierungsgesellschaft zu beachten ist und mit einigen weiteren damit zusammenhängenden Fragen. Ich möchte betonen, daß das Gebiet der Zertifizierung heute so umfangreich und vielschichtig geworden ist, daß wir hier nur auf jene Aspekte eingehen können, die für die Anwender dieses Buches von unmittelbarem Nutzen sind.

Der Aufbau und die Aufrechterhaltung von Managementsystemen kann natürlich in Eigenregie der medizinischen Einrichtung ohne Absicht einer Zertifizierung oder Akkreditierung durchgeführt werden.

Dennoch streben immer mehr medizinische Einrichtungen die Zertifizierung durch eine unabhängige Zertifizierungsgesellschaft an, um gegenüber Dritten die Konformität ihres Systems mit nationalen oder internationalen Standards nachweisen zu können.

Wie jeder andere Bereich auch, so hat auch die Zertifizierungsbranche ihren eigenen Slang. So nennt man die Bestätigung der Konformität eines Managementsystems mit der ISO 9001 oder ISO 14001 eine Zertifizierung durch eine Zertifizierungsstelle. Dagegen werden z. B. medizinische Prüflabors durch sogenannte Akkreditierungsstellen akkreditiert. Die Akkreditierung erfolgt für bestimmte Prüfmethoden oder Prüfarten.

Übrigens werden Zertifizierungsstellen ebenfalls akkreditiert durch Akkreditierungsstellen und zwar für bestimmte Branchen.

Zertifizierungen spielen in allen Wirtschaftsbranchen eine zunehmend wichtiger werdende Rolle, insbesondere auch mit Hinblick auf den internationalen Verkehr von Produkten und Dienstleistungen. Zertifiziert werden in diesem Zusammenhang nicht nur Managementsysteme oder deren Module, sondern auch Personen, Produkte und Dienstleistungen.

Es ist wichtig, diese drei Aspekte auseinanderzuhalten: Die Zertifizierung eines QM-Systems umfaßt nicht die Zertifizierung der im Rahmen dieses QM-Systems erbrachten Dienstleistungen und auch nicht die Qualifikation der beschäftigten Personen.

Das Prinzip der Zertifizierung ist jedoch in allen drei Fällen das gleiche: Es liegt jeweils ein Standard für ein System, ein Produkt, eine Dienstleistung oder für eine Personalqualifikation vor und eine unabhängige Stelle, eben die Zertifizierungsgesellschaft, überprüft und bestätigt die Konformität. Die Zertifizierungs-gesellschaft sollte für ihre Zertifizierungstätigkeiten akkreditiert sein, da nur so die Anerkennung der Zertifikate gesichert ist. Es gibt europäische Standards (EN 45011, EN 45012 und EN 45013), denen die für die einzelnen Bereiche akkreditierte Zertifizierungsstelle genügen muß. Der Ausrichtung dieses Buches folgend, beschränken wir uns im folgenden im wesentlichen auf die Darstellung von Systemzertifizierungen.

Zertifizierung von	Beispiele	Akkreditierung der Zertifizierungsstelle nach
Systemen	ISO 9001 ISO 14001 EN 46001 ...	EN 45012
Produkten	EG-Richtlinien Gütegemeinschaft Gebrauchstauglichkeit ...	EN 45011
Personal	QM-Auditoren UM-Auditoren ...	EN 45013

Abbildung 1-10: Arten von Zertifizierungen

EINSCHUB: Der Ablauf einer Systemzertifizierung bei der LGA InterCert GmbH

Das Ablaufschema bei der Zertifizierung eines QM- oder UM-Systems ist bei allen Zertifizierungsgesellschaften ähnlich. Im folgenden beschreiben wir das Verfahren der LGA InterCert GmbH.

Die **Zertifizierung** eines Managementsystems ist eine Maßnahme durch einen unparteiischen Dritten, die aufzeigt, daß angemessenes Vertrauen in die Übereinstimmung eines Managementsystems mit einem bestimmten Standard besteht.

Dies bedeutet, daß ein Managementsystem nach einem bestimmten Standard z. B. nach DIN EN ISO 9001 zertifiziert werden kann, wobei die Zertifizierungsstelle durch Überprüfungen - sogenannte Audits - feststellen muß, daß das System den Anforderungen dieses Standards entspricht. Überprüft werden der Aufbau und die tatsächliche Umsetzung des Managementsystems im Unternehmen.

Im Falle einer Zertifizierung muß in jährlichen Abständen geprüft werden, ob das Managementsystem weiterhin aufrechterhalten wird und wirkungsvoll ist.

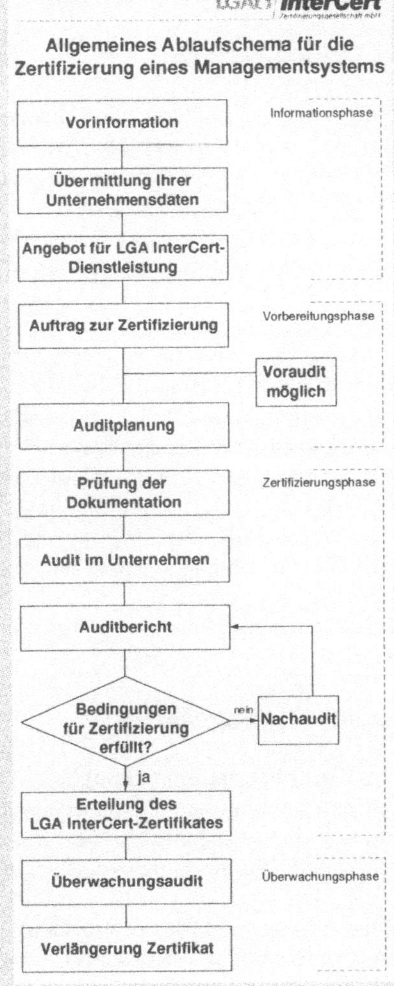

Zur Vorgehensweise:

1. Informationsphase

Nach Kontaktaufnahme mit der LGA InterCert GmbH und einer ersten Vorinformation, erstellen wir Ihnen gerne ein individuelles und verbindliches Angebot aufgrund der von Ihnen zur Verfügung gestellten Daten.
Gerne besucht Sie auch einer unserer Mitarbeiter zu einem Vorgespräch in Ihrer medizinischen Einrichtung.

2. Vorbereitungsphase

Nach Auftragserteilung und Abgabe der entsprechenden Unterlagen wird mit Ihnen das Auditteam und der Auditplan abgestimmt.
Sollten Sie Bedenken haben, ob das bei Ihnen eingeführte Managementsystem in einzelnen Punkten den Anforderungen des Standards genügt, haben Sie die Möglichkeit, mit uns ein Voraudit in speziell von Ihnen gewünschten Teilbereichen zu vereinbaren.

3. Zertifizierungsphase

Wie im Ablaufschema dargestellt, beginnt das Zertifizierungsverfahren mit der Prüfung Ihrer Management-Dokumentation, d. h. vor allem Ihres Management-Handbuches und grundlegenden Verfahrensanweisungen.
Nach Unterlagenprüfung erfolgt das Zertifizierungsaudit in Ihrer medizinischen Einrichtung. Sind alle Anforderungen erfüllt, bescheinigt die LGA InterCert GmbH mittels eines Zertifikates, daß Ihre medizinische Einrichtung ein Managementsystem nach dem betreffenden Standard eingeführt hat und anwendet.
Das Zertifikat kann in allen von Ihnen gewünschten Sprachen ausgestellt werden.

4. Überwachungsphase

Das Zertifikat hat eine Gültigkeit von drei Jahren. Voraussetzung ist, daß die Zertifizierungsstelle einmal jährlich ein Überwachungsaudit durchführt. Sie ist auch verpflichtet, zu überwachen, daß die Zertifikate nicht in inkorrekter oder irreführender Weise verwendet werden.

Zur Verlängerung des Zertifikates ist ein sogenanntes Re-Audit erforderlich. Umfang und Kosten für dieses Re-Audit liegen zwischen denen der Überwachungs- und denen des Erst-Audits.

Was ist eine Zertifizierungsgesellschaft?

- Unabhängige Stelle.
- Berät nicht.
- Selbständige juristische Person.
- Besitzt Akkreditierungen.
- Unterhält Lenkungsgremium.
- Setzt Auditoren/Begutachter, Labors usw. ein.
- Führt Aufzeichnungen über Auditoren/ Begutachter usw.
- Entscheidet über Zertifizierungen.
- Ist juristisch verantwortlich für erteilte Zertifizierungen.
- Plant und führt Überwachungsmaßnahmen durch.
- Ist logistisch in der Lage, Zertifizierungs- maßnahmen, Überwachungsaudits usw. zu koordinieren.
- Ist in der Lage, unterschiedliche Zertifizie- rungs- und Überwachungsmaßnahmen gemeinsam aus einer Hand anzubieten.
- Entwickelt neue Zertifizierungsprodukte.

Die Auswahl der Zertifizierungs- gesellschaft ist Vertrauenssache. In Deutschland gibt es derzeit ca. 60 von der Trägergemeinschaft für Akkreditierung (TGA, Frankfurt) akkreditierte Zertifizierungsgesell- schaften. Nur ein vergleichsweise kleiner Teil davon ist auch für die Zertifizierung von medizinischen Einrichtungen akkreditiert. Mit Hinblick darauf, die die Zerti- fizierung in der Regel ein mehrjäh- riges Vertragsverhältnis zwischen der medizinischen Einrichtung und der Zertifizierungsgesellschaft be- gründet, sollte die Auswahl mit Sorgfalt vorgenommen werden. Ein persönliches Gespräch über alle die medizinische Einrichtung interes- sierenden Details sollte unbedingt vor Auftragserteilung geführt wer- den.

Die Preise für angebotene Zertifizierungsleistungen verschiedener Gesellschaften sollten verglichen werden. Diese sind jedoch nicht das alleinige Entschei- dungskriterium. Wichtig ist auch die fachliche Kompetenz der Zertifizierungsge- sellschaft sowie die "Chemie" zwischen Ihnen und der Zertifizierungsgesellschaft.

Literaturverzeichnis

ABCB/NACCB
Quality Systems in the Small Firm
London, The Institute of Quality Assurance, 1995

Armstrong, Michael
How to be an Even Better Manager
London, Kogan Page, 1994

Arnold, Kenneth L.
The Managers Guide to ISO 9000
New York, The Free Press, 1994

Bundesärztekammer, Kassenärztliche Bundesvereinigung,
Arbeitsgemeinschaft der Wissenschaftlichen Medizinischen Fachgesellschaften
(Hrsg.)
Curriculum Qualitätssicherung - Ärztliches Qualitätsmanagement
Köln, Bundesärztekammer, 1996

Bundesministerium für Gesundheit und Konsumentenschutz
Leitfaden zur Qualitätssicherung im Krankenhaus
Wien, Bundesministerium für Gesundheit und Konsumentenschutz, 1994

Christopher, William F. and Thor, Carl G. (eds.)
Handbook for Productivity Measurement and Improvement
Portland/Oregon, Productivity Press, 1993

Cohen, Lou
Quality Function Deployment
How to make QFD work for you
Reading/Massachusetts, Addison-Wesley Publishing Company, 1995

Connors, Tracy Daniel
The Nonprofit Management Handbook
Operating policies and procedures
New York, John Wiley & Sons, 1993

Creveling, Clyde M. and Fowlkes, William Y.
Engineering Methods for Robust Product Design
Using TAGUCHI METHIDS in technology and product development
Reading/Massachusetts, Addison-Wesley Publishing Company, 1995

Hoyle, David
ISO 9000 - Manual de sistemas de calidad
Madrid, editorial Paraninfo, 1996

Johnson, Sandra L. and Rush, Sean C. (eds.)
Reinventing the University
Managing and financing institutions of higher education
New York, John Wiley & Sons, 1995

Juran, J. M.
Juran on Planning for Quality
New York, The Free Press, 1988

Juran, J. M. and Gryna, Frank M.
Juran's Quality Control Handbook
New York, McGraw Hill, 1988

Kehoe, Raymond and Jarvis, Alka
ISO 9000-3 - A Tool for Software Product and Process Improvement
New York, Springer Verlag, 1996

Kohl, Herfried
Qualitätsmanagement im Labor
Praxisleitfaden für Industrie, Forschung, Handel und Gewerbe
Berlin/Heidelberg, Springer Verlag, 1996

Kuhre, W. Lee
ISO 14010s Environmental Auditing
Upper Saddle River/NJ, Prentice Hall PTR, 1996

Lamprecht, James L.
ISO 9000 - Implementation for Small Business
Milwaukee, ASQC Quality Press,1996

Maskell, Brian H.
New Performance Measures
Portland/Oregon, Productivity Press, 1994

McLeish, Barry J.
Successful Marketing Strategies for Nonprofit Organizations
New York, John Wiley & Sons, 1995

Nelson, Charles
TQM and ISO 9000 for Architects and Designers
New York, McGraw Hill, 1996

Pappas, Alceste T.
Reengingeering Your Nonprofit Organization
A guide to strategic transformation
New York, John Wiley & Sons, 1996

Puri, Subhash C.
Stepping up to ISO 14000
Portland, Productivity Press, 1996

Ramaswamy, Rohit
Design and Management of Service Processes
Keeping customers for life
Reading/Massachusetts, Addison-Wesley Publishing Company, 1996

Randall, Richard C.
Randall's Practical Guide to ISO 9000
Implementation, registration and beyond
Reading/Massachusetts, Addison-Wesley Publishing Company, 1995

Sayre, Don
Inside ISO 14000
The competitive advantage of environmental management
Delray Beach/Florida, St. Lucie Press, 1996

Shapiro, Eileen C.
Managing in the Age of Instant Answers
Fad Surfing in the Boardroom
Reading/Massachusetts, Addison-Wesley Publishing Company, 1995

Stadt München - Gesundheitsreferat
Von interner Qualitätssicherung zu umfassendem Qualitätsmanagement
5. Münchner Qualitätsforum 1995
München, Stadt München - Gesundheitsreferat, 1995

Swanson, Roger C.
The Quality Improvement Handbook
Team guide to tools and techniques
Delray Beach/Florida, St. Lucie Press, 1995

Todorov, Branimir
ISO 9000 Required
Your Worldwide Passport to Customer Confidence
Portland/Oregon, Productivity Press, 1996

TEIL II Checklisten

2.1 Verwendung der Checklisten

In diesem Teil des Buches sind Checklisten für folgende Standards zusammengefaßt:

- DIN EN ISO 9001;

- DIN EN ISO 14001 und

- DIN EN 45001.

Die Checklisten sind zur Selbstbewertung für die medizinische Einrichtung gedacht und können auch zur weiteren Vertiefung des im Teil I behandelten Materials verwendet werden. Die Checkliste zur DIN EN 45001 ist im folgenden mit Kommentaren und Erläuterungen versehen, die ihre Anwendung erleichtern sollen.

Auf der dem Buch beigefügten Diskette finden Sie alle Checklisten im DIN A4-Format. Die Checkliste zur DIN EN 45001 ist auf der Diskette mit und ohne den im folgenden abgedruckten Kommentaren abgespeichert.

Die praktische Verwendung der Checklisten im Rahmen von Bestandsaufnahmen oder Audits in medizinischen Einrichtungen ist vielfältig. Sie können sowohl zur Auditierung der gesamten Einrichtung als auch bei der Auditierung einzelner Bereiche oder Prozesse verwendet werden.
Für einzelne Einrichtungen kann es zweckmäßig sein, die Checklisten mit besonderen, jeweils fachspezifischen Anforderungskatalogen zu vervollständigen.

Wie in Teil I geschildert, erfordert die Verwendung der Checklisten einige Sachkenntnis seitens der Auditoren, die sie vor Ort interpretieren und auf die jeweilige Situation anpassen müssen.

Checkliste nach

DIN EN ISO 9001

Auditor:

Auditierter Bereich:

Datum:

Bemerkung:

Die Spalte "B" in der folgenden Checkliste kann dazu verwendet werden, eine Bewertung nach Punkten des jeweiligen QM-Elementes vorzunehmen.

1	=	erfüllt
2	=	nur teilweise erfüllt, aber noch akzeptabel
3	=	zwar teilweise erfüllt, aber nicht akzeptabel
4	=	nicht erfüllt

Nr.	Fragen zum QM-System der med. Einrichtung	Bemerkungen	B
1	**Verantwortung der Leitung**		
1.1	**Qualitätspolitik**		
1.1-1	Gibt es eine von der obersten Leitung der med. Einrichtung in Kraft gesetzte und verbindliche Qualitätspolitik für die med. Einrichtung?		
1.1-2	Ist die Qualitätspolitik relevant und angemessen mit Hinblick auf die Ziele der med. Einrichtung und bezüglich der Erwartungen ihrer Kunden?		
1.1-3	Wird sichergestellt, daß die Qualitätspolitik der Einrichtung auf allen Ebenen und allen Mitarbeitern der Einrichtung bekannt ist und verwirklicht wird?		
1.2	**Organisation**		
1.2-1	Liegt ein Organisationsschema für die med. Einrichtung vor?		
1.2-2	Sind in dem unter 1.2-1 genannten Organisationsschema alle Stellen enthalten, welche die Qualität der zu erbringenden Dienstleistungen beeinflussen?		
1.2-3	Sind alle Stelleninhaber der Organisationseinheiten offiziell benannt worden?		

Nr.	Fragen zum QM-System der med. Einrichtung	Bemerkungen	B
1.2-4	Sind die Verantwortlichkeiten und Kompetenzen der Führungskräfte festgelegt worden?		
1.2-5	Sind die Personen definiert und benannt, welche die Befugnis und Pflicht haben, Vorbeugungsmaßnahmen zur Vermeidung von Fehlern und Korrekturmaßnahmen bei eingetretenen Fehlern bei Dienstleistungen, Prozessen oder beim QM-System durchzuführen oder zu veranlassen?		
1.2-6	Sind die festgelegten Zuständigkeiten und Verantwortlichkeiten angemessen für eine ordentliche und effektive Erbringung der Dienstleistungen?		
1.2-7	Ermittelt die med. Einrichtung erforderliche Mittel und Personal und stellt sie diese zur Aufrechterhaltung eines angemessenen QM-Systems bereit für leitende, prüfende und ausführende Tätigkeiten?		
1.2-8	Gibt es in der med. Einrichtung einen Beauftragten der obersten Leitung, der die Anwendung der Anforderungen der ISO 9001 überwacht und der obersten Leitung der med. Einrichtung Daten über die Wirksamkeit des QM-Systems liefert?		
1.2-9	Ist der QM-Beauftragte der med. Einrichtung direkt der obersten Leitung verantwortlich?		

Nr.	Fragen zum QM-System der med. Einrichtung	Bemerkungen	B
1.3	**QM-Bewertung**		
1.3-1	Wird das QM-System der med. Einrichtung regelmäßig durch die oberste Leitung auf seine Eignung und Wirksamkeit hin überprüft?		
1.3-2	Wird im Rahmen der Bewertung des QM-Systems dessen Konformität mit der ISO 9001 und den selbst gesetzten Zielen und der Qualitätspolitik geprüft?		
1.3-3	Sind die zeitlichen Abstände zwischen den Bewertungen des QM-Systems der med. Einrichtung festgelegt und angemessen?		
1.3-4	Werden die Ergebnisse der Bewertungen des QM-Systems aufgezeichnet und dokumentiert?		
2	**Qualitätsmanagementsystem**		
2.1	**Allgemeines**		
2.1-1	Hat die med. Einrichtung ein QM-System eingeführt, dokumentiert und hält es dieses aufrecht?		

Nr.	Fragen zum QM-System der med. Einrichtung	Bemerkungen	B
2.1-2	Ist das QM-System der med. Einrichtung in einem QM-Handbuch und in Verfahrensanweisungen dokumentiert?		
2.1-3	Sind im QM-Handbuch der med. Einrichtung alle relevanten Elemente des QM-Systems nach ISO 9001 beschrieben?		
2.1-4	Wurde das QM-Handbuch von der Leitung der med. Einrichtung in Kraft gesetzt?		
2.2	**QM-Verfahrensanweisungen**		
2.2-1	Liegen schriftliche Verfahrens-, Arbeits- und Prüfanweisungen vor und sind diese in das QM-System der med. Einrichtung eingebunden?		
2.2-2	Sind die unter Punkt 2.2-1 genannten Anweisungen konform mit den Anforderungen der ISO 9001 sowie der Qualitätspolitik, den Zielen der Einrichtung und den Anforderungen der Auftraggeber?		
2.2-3	Ist der Geltungsbereich des QM-Systems und der zugehörigen QM-Dokumentation bezogen auf die Organisationseinheiten, Standorte und Dienstleistungen der Einrichtung festgelegt?		

Nr.	Fragen zum QM-System der med. Einrichtung	Bemerkungen	B
2.2-4	Hat die med. Einrichtung zur Steuerung und Dokumentation von Arbeitsabläufen Arbeitsanweisungen eingeführt?		
2.2-5	Tragen das QM-Handbuch, die Verfahrens- und Arbeitsanweisungen • Ausgabedatum, • Revisionsstand, • sonstige Identifikationskennungen?		
2.3	**Qualitätsplanung zum QM-System**		
2.3-1	Legt die med. Einrichtung fest und dokumentiert sie, wie sie die Qualitätsforderungen an ihre Produkte und Dienstleistungen erfüllen will (Qualitätsplanung)?		

Nr.	Fragen zum QM-System der med. Einrichtung	Bemerkungen	B
2.3-2	Umfaßt die Qualitätsplanung mindestens folgende Aspekte: ● QM-Pläne; ● Festlegung und Bereitstellung von Lenkungsmaßnahmen, Prozessen, Einrichtungen, Vorrichtungen, Mitteln, Fertigkeiten usw. zur Erfüllung von Qualitätsforderungen; ● Festlegungen zur Prüfung und Bewertung von Produkten und Dienstleistungen; ● Verifizierung von Produkten und Dienstleistungen an geeigneten Haltepunkten und Schnittstellen; ● Klärung von Annahmekriterien bezüglich aller Merkmale und Forderungen an die Produkte und Dienstleistungen (einschl. subjektiver Elemente); ● Feststellung und Vorbereitung von Qualitätsaufzeichnungen?		
3	**Vertragsprüfung**		
3.1	**Allgemeines**		
3.1-1	Verfügt die med. Einrichtung über Verfahrensanweisungen zur Vertragsprüfung?		

Nr.	Fragen zum QM-System der med. Einrichtung	Bemerkungen	B
3.2	**Prüfung**		
3.2-1	Werden in der med. Einrichtung Überprüfungen von Verträgen, Angeboten oder Aufträgen auf Klarheit, Vollständigkeit, Eindeutigkeit und Erfüllbarkeit vorgenommen?		
3.2-2	Sind die bei diesen Überprüfungen beteiligten Stellen und deren Koordinierung festgelegt?		
3.2-3	Werden eventuelle Abweichungen zwischen Angebot und Auftrag vollständig geklärt?		
3.3	**Vertragsänderung**		
3.3-1	Verfügt die med. Einrichtung über Verfahrensanweisungen, wie bei Vertragsänderungen zu verfahren ist?		
3.3-2	Werden Vertragsänderungen vollständig mit allen betroffenen Stellen abgestimmt?		
3.4	**Aufzeichnungen**		
3.4-1	Werden Vertragsprüfungen angemessen dokumentiert und die zugehörigen Aufzeichnungen aufbewahrt?		

Nr.	Fragen zum QM-System der med. Einrichtung	Bemerkungen	B
4	**Designlenkung**		
4.1	**Allgemeines**		
4.1-1	Verfügt die med. Einrichtung über Verfahrensanweisungen zur Lenkung und Verifizierung des Designs von Produkten und Dienstleistungen?		
4.1-2	Werden diese Verfahrensanweisungen zur Sicherung der Qualitätsforderungen regelmäßig angewandt?		
4.2	**Design- und Entwicklungsplanung**		
4.2-1	Erstellt die med. Einrichtung Pläne für jede durchzuführende Design- und Entwicklungstätigkeit?		
4.2-2	Enthalten diese Pläne eine Beschreibung der Design- und Entwicklungstätigkeiten und legen sie die Verantwortungen für ihre Umsetzung fest?		
4.2-3	Werden Design- und Entwicklungstätigkeiten von qualifiziertem Personal mit angemessener Mittelausstattung durchgeführt?		

Nr.	Fragen zum QM-System der med. Einrichtung	Bemerkungen	B
4.2-4	Werden Design- und Entwicklungspläne entsprechend dem Design-Fortschritt aktualisiert?		
4.3	**Organisatorische und technische Schnittstellen**		
4.3-1	Werden für alle am Designprozeß beteiligten Gruppen die organisatorischen und technischen Schnittstellen festgelegt?		
4.3-2	Ist ein ordnungsgemäßer Informationsfluß zwischen den beteiligten Gruppen sichergestellt und wird er eingehalten?		
4.3-3	Sind die Anforderungen für Design- und Entwicklungstätigkeiten, die von externen Stellen durchgeführt werden, festgelegt und werden sie erfüllt?		
4.4	**Designvorgaben**		
4.4-1	Werden alle Anforderungen (auch gesetzliche, behördliche usw.) an die zu entwickelnden Produkte/Dienstleistungen, sofern sie als Designvorgaben dienen, festgestellt und dokumentiert?		
4.4-2	Wird die Summe der Designvorgaben auf Angemessenheit, Klarheit, Widerspruchsfreiheit usw. geprüft?		

Nr.	Fragen zum QM-System der med. Einrichtung	Bemerkungen	B
4.4-3	Werden nicht erfüllbare oder unklare Designvorgaben mit den betroffenen Stellen geklärt?		
4.4-4	Werden die Ergebnisse der Vertragsprüfung bei den Designvorgaben berücksichtigt?		
4.5	**Designergebnis**		
4.5-1	Werden die Designergebnisse in der med. Einrichtung so dokumentiert und aufbereitet, daß sie bezüglich der Designvorgaben verifiziert und validiert werden können?		
4.5-2	Erfüllt das Designergebnis mindestens folgende Aspekte: • Erfüllung der Forderungen der Designvorgaben; • Darlegung der Annahmekriterien oder Verweis auf diese; • Darlegung derjenigen Designmerkmale, die bezüglich Sicherheit, einwandfreie Funktion und Handhabung entscheidend sind?		
4.5-3	Werden Designergebnisdokumente vor ihrer Freigabe geprüft?		

Nr.	Fragen zum QM-System der med. Einrichtung	Bemerkungen	B
4.6	**Design-Prüfung**		
4.6-1	Werden in zweckmäßigen Designphasen formelle und dokumentierte Prüfungen der Designergebnisse geplant und ausgeführt?		
4.6-2	Sind an diesen Prüfungen Vertreter aller Stellen beteiligt, die mit der entsprechenden Designphase befaßt waren und andere zur Prüfung nötige Personen?		
4.6-3	Werden über solche Design-Prüfungen Aufzeichnungen angefertigt und archiviert?		
4.7	**Designverifizierung**		
4.7-1	Werden in zweckmäßigen Designphasen Designverifizierungen durchgeführt, um sicherzustellen, daß die Designergebnisse der betreffenden Phase den Designvorgaben für die entsprechende Phase entsprechen?		
4.7-2	Werden über die Designverifizierungen Aufzeichnungen angefertigt und archiviert?		

Nr.	Fragen zum QM-System der med. Einrichtung	Bemerkungen	B
4.7-3	Umfassen die Maßnahmen zur Designverifizierung z. B. folgende Aspekte: • Durchführung alternativer Versuche und Berechnungen; • Vergleich des neuen Designs mit einem ähnlichen bewährten Design, falls ein solches verfügbar ist usw.?		
4.8	**Designvalidierung**		
4.8-1	Werden im Endstadium der Designarbeiten Designvalidierungen des Endproduktes oder der Dienstleistung unter realistischen Bedingungen durchgeführt?		
4.8-2	Werden über durchgeführte Validierungen Aufzeichnungen angefertigt und aufbewahrt?		
4.9	**Designänderungen**		
4.9-1	Verfügt die med. Einrichtung über Verfahren für Änderungen während der Design- und Entwicklungsphase?		
4.9-2	Werden geplante Designänderungen geprüft und vor ihrer Umsetzung durch befugtes Personal genehmigt?		

Nr.	Fragen zum QM-System der med. Einrichtung	Bemerkungen	B
5	**Lenkung der Dokumente und Daten**		
5.1	**Allgemeines**		
5.1-1	Verfügt die med. Einrichtung über Verfahrensanweisungen zur Lenkung (Erstellung, Prüfung, Freigabe, Kennzeichnung, Verteilung, Änderung, Rückziehung, Archivierung und Vernichtung) von • systembezogenen, • auftrags-, produkt- oder dienstleistungsbezogenen, • sonstigen Dokumenten und Daten?		
5.1-2	Umfassen die eingeführten Verfahren auch die Lenkung von Dokumenten und Daten externer Herkunft (z. B. gesetzliche Vorschriften, Normen und andere Standards, externe Patientenbefunde usw.)?		

Nr.	Fragen zum QM-System der med. Einrichtung	Bemerkungen	B
5.2	**Genehmigung und Herausgabe von Dokumenten und Daten**		
5.2-1	Sind die Zuständigkeiten für die Erstellung, Prüfung, Freigabe, Kennzeichnung, Verteilung usw. von • systembezogenen, • auftrags-, produkt- oder dienstleistungsbezogenen, • sonstigen Dokumenten und Daten geregelt?		
5.2-2	Wird sichergestellt, daß für alle • systembezogenen, • auftrags-, produkt- oder dienstleistungsbezogenen, • sonstigen Dokumente und Daten der letztgültige Revisionsstand an der richtigen Stelle rechtzeitig zur Verfügung steht?		
5.2-3	Sind alle Dokumente und Daten eindeutig gekennzeichnet und enthalten sie Angaben zum Revisionsstand, Datum der Inkraftsetzung, Erstellung, Prüfung und Freigabe, soweit dies im Einzelfall sinnvoll und möglich ist?		

Nr.	Fragen zum QM-System der med. Einrichtung	Bemerkungen	B
5.2-4	Sind die Verteiler für ● systembezogene, ● auftrags-, produkt- oder dienstleistungsbezogene, ● sonstige Dokumente und Daten festgelegt?		
5.2-5	Gibt es Verfahren, durch die sichergestellt ist, daß veraltete oder überholte ● systembezogene, ● auftrags-, produkt- oder dienstleistungsbezogene, ● sonstige Dokumente und Daten eingezogen werden?		
5.2-6	Werden Verzeichnisse geführt, in denen alle ● systembezogenen, ● auftrags-, produkt- oder dienstleistungsbezogenen, ● sonstigen Dokumente und Daten aufgeführt werden?		
5.2-7	Werden überholte Dokumente und Daten (z. B. aus gesetzlichen oder Nachweisgründen) als solche gekennzeichnet und aufbewahrt?		

Nr.	Fragen zum QM-System der med. Einrichtung	Bemerkungen	B
5.3	**Änderungen von Dokumenten und Daten**		
5.3-1	Sind die Verfahren zur Abwicklung von Änderungen von Dokumenten und Daten geregelt?		
5.3-2	Können Änderungen von • systembezogenen, • auftrags-, produkt- oder dienstleistungsbezogenen, • sonstigen Dokumenten und Daten von anderen Stellen als denen, welche die ursprüngliche Erstellung, Prüfung und Freigabe durchgeführt haben, vorgenommen werden?		
5.3-3	Falls 5.3-2 mit ja zu beantworten ist: Sind die Verfahren hierfür geregelt?		
5.3-4	Wird dort, wo dies möglich und zweckmäßig ist, die Art der Änderungen in • systembezogenen, • auftrags-, produkt- oder dienstleistungsbezogenen, • sonstigen Dokumenten und Daten ausgewiesen?		

Nr.	Fragen zum QM-System der med. Einrichtung	Bemerkungen	B
6	**Beschaffung**		
6.1	**Allgemeines**		
6.1-1	Hat die med. Einrichtung Verfahrensanweisungen zur Sicherstellung der festgelegten Qualitätsanforderungen an beschaffte Produkte und Dienstleistungen eingeführt?		
6.2	**Beurteilung von Unterauftragnehmern (Lieferanten)**		
6.2-1	Hat die med. Einrichtung Verfahren zur Auswahl und Beurteilung von Unterauftragnehmern und Lieferanten eingeführt?		
6.2-2	Sind diese Verfahren geeignet und angemessen zur Beurteilung der Eignung und Qualitätsfähigkeit der Unterauftragnehmer und Lieferanten?		
6.2-3	Wie werden Unterauftragnehmer/Lieferanten beurteilt (z. B. aufgrund von Erstmustern, Qualitätsaudits, früheren Leistungen, Wareneingangsprüfungen usw.)?		
6.2-4	Gibt es Aufzeichnungen über annehmbare und von der Einrichtung akzeptierte Unterauftragnehmer und werden diese Aufzeichnungen aktualisiert?		

Nr.	Fragen zum QM-System der med. Einrichtung	Bemerkungen	B
6.3	**Beschaffungsangaben**		
6.3-1	Verfügt die med. Einrichtung über Verfahrensanweisungen zur Erstellung, Prüfung und Freigabe von Beschaffungsunterlagen?		
6.3-2	Sind die darin festgelegten Abläufe und Zuständigkeiten praktikabel und werden sie eingehalten?		
6.3-3	Sind die Abläufe und Zuständigkeiten zur Festlegung von Qualitätsanforderungen an zu beschaffende Produkte und Dienstleistungen geregelt und werden sie eingehalten?		
6.3-4	Sind die Beschaffungsunterlagen vollständig und enthalten sie alle notwendigen Spezifikationen und Festlegungen bezüglich der Eigenschaften der zu beschaffenden Produkte und Dienstleistungen?		
6.4	**Prüfung von beschafften Produkten/ Dienstleistungen**		
6.4-1	Führt die med. Einrichtung Prüfungen zugelieferter Produkte oder Dienstleistungen bei den Zulieferern durch?		

Nr.	Fragen zum QM-System der med. Einrichtung	Bemerkungen	B
6.4-2	Gibt es in diesen Fällen festgelegte Verfahrens- und Prüfvereinbarungen sowie festgelegte Methoden zur Freigabe der Produkte und Dienstleistungen?		
6.4-3	Gibt es Fälle, in denen die med. Einrichtung mit ihren Auftraggebern vereinbart, daß diese selbst zugekaufte Produkte oder Dienstleistungen bei den Unterlieferanten überprüfen?		
6.4-4	Ist in diesem Fall sichergestellt, daß eine solche Überprüfung durch den Auftraggeber der med. Einrichtung beim Unterlieferanten von der med. Einrichtung selbst nicht als Nachweis für eine genügend wirksame Qualitätsüberwachung ausgelegt wird?		
6.4-5	Ist sichergestellt, daß eine solche Überprüfung durch den Auftraggeber der med. Einrichtung, die med. Einrichtung selbst nicht von ihrer Verantwortung zur Lieferung annehmbarer Produkte oder Dienstleistungen entbindet?		

Nr.	Fragen zum QM-System der med. Einrichtung	Bemerkungen	B
7	**Lenkung der vom Kunden beigestellten Produkte**		
7-1	Hat die med. Einrichtung Verfahrensanweisungen eingeführt für die Prüfung, Handhabung, Lagerung, Verifizierung, Erhaltung usw. der von Kunden/Auftraggebern beigestellten Produkte?		
7-2	Hat die med. Einrichtung Verfahrensanweisungen eingeführt, wie bei Verlust, Beschädigung oder Unbrauchbarkeit der von Auftraggebern beigestellten Produkte oder Dienstleistungen zu verfahren ist?		
8	**Kennzeichnung und Rückverfolgbarkeit von Produkten**		
8-1	Erfolgt dort, wo es zweckmäßig oder gefordert ist, eine Kennzeichnung der hergestellten Produkte oder erbrachten Dienstleistungen und nötigenfalls ihrer Teile/Komponenten?		
8-2	Ist das angewandte Kennzeichnungssystem eindeutig und durchgängig durch alle Phasen der Produktherstellung bzw. Leistungserbringung?		

Nr.	Fragen zum QM-System der med. Einrichtung	Bemerkungen	B
8-3	Bestehen vertragliche oder gesetzliche Anforderungen zur Kennzeichnung und Rückführbarkeit von Produkten oder Dienstleistungen?		
8-4	Sind die Abläufe und Zuständigkeiten für die Planung und Durchführung der Kennzeichnungen festgelegt?		
9	**Prozeßlenkung**		
9-1	Identifiziert und plant die med. Einrichtung die Prozesse (Produktion, Erbringung von Leistungen, Wartung usw.), welche die Qualität direkt beeinflussen?		
9-2	Erstellt die med. Einrichtung Verfahrensanweisungen zur Festlegung dieser Prozesse mindestens in den Fällen, bei denen das Fehlen solcher Verfahrensanweisungen die Qualität der Produkte oder Dienstleistungen beeinträchtigen würde?		
9-3	Werden von der med. Einrichtung geeignete Einrichtungen und Arbeitsumgebungen zur Herstellung von Produkten und zur Erbringung von Dienstleistungen sichergestellt?		

Nr.	Fragen zum QM-System der med. Einrichtung	Bemerkungen	B
9-4	Werden einschlägige Gesetze, Normen, Regelwerke, QM-Pläne, Verfahrensanweisungen usw. befolgt?		
9-5	Werden die festgelegten Prozeßparameter und andere wichtige Merkmale bei der Herstellung, Wartung usw. von Produkten und bei der Erbringung von Dienstleistungen überwacht?		
9-6	Ist die Vorgehensweise für die Prüfung und Freigabe von Herstellungs- und Wartungsverfahren usw. für Produkte und Dienstleistungen geregelt und werden sie eingehalten?		
9-7	Führt die med. Einrichtung eine zweckmäßige und wirkungsvolle Instandhaltung der Einrichtungen, Geräte, Umgebungen usw. durch, um eine fortlaufende Prozeßfähigkeit sicherzustellen?		
9-8	Ist die Qualifikation des von der med. Einrichtung eingesetzten Personals hinreichend mit Hinblick auf die jeweils ihm zugewiesenen Aufgaben?		
9-9	Werden von der med. Einrichtung spezielle Prozesse angewandt oder Einrichtungen eingesetzt, die eine besondere Vorab-Qualifikation ihrer Prozeßfähigkeit verlangen und liegen hierüber Aufzeichnungen vor?		

Nr.	Fragen zum QM-System der med. Einrichtung	Bemerkungen	B
10	**Prüfungen**		
10.1	**Allgemeines**		
10.1-1	Verfügt die med. Einrichtung über Verfahrensanweisungen für Prüftätigkeiten zur Sicherung festgelegter Qualitätsanforderungen an Produkte und Dienstleistungen?		
10.1-2	Werden die durchzuführenden Prüfungen an Produkten oder Dienstleistungen in QM-Plänen oder in Verfahrensanweisungen festgelegt?		
10.1-3	Werden über durchgeführte Prüfungen Aufzeichnungen geführt?		
10.2	**Eingangsprüfung**		
10.2-1	Stellt die med. Einrichtung sicher, daß zugelieferte Produkte/Dienstleistungen nicht verarbeitet, verwendet oder angenommen werden, bevor nicht ihre Konformität mit den Qualitätsanforderungen erwiesen und die Produkte/Dienstleistungen freigegeben wurden? (Ausnahme: vgl. 10.2-3)		

Nr.	Fragen zum QM-System der med. Einrichtung	Bemerkungen	B
10.2-2	Berücksichtigen die Festlegungen von Art und Umfang der durchzuführenden Eingangsprüfungen die Überwachungen beim Lieferanten oder andere Konformitätsnachweise?		
10.2-3	Werden in den Fällen, wo zugelieferte Produkte/Dienstleistungen aus Gründen der Dringlichkeit vor ihrer Verifizierung freigegeben wurden, diese eindeutig gekennzeichnet, um im Falle der Nichterfüllung festgelegter Forderungen einen Rückruf/ Ersatz zu ermöglichen (sog. widerrufbare Freigabe)?		
10.3	**Zwischenprüfung**		
10.3-1	Verfügt die med. Einrichtung über QM-Pläne oder Verfahrensanweisungen zur Festlegung von Zwischenprüfungen an Produkten/ Dienstleistungen und werden diese angewandt?		
10.3-2	Werden Aufzeichnungen über die durchgeführten Zwischenprüfungen angefertigt und archiviert?		

Nr.	Fragen zum QM-System der med. Einrichtung	Bemerkungen	B
10.4	**Endprüfung**		
10.4-1	Verfügt die med. Einrichtung über QM-Pläne oder Verfahrensanweisungen zur Festlegung von Endprüfungen, die als Nachweis gelten, daß Produkte/Dienstleistungen vorgegebene Qualitätsforderungen erfüllen?		
10.4-2	Legen die QM-Pläne oder Verfahrensanweisungen zur Endprüfung fest, daß alle vor der Endprüfung vorgesehenen Prüfungen abgeschlossen und die jeweils zutreffenden Qualitätsforderungen erfüllt sein müssen?		
10.4-3	Ist sichergestellt, daß ein Produkt oder eine Dienstleistung nicht freigegeben wird, bevor nicht alle in QM-Plänen oder in Verfahrensanweisungen vorgegebenen Tätigkeiten zufriedenstellend abgeschlossen sind?		
10.4-4	Sind die personellen Zuständigkeiten für die Durchführung von Endprüfungen und für die Freigabe von Produkten/Dienstleistungen geregelt und werden sie befolgt?		
10.4-5	Werden über durchgeführte Endprüfungen Aufzeichnungen angefertigt und archiviert?		

Nr.	Fragen zum QM-System der med. Einrichtung	Bemerkungen	B
10.5	**Prüfaufzeichnungen**		
10.5-1	Verfügt die med. Einrichtung über Verfahren, die festlegen, wie und welche Prüfergebnisse zu dokumentieren sind, wie die Aufzeichnungen zu archivieren sind und werden diese Verfahren befolgt?		
10.5-2	Geht aus den Prüfaufzeichnungen hervor, ob ein/e Produkt/Dienstleistung die festgelegten Annahmekriterien bestanden hat?		
10.5-3	Ist aus den Prüfaufzeichnungen ersichtlich, wer die für die Freigabe eines Produktes oder einer Dienstleistung verantwortliche Prüfstelle/Person ist?		
11	**Prüfmittel**		
11.1	**Allgemeines**		
11.1-1	Verfügt die med. Einrichtung über Verfahrensanweisungen zur • Handhabung, • Überwachung, • Kalibrierung usw. der eingesetzten Prüf- und Meßmittel?		

Nr.	Fragen zum QM-System der med. Einrichtung	Bemerkungen	B
11.1-2	Verfügt die med. Einrichtung über Verfahren zur Beurteilung der Eignung der Prüf- und Meßmittel für bestimmte Zwecke, einschließlich der Beurteilung ihrer Genauigkeit?		
11.1-3	Werden neue Prüf- und Meßmittel vor ihrem ersten Einsatz geprüft und freigegeben?		
11.1-4	Werden instandgesetzte Prüf- und Meßmittel vor ihrer Wiederverwendung geprüft und freigegeben?		
11.1-5	Sind hierfür Freigabekriterien für Prüf- und Meßmittel festgelegt?		
11.1-6	Verfügt die med. Einrichtung über eine Verwaltung ihrer Prüf- und Meßmittel, die auch Aufzeichnungen über die Prüf- und Meßmittel und personelle Zuständigkeiten für die Prüf- und Meßmittel umfaßt?		
11.2	**Überwachungsverfahren**		
11.2-1	Verfügt die med. Einrichtung über Verfahren zur Überwachung und Kalibrierung der Prüfmittel?		
11.2-2	Setzt die med. Einrichtung zertifizierte oder sonstige Referenzstandards ein?		

Nr.	Fragen zum QM-System der med. Einrichtung	Bemerkungen	B
11.2-3	Kann die med. Einrichtung Prüfungen oder Meßwerte auf nationale oder internationale Standards zurückführen?		
11.2-4	Wendet die med. Einrichtung dort, wo dies möglich und sinnvoll ist, eine statistische Überwachung der Prüfmittel an (z. B. mittels Regelkarten)?		
11.2-5	Wird bei Prüfungen, Kalibrierungen usw. den ordnungsgemäßen Umgebungsbedingungen Sorge getragen?		
11.2-6	Wendet die med. Einrichtung Verfahren zur Erstellung, Beschaffung, Handhabung, Validierung usw. von Prüfsoftware an?		
11.2-7	Berücksichtigt die med. Einrichtung die internationalen Standards • ISO 10012: "Forderungen an die Qualitätssicherung für Meßmittel" und • EN 45001: "Allgemeine Kriterien zum Betreiben von Prüflaboratorien"?		

Nr.	Fragen zum QM-System der med. Einrichtung	Bemerkungen	B
12	**Prüfstatus**		
12-1	Wendet die med. Einrichtung geeignete Verfahren zur Kennzeichnung des Prüfstatus der Produkte oder Dienstleistungen an?		
12-2	Ist aus den angewandten Kennzeichnungsverfahren eindeutig die Konformität/Nichtkonformität von Produkten/Dienstleistungen mit den Qualitätsanforderungen ersichtlich?		
12-3	Werden die Kennzeichnungssysteme während aller Phasen der Herstellung von Produkten/Dienstleistungen - soweit sinnvoll - aufrechterhalten?		
12-4	Ist aus Protokollen/Aufzeichnungen die Freigabe von Produkten/Dienstleistungen ersichtlich?		
12-5	Sind die Befugnisse für die Kennzeichnung des Prüfstatus und die Freigabe/Sperrung von Produkten/Dienstleistungen eindeutig festgelegt?		
12-6	Existieren Regelungen für die Behandlung genehmigter Sonderfreigaben von Produkten/Dienstleistungen?		

Nr.	Fragen zum QM-System der med. Einrichtung	Bemerkungen	B
13	**Lenkung fehlerhafter Produkte**		
13.1	**Allgemeines**		
13.1-1	Verfügt die med. Einrichtung über Verfahren zur Lenkung von Produkten/Dienstleistungen, welche die festgelegten Qualitätsforderungen nicht erfüllen?		
13.1-2	Umfassen die Verfahren zur Lenkung fehlerhafter Produkte/Dienstleistungen mindestens folgende Aspekte: • Kennzeichnung, • Dokumentation, • Beurteilung, • Absonderung (wenn durchführbar), • Behandlung fehlerhafter Produkte/ Dienstleistungen, • Benachrichtigung betroffener Stellen?		
13.2	**Bewertung und Behandlung fehlerhafter Produkte und Dienstleistungen**		
13.2-1	Sind die Verantwortlichkeiten für die Bewertung und die Befugnisse zur Behandlung fehlerhafter Produkte/Dienstleistungen festgelegt?		

Nr.	Fragen zum QM-System der med. Einrichtung	Bemerkungen	B
13.2-2	Gibt es Verfahrensanweisungen zur Bewertung fehlerhafter Produkte/Dienstleistungen?		
13.2-3	Sehen die Verfahrensanweisungen folgende Alternativen für die Behandlung fehlerhafter Produkte/Dienstleistungen vor: • Nachbearbeitung/-behandlung zur Erfüllung der festgelegten Qualitätsforderungen; • Annahme mit oder ohne Nachbearbeitung/-behandlung aufgrund einer Sonderfreigabe; • Neueinstufung für alternative Verwendungen; • Rückweisung?		
13.2-4	Ist sichergestellt, daß nachbearbeitete Produkte/Dienstleistungen Wiederholungsprüfungen unterzogen werden und werden darüber Aufzeichnungen angefertigt?		
13.2-5	Gibt es vertragliche Regelungen für eine gegebenenfalls erforderliche Zustimmung des Auftraggebers zur beabsichtigten Verwendung oder Nachbearbeitung fehlerhafter Produkte/Dienstleistungen und wird danach verfahren?		

Nr.	Fragen zum QM-System der med. Einrichtung	Bemerkungen	B
13.2-6	Werden akzeptierte Fehler und Nachbearbeitungen/Reparaturen schriftlich erfaßt, um den tatsächlichen Zustand der Produkte/ Dienstleistungen festzuhalten?		
14	**Korrektur- und Vorbeugungsmaßnahmen**		
14.1	**Allgemeines**		
14.1-1	Verfügt die med. Einrichtung über Verfahrensanweisungen zur Durchführung von Korrektur- und Vorbeugungsmaßnahmen?		
14.1-2	Haben die Korrektur- und Vorbeugungsmaßnahmen zur Beseitigung von faktischen und potentiellen Fehlern ein Ausmaß, das den jeweiligen Fehlern und Risiken entspricht?		
14.1-3	Verwirklicht die Einrichtung die aus Korrektur- und Vorbeugungsmaßnahmen resultierenden Änderungen und setzt sie diese in entsprechende Verfahrensanweisungen um?		

Nr.	Fragen zum QM-System der med. Einrichtung	Bemerkungen	B
14.2	**Korrekturmaßnahmen**		
14.2-1	Schließen die angewandten Verfahren für Korrekturmaßnahmen mindestens folgende Aspekte ein: • wirksame Behandlung von Kundenbeschwerden und Berichte über Fehler bei Produkten und Fehler bei Dienstleistungen; • Untersuchung von Fehlerursachen bezüglich Produkt/Dienstleistung, Prozessen und QM-System sowie Aufzeichnungen über die zugehörigen Untersuchungsergebnisse; • Festlegung der zur Beseitigung von Fehlerursachen nötigen Korrekturmaßnahme; • Anwendung von Überwachungen, um sicherzustellen, daß eine Korrekturmaßnahme ergriffen wurde und diese wirksam ist?		

Nr.	Fragen zum QM-System der med. Einrichtung	Bemerkungen	B
14.3	**Vorbeugungsmaßnahmen**		
14.3-1	Schließen die angewandten Verfahren für Vorbeugungsmaßnahmen mindestens folgende Aspekte ein: • Gebrauch geeigneter Informationsquellen wie Prozesse und Arbeitsvorgänge, welche die Produkt- und Dienstleistungsqualität beeinflussen, Qualitätsaufzeichnungen, Wartungsberichte, Kundenbeschwerden; • Festlegung der erforderlichen Schritte zur Behandlung von Problemen, die Vorbeugungsmaßnahmen erfordern; • Veranlassung von Vorbeugungsmaßnahmen und Überwachung ihrer Wirksamkeit; • Berücksichtigung diesbezüglicher relevanter Informationen im Rahmen von QM-Bewertungen?		

Nr.	Fragen zum QM-System der med. Einrichtung	Bemerkungen	B
15	**Handhabung, Lagerung, Verpackung, Konservierung und Versand**		
15.1	**Allgemeines**		
15.1-1	Hat die med. Einrichtung Verfahrensanweisungen für • Handhabung, • Lagerung, • Verpackung, • Konservierung und • Versand eingeführt?		
15.1-2	Sind die Zuständigkeiten für • Handhabung, • Lagerung, • Verpackung, • Konservierung und • Versand geregelt?		

Nr.	Fragen zum QM-System der med. Einrichtung	Bemerkungen	B
15.2	**Handhabung**		
15.2-1	Verfügt die med. Einrichtung über Methoden für die Produkthandhabung, um Beschädigungen oder Beeinträchtigungen zu verhindern?		
15.3	**Lagerung**		
15.3-1	Verfügt die med. Einrichtung über angemessene Lagermöglichkeiten oder Lagerräume, in denen eine Beschädigung oder Beeinträchtigung der Produkte ausgeschlossen ist?		
15.3-2	Verfügt die med. Einrichtung über Verfahrensanweisungen zur Regelung der Abläufe und Befugnisse bei der Annahme oder Herausgabe von Produkten in das oder aus dem Lager?		
15.3-3	Werden gelagerte Produkte in angemessenen Intervallen beurteilt, um Beeinträchtigungen zu entdecken?		
15.4	**Verpackung**		
15.4-1	Regelt und überwacht die med. Einrichtung die Prozesse des Ein- und Verpackens?		

Nr.	Fragen zum QM-System der med. Einrichtung	Bemerkungen	B
15.4-2	Werden spezielle Vorgaben an die zu verwendenden Verpackungsmaterialien gemacht?		
15.5	**Konservierung**		
15.5-1	Wendet die med. Einrichtung angemessene Methoden zur Konservierung und Getrennthaltung der Produkte an, solange sie sich in ihrer Verfügungsgewalt befinden?		
15.6	**Versand**		
15.6-1	Sorgt die med. Einrichtung auch nach der Endprüfung eines Produktes für die Bewahrung von dessen Qualität?		
15.6-2	Sorgt die med. Einrichtung in den Fällen, wo dies vertraglich bestimmt ist, für den Schutz des Produktes bis zur Auslieferung am Bestimmungsort?		

Nr.	Fragen zum QM-System der med. Einrichtung	Bemerkungen	B
16	**Lenkung von Qualitätsaufzeichnungen**		
16-1	Hat die med. Einrichtung Verfahrensanweisungen für die Regelung der Kennzeichnung, Sammlung, Registrierung, Zugänglichkeit, Ablage, Aufbewahrung, Pflege und Beseitigung von Qualitätsaufzeichnungen eingeführt?		
16-2	Sind die Zuständigkeiten für alle Bereiche, die Qualitätsaufzeichnungen führen, festgelegt?		
16-3	Wie erfolgt die Zuordnung von Produkten/Dienstleistungen und Qualitätsaufzeichnungen?		
16-4	Sind Archivierungsort und Archivierungszeiten für die Qualitätsaufzeichnungen definiert?		
16-5	Gibt es Regelungen für die Beseitigung von Qualitätsaufzeichnungen nach Ablauf der Aufbewahrungszeit?		
16-6	Sind Qualitätsaufzeichnungen von Unterauftragnehmern oder Lieferanten in den Fällen, wo dies sinnvoll oder notwendig ist, Bestandteil der Qualitätsaufzeichnungen der med. Einrichtung?		

Nr.	Fragen zum QM-System der med. Einrichtung	Bemerkungen	B
16-7	Gewährt in den Fällen, wo dies vertraglich vereinbart ist, die med. Einrichtung dem Auftraggeber oder seinen Beauftragten Einsicht in die Qualitätsaufzeichnungen?		
17	**Interne Qualitätsaudits**		
17-1	Verfügt die med. Einrichtung über Verfahrensanweisungen zur Planung und Durchführung interner Qualitätsaudits?		
17-2	Sind die Zuständigkeiten zur Durchführung interner Qualitätsaudits festgelegt?		
17-3	Werden die Ergebnisse der internen Qualitätsaudits dokumentiert?		
17-4	Werden die Ergebnisse der internen Qualitätsaudits den für den auditierten Bereich Verantwortlichen mitgeteilt?		
17-5	Werden interne Qualitätsaudits von Personen durchgeführt, die unabhängig von der direkten Leitung der auditierten Bereiche sind?		
17-6	Leiten die Führungskräfte der auditierten Bereiche nötigenfalls Maßnahmen zur Beseitigung der im Rahmen von internen Audits gefundenen Schwachstellen ein?		

Nr.	Fragen zum QM-System der med. Einrichtung	Bemerkungen	B
17-7	Wird bei Folgeaudits die Wirksamkeit der durchgeführten Korrekturmaßnahmen geprüft und dokumentiert?		
17-8	Wird bei internen Audits die Norm ISO 10011 (Leitfaden für das Audit von Qualitätssicherungssystemen) berücksichtigt?		
18	**Schulung**		
18-1	Verfügt die med. Einrichtung über Verfahrensanweisungen zur Ermittlung des Schulungsbedarfs des Personals?		
18-2	Gibt es Verfahren zur Sicherstellung einer angemessenen Schulung, Ausbildung und/oder Erfahrung des Personals, jeweils bezogen auf die gestellten Anforderungen, Aufgaben und Vorschriften?		
18-3	Werden über die Qualifikation und Weiterbildungsmaßnahmen des Personals zweckentsprechende Aufzeichnungen geführt?		

Nr.	Fragen zum QM-System der med. Einrichtung	Bemerkungen	B
19	**Wartung**		
19-1	Geht die med. Einrichtung vertragliche oder sonstige Verpflichtungen zur Erbringung von Wartungsleistungen ein?		
19-2	Liegen Verfahrensanweisungen zur Regelung der Abläufe und Zuständigkeiten bezüglich Wartungsaktivitäten vor?		
19-3	Werden durchgeführte Wartungsaktivitäten dokumentiert und ausgewertet?		
19-4	Ist der Erfahrungsrückfluß aus Wartungsaktivitäten geregelt und wird er bei der Entwicklung neuer Produkte oder Dienstleistungen systematisch ausgewertet und berücksichtigt?		
20	**Statistische Methoden**		
20.1	**Feststellen des Bedarfs**		
20.1-1	Stellt die med. Einrichtung den Bedarf für statistische Methoden zur Ermittlung, Überwachung und Prüfung der Merkmale von Produkten und Dienstleistungen und der Fähigkeit der eingesetzten Prozesse fest?		

Nr.	Fragen zum QM-System der med. Einrichtung	Bemerkungen	B
20.2	**Verfahren**		
20.2-1	Verfügt die med. Einrichtung über Verfahrensanweisungen zur Anwendung und Überwachung von statistischen Methoden?		

Checkliste nach

DIN EN ISO 14001

Auditor:

Auditierter Bereich:

Datum:

Bemerkung:

Die Spalte "B" in der folgenden Checkliste kann dazu verwendet werden, eine Bewertung nach Punkten des jeweiligen UM-Elementes vorzunehmen.

1	=	erfüllt
2	=	nur teilweise erfüllt, aber noch akzeptabel
3	=	zwar teilweise erfüllt, aber nicht akzeptabel
4	=	nicht erfüllt

Nr.	Fragen zum UM-System der med. Einrichtung	Bemerkungen	B
1	**Allgemeine Forderungen**		
1-1	Hat die med. Einrichtung ein UM-System eingeführt, das alle Anforderungen der DIN EN ISO 14001 abdeckt?		
2	**Umweltpolitik**		
2-1	Verfügt die med. Einrichtung über eine Umweltpolitik?		
2-2	Wurde die Umweltpolitik von der obersten Leitung der med. Einrichtung festgelegt?		
2-3	Ist die Umweltpolitik angemessen in bezug auf Art, Umfang und Umweltauswirkungen der Tätigkeiten, Produkte und Dienstleistungen der med. Einrichtung?		
2-4	Enthält die Umweltpolitik die Verpflichtung zur ständigen Verbesserung und Verhütung von Umweltbelastungen?		

Nr.	Fragen zum UM-System der med. Einrichtung	Bemerkungen	B
2-5	Enthält die Umweltpolitik die Verpflichtung zur Einhaltung der relevanten Umweltgesetze und anderer Umweltvorschriften sowie weiterer Anforderungen, zu deren Einhaltung sich die med. Einrichtung verpflichtet?		
2-6	Bildet die Umweltpolitik den Rahmen für die Festlegung und Bewertung der umweltbezogenen Zielsetzungen der med. Einrichtung?		
2-7	Ist die Umweltpolitik der med. Einrichtung dokumentiert und allen Mitarbeitern bekannt gemacht worden?		
2-8	Ist die Umweltpolitik der Öffentlichkeit zugänglich?		

Nr.	Fragen zum UM-System der med. Einrichtung	Bemerkungen	B
3	**Planung**		
3.1	**Umweltaspekte**		
3.1-1	Verfügt die med. Einrichtung über Verfahren zur Ermittlung jener Umweltaspekte ihrer • Tätigkeiten, • Produkte und • Dienstleistungen, die sie überwachen und beeinflussen kann?		
3.1-2	Verfügt die med. Einrichtung über Verfahren zur Ermittlung jener Umweltaspekte ihrer • Tätigkeiten, • Produkte und • Dienstleistungen, die einen bedeutenden Einfluß auf die Umwelt haben?		
3.1-3	Stellt die med. Einrichtung sicher, daß die unter 3.1-1 und 3.1-2 genannten Umweltaspekte bei der Festlegung der umweltbezogenen Zielsetzungen berücksichtigt werden?		B

Nr.	Fragen zum UM-System der med. Einrichtung	Bemerkungen	B
3.1-4	Stellt die med. Einrichtung sicher, daß die unter 3.1-1 und 3.1-2 genannten Informationen und Verfahren auf dem neuesten Stand bleiben?		
3.2	**Gesetzliche und andere Forderungen**		
3.2-1	Verfügt die med. Einrichtung über Verfahren zur Ermittlung und Auswertung der sie betreffenden • gesetzlichen, • behördlichen und • sonstigen Umweltanforderungen an ihre • Tätigkeiten, • Produkte und • Dienstleistungen?		
3.3	**Zielsetzungen und Einzelziele**		
3.3-1	Verfügt die med. Einrichtung für jede relevante Funktion und Ebene ihrer Organisation über dokumentierte umweltbezogene Zielsetzungen und Einzelziele?		

Nr.	Fragen zum UM-System der med. Einrichtung	Bemerkungen	B
3.3-2	Berücksichtigt die med. Einrichtung bei der Festlegung und Bewertung ihrer umweltbezogenen Zielsetzungen mindestens folgende Aspekte: • gesetzliche und andere Forderungen; • ihre bedeutenden Umweltaspekte; • technologische Optionen; • finanzielle Rahmenbedingungen; • betriebliche und geschäftliche Rahmenbedingungen; • Standpunkte interessierter Kreise?		
3.3-3	Stehen die umweltbezogenen Zielsetzungen und Einzelziele im Einklang mit der Umweltpolitik der med. Einrichtung?		
3.4	**Umweltmanagementprogramm(e)**		
3.4-1	Verfügt die med. Einrichtung über ein oder mehrere Programme zur Verwirklichung ihrer umweltbezogenen Zielsetzungen und Einzelziele?		

Nr.	Fragen zum UM-System der med. Einrichtung	Bemerkungen	B
3.4-2	Umfassen die Umweltmanagement-programme die Festlegung der Verant-wortlichkeiten für die Umsetzung der umweltbezogenen Zielsetzungen und Einzelziele für • jede verantwortliche Person und • jede Ebene der Organisation?		
3.4-3	Umfassen die Umweltmanagementpro-gramme die Festlegung der Mittel und den Zeitrahmen für ihre Verwirkli-chung?		
3.4-4	Werden die Umweltmanagementpro-gramme der med. Einrichtung ange-paßt, wenn • neue Entwicklungen durchgeführt werden und wenn • Tätigkeiten, • Produkte und • Dienstleistungen modifiziert und geändert werden?		

Nr.	Fragen zum UM-System der med. Einrichtung	Bemerkungen	B
4	**Implementierung und Durchführung**		
4.1	**Organisationsstruktur und Verantwortlichkeit**		
4.1-1	Legt die med. Einrichtung Aufgaben, Befugnisse und Verantwortlichkeiten bezüglich des Umweltmanagements fest?		
4.1-2	Werden die unter 4.1-1 genannten Aspekte dokumentiert und zugänglich gemacht?		
4.1-3	Stellt die Leitung der med. Einrichtung die für die Implementierung, Überwachung und Aufrechterhaltung des Umweltmanagementsystems nötigen Mittel, wie z. B. • Personal, • Technologie und • Finanzmittel zur Verfügung?		

Nr.	Fragen zum UM-System der med. Einrichtung	Bemerkungen	B
4.1-4	Hat die oberste Leitung der med. Einrichtung einen oder mehrere Beauftragte benannt, um sicherzustellen, daß • die Forderungen an das Umweltmanagementsystem durch die DIN EN ISO 14001 eingeführt, umgesetzt und aufrechterhalten werden und um • die Wirksamkeit des Umweltmanagementsystems zu überwachen und an die oberste Leitung zu berichten?		
4.2	**Schulung, Bewußtsein und Kompetenz**		
4.2-1	Ermittelt die med. Einrichtung den Schulungsbedarf ihrer Mitarbeiter?		
4.2-2	Stellt die med. Einrichtung sicher, daß alle Mitarbeiter mit Tätigkeiten, die einen bedeutenden Einfluß auf die Umwelt haben, hinreichende Schulung erhalten?		

Nr.	Fragen zum UM-System der med. Einrichtung	Bemerkungen	B
4.2-3	Verfügt die med. Einrichtung über Verfahren, um ihren Beschäftigten die Bedeutung der Konformität mit der Umweltpolitik, den zugehörigen Verfahren und den Forderungen des Umweltmanagementsystems bewußt zu machen?		
4.2-4	Werden den Beschäftigten der med. Einrichtung die faktischen oder möglichen bedeutenden Umweltauswirkungen ihrer Tätigkeiten vermittelt?		
4.2-5	Werden den Beschäftigten der med. Einrichtung ihre Aufgaben und Verantwortlichkeiten im Zusammenhang mit der Umsetzung des Umweltmanagementsystems vermittelt und wird dabei auch auf die Notfallvorsorge eingegangen?		
4.26	Werden den Beschäftigten der med. Einrichtung die möglichen Folgen eines Abweichens von festgelegten Arbeitsabläufen bewußt gemacht?		
4.26	Sind die Beschäftigten der med. Einrichtung mit Aufgaben, die bedeutende Umweltauswirkungen hervorbringen können, durch Schulung, Erfahrung usw. hinlänglich kompetent?		

Nr.	Fragen zum UM-System der med. Einrichtung	Bemerkungen	B
4.3	**Kommunikation**		
4.3-1	Verfügt die med. Einrichtung mit Hinblick auf ihre Umweltaspekte und auf ihr Umweltmanagementsystem über Verfahren zur Aufrechterhaltung der internen Kommunikation zwischen allen relevanten Stellen?		
4.3-2	Verfügt die med. Einrichtung mit Hinblick auf ihre Umweltaspekte und auf ihr Umweltmanagementsystem über Verfahren zur Entgegennahme, Dokumentation und Beantwortung relevanter Mitteilungen von externen interessierten Kreisen?		
4.3-3	Hat die med. Einrichtung Verfahren zur externen Kommunikation über ihre bedeutenden Umweltaspekte in Betracht gezogen und ihre diesbezügliche Entscheidung dokumentiert?		
4.4	**Dokumentation des Umweltmanagementsystems**		
4.4-1	Hat die med. Einrichtung die wesentlichen Elemente ihres Umweltmanagementsystems in schriftlicher oder elektronischer Form dokumentiert?		

Nr.	Fragen zum UM-System der med. Einrichtung	Bemerkungen	B
4.4-2	Enthält die Dokumentation des Umweltmanagementsystems der med. Einrichtung Hinweise auf mitgeltende Dokumente?		
4.5	**Lenkung der Dokumente**		
4.5-1	Verfügt die med. Einrichtung über Verfahren zur Lenkung aller von der DIN EN ISO 14001 geforderten Dokumente?		
4.5-2	Enthalten diese Verfahren Hinweise, wie die einzelnen mitgeltenden Dokumente aufgefunden werden können?		
4.5-3	Enthalten diese Verfahren Regelungen, daß die Dokumente von befugten Personen regelmäßig bewertet, überarbeitet und hinsichtlich ihrer Angemessenheit bestätigt werden?		
4.5-4	Ist sichergestellt, daß die gültigen Fassungen aller Dokumente an allen Stellen verfügbar sind, wo sie benötigt werden?		
4.5-5	Ist sichergestellt, daß ungültige Dokumente umgehend von allen Stellen zurückgezogen und nicht mehr verwendet werden?		

Nr.	Fragen zum UM-System der med. Einrichtung	Bemerkungen	B
4.5-6	Ist sichergestellt, daß ungültige Dokumente, die archiviert werden müssen, angemessen gekennzeichnet werden?		
4.5-7	Ist die Dokumentation gut lesbar und enthält sie ihren Änderungsstand?		
4.5-8	Sind die Aufbewahrungszeiten für die einzelnen Dokumentenarten festgelegt?		
4.5-9	Verfügt die med. Einrichtung über Verfahren bezüglich der Erstellung, Aktualisierung usw. der einzelnen Dokumente?		
4.6	**Ablauflenkung**		
4.6-1	Identifiziert die med. Einrichtung diejenigen Abläufe und Tätigkeiten, die im Zusammenhang mit den festgestellten bedeutenden Umweltaspekten stehen?		
4.6-2	Stellt die med. Einrichtung sicher, daß diese Abläufe nach festgelegten dokumentierten Prozeduren stattfinden, wenn das Fehlen solcher Prozeduren zu Abweichungen von der festgelegten Umweltpolitik und den umweltbezogenen Zielsetzungen und Einzelzielen führen könnte?		

Nr.	Fragen zum UM-System der med. Einrichtung	Bemerkungen	B
4.6-3	Stellt die med. Einrichtung sicher, daß für diese Abläufe betriebliche Vorgaben gemacht werden?		
4.6-4	Gibt die med. Einrichtung Informationen über relevante Verfahren und Forderungen bezüglich bedeutender Umweltaspekte an Zulieferer und Auftragnehmer weiter?		
4.7	**Notfallvorsorge und Notfallmaßnahmen**		
4.7-1	Verfügt die med. Einrichtung über Verfahren zur Ermittlung, Vermeidung und Beschränkung von möglichen Unfällen und Notfallsituationen, die bedeutende Umweltauswirkungen haben können?		
4.7-2	Verfügt die med. Einrichtung über Verfahren zur Überprüfung der Angemessenheit ihrer Notfallkonzepte?		
4.7-3	Werden nach Unfällen Korrekturmaßnahmen eingeleitet?		
4.7-4	Werden die Notfallvorsorge und Notfallmaßnahmen, sofern möglich, regelmäßig erprobt?		

Nr.	Fragen zum UM-System der med. Einrichtung	Bemerkungen	B
5	**Kontroll- und Korrekturmaßnahmen**		
5.1	**Überwachung und Messung**		
5.1-1	Verfügt die med. Einrichtung über Verfahren zur Überwachung und Messung der maßgeblichen Merkmale ihrer Arbeitsabläufe und Tätigkeiten, soweit letztere eine bedeutende Auswirkung auf die Umwelt haben können?		
5.1-2	Umfassen die unter 5.1-1 genannten Verfahren auch Hinweise über anzufertigende Aufzeichnungen?		
5.1-3	Werden die eingesetzten Überwachungsgeräte ordentlich gewartet und kalibriert und liegen hierüber Aufzeichnungen vor?		
5.1-4	Verfügt die med. Einrichtung über ein dokumentiertes Verfahren zur Bewertung der Erfüllung der relevanten gesetzlichen Umweltvorschriften?		

Nr.	Fragen zum UM-System der med. Einrichtung	Bemerkungen	B
5.2	**Abweichungen, Korrektur- und Vorsorgemaßnahmen**		
5.2-1	Verfügt die med. Einrichtung über Verfahren zur Behandlung und Untersuchung von Abweichungen (Soll-Ist-Vergleiche) und die Ergreifung von Maßnahmen zur Begrenzung von Schäden?		
5.2-2	Verfügt die med. Einrichtung über Verfahren zur Veranlassung von Korrektur- und Vorsorgemaßnahmen?		
5.2-3	Sind alle Korrektur- und Vorsorgemaßnahmen zur Beseitigung von tatsächlichen oder möglichen Abweichungen der Schwere der Probleme und den Umweltauswirkungen angemessen?		
5.2-4	Setzt die med. Einrichtung alle Veränderungen der dokumentierten Verfahren, die sich aus den Korrektur- und Vorsorgemaßnahmen ergeben, um und fertigt sie darüber Aufzeichnungen an?		

Nr.	Fragen zum UM-System der med. Einrichtung	Bemerkungen	B
5.3	**Aufzeichnungen**		
5.3-1	Verfügt die med. Einrichtung über Verfahren zur Kennzeichnung, Pflege und Beseitigung von umweltbezogenen Aufzeichnungen?		
5.3-2	Schließen die Aufzeichnungen auch solche über Schulungen und Ergebnisse über Umweltaudits und Bewertungen des Umweltmanagementsystems ein?		
5.3-3	Sind die Aufzeichnungen lesbar, identifizierbar, rückverfolgbar und zuordenbar zu den jeweiligen Tätigkeiten, Produkten oder Dienstleistungen?		
5.3-4	Werden die Aufzeichnungen so aufbewahrt und verwaltet, daß sie vor Verlust und Beschädigung geschützt sind?		
5.3-5	Sind die Aufbewahrungszeiten für die Aufzeichnungen festgelegt?		
5.4	**Umweltmanagementsystem-Audit**		
5.4-1	Verfügt die med. Einrichtung über ein System für die regelmäßige Auditierung ihres Umweltmanagementsystems?		

Nr.	Fragen zum UM-System der med. Einrichtung	Bemerkungen	B
5.4-2	Wird im Rahmen der Umweltmanagementsystem-Audits die Wirksamkeit des Umweltmanagementsystems umfassend überprüft?		
5.4-3	Wird im Rahmen der Umweltmanagementsystem-Audits überprüft, ob die Anforderungen der DIN EN ISO 14001 und andere Regelungen eingehalten werden?		
5.4-4	Führt die med. Einrichtung eine systematische Planung ihrer Umweltmanagementsystem-Audits durch?		
5.4-5	Sind die Auditmaßnahmen in den einzelnen Bereichen angemessen mit Hinblick auf die Komplexität der dort vorhandenen Abläufe und Risikofaktoren und nehmen die Auditmaßnahmen Bezug auf evtl. früher gefundene Nichtkonformitäten?		
6	**Bewertung durch die oberste Leitung**		
6-1	Überprüft die oberste Leitung der med. Einrichtung in den von ihr selbst festgelegten Abständen die Wirksamkeit des Umweltmanagementsystems?		

Nr.	Fragen zum UM-System der med. Einrichtung	Bemerkungen	B
6-2	Ist sichergestellt, daß in die Bewertung alle relevanten Informationen einfliessen?		
6-3	Werden die Bewertungen des Umweltmanagementsystems durch die oberste Leitung schriftlich dokumentiert?		
6-4	Werden im Zusammenhang mit der Bewertung des Umweltmanagementsystems auch evtl. nötige Änderungen in der Umweltpolitik, den Umweltzielen, den Verfahrensfestlegungen usw. eingeleitet?		

Kommentierte Checkliste nach

DIN EN 45001

Auditor:

Auditierter Bereich:

Datum:

Bemerkung:

Die Spalte "B" in der folgenden Checkliste kann dazu verwendet werden, eine Bewertung nach Punkten des jeweiligen Labormanagement-Elementes vorzunehmen.

1　=　erfüllt
2　=　nur teilweise erfüllt, aber noch akzeptabel
3　=　zwar teilweise erfüllt, aber nicht akzeptabel
4　=　nicht erfüllt

Nr.	Fragen zum QM-System im med. Prüflabor	Bemerkungen	B
1	**Verantwortung der Laborleitung**		
	Erläuterung: Dieser Abschnitt der Checkliste beschäftigt sich mit diversen Anforderungen an die Aufbauorganisation des med. Prüflabors sowie mit besonderen Anforderungen an die Laborleitung, das QM-System sowie die Unabhängigkeit und Unparteilichkeit des med. Prüflabors.		
1-1	Verfügt das med. Prüflaboratorium über einen technischen Leiter, der die Gesamtverantwortung für den technischen Betrieb des Labors trägt?		
1-2	Gibt es eine Hierarchie oder Aufgabenteilung unter den leitenden Mitarbeitern des med. Prüflaboratoriums und sind die daraus resultierenden Zuständigkeiten schriftlich und widerspruchsfrei geregelt und dokumentiert? Kommentar: In der Regel ergeben sich diese Zuständigkeiten aus den Organigrammen des Labors und aus den Stellenbeschreibungen des Personals.		
1-3	Sind Regelungen für die Stellvertretung des technischen Leiters und der anderen leitenden Mitarbeiter getroffen? Kommentar: In der Regel ergeben sich diese Zuständigkeiten aus den Organigrammen des Labors und aus den Stellenbeschreibungen des Personals.		

Nr.	Fragen zum QM-System im med. Prüflabor	Bemerkungen	B
1-4	Besitzen der Leiter des med. Prüflaboratoriums, sein Stellvertreter und die übrigen leitenden Mitarbeiter die für ihre Tätigkeit notwendige fachliche Kompetenz und berufliche Erfahrung? Kommentar: Bezüglich der Fachkompetenz und der Berufserfahrung sind einerseits die gesetzlichen Anforderungen zu berücksichtigen, soweit sie in Teilbereichen vorhanden sind. Parallel dazu definieren Akkreditierungsstellen teilweise Anforderungsprofile. Diese Anforderungen sollten im Einzelfall von den Akkreditierungsstellen abgefragt werden.		
1-5	Liegen aktuelle, genehmigte und dem Änderungsdienst unterliegende Organigramme über den Aufbau des med. Prüflabors vor?		
1-6	Liegen aktuelle, genehmigte und dem Änderungsdienst unterliegende Unterlagen über die Zuordnung der einzelnen Mitarbeiter des med. Prüflabors zu den diversen Fachgruppen oder Organisationseinheiten vor? Kommentar: Die Arbeitsbereiche sowie die Aufgaben und Kompetenzen der Labormitarbeiter müssen verbindlich definiert sein.		

Nr.	Fragen zum QM-System im med. Prüf-labor	Bemerkungen	B
1-7	Ist das Verhältnis von leitendem zu sonstigem Personal den Aufgabenbereichen des med. Prüflabors angemessen? Kommentar: Dieser Punkt ist besonders dann sorgfältig abzuwägen, wenn das Labor in beträchtlichem Maße keine Routinearbeiten durchführt, so z. B. Forschungsaufgaben wahrnimmt. In diesen Fällen ist eine erhöhte Anforderung an die Fachkompetenz des Personals zu stellen. Einzelne Akkreditierungsstellen machen hierzu konkrete Vorgaben.		
1-8	Besitzt das med. Prüflaboratorium eine relevante Qualitätspolitik und ist diese durch die Laborleitung verabschiedet worden? Kommentar: Die Qualitätspolitik muß relevant für das med. Prüflabor sein. Sie muß auf die Erwartungen der Auftraggeber gerichtet sein und auch gesetzliche und andere Vorgaben des med. Prüflabors berücksichtigen.		
1-9	Ist die Qualitätspolitik des med. Labors allen Mitarbeitern bekanntgemacht worden und wird ihre Einhaltung überprüft? Kommentar: In der Regel werden die Mitarbeiter des Labors im Rahmen von internen Schulungsveranstaltungen mit der Qualitätspolitik vertraut gemacht. Später wird dann im Rahmen von internen/externen Audits die Vertrautheit des Personals mit der Qualitätspolitik überprüft.		

Nr.	Fragen zum QM-System im med. Prüflabor	Bemerkungen	B
1-10	Wurde von der Laborleitung ein Qualitätsmanagementbeauftragter eingesetzt und ist der Umfang seiner Aufgaben und Kompetenzen genau festgelegt und dokumentiert? Kommentar: Hierzu ist zu beachten, daß die EN 45001 und die ISO 9000-Reihe dem QM-Beauftragten ein erhebliches Maß an Kompetenz und Verantwortungen zuschreibt. Seine Fachkompetenz und seine persönlichen Eigenschaften müssen diesen Anforderungen gerecht werden.		
1-11	Gibt es eine Hierarchie von Qualitätsmanagementbeauftragten und sind in diesem Fall deren Zuständigkeiten, Befugnisse und Aufgaben genau festgelegt und schriftlich dokumentiert? Kommentar: In großen Labors kann es zweckmäßig sein, eine Hierarchie von QM-Beauftragten einzusetzen, die jeweils für unterschiedliche Aufgaben- oder Laborbereiche zuständig sind. Die Aufgaben und Kompetenzen dieser QM-Beauftragten sind dann klar abzugrenzen.		
1-12	Liegt eine schriftliche Aussage zur Unparteilichkeit, Unabhängigkeit und Integrität des med. Prüflabors vor und ist diese überzeugend und akzeptabel? Kommentar: Bei med. Prüflabors, soweit sie Teil einer größeren Organisation (Klinikum etc.) sind, ist, ähnlich wie bei Herstellerlabors, darauf zu achten, daß die Laborleitung fachlich unabhängig von allen Einflüssen aus der übergeordneten Organisation ist.		

Nr.	Fragen zum QM-System im med. Prüf-labor	Bemerkungen	B
1-13	Existieren im med. Prüflabor schriftliche Vorgaben und entsprechende Maßnahmen zur Sicherstellung der Vertraulichkeit und des Datenschutzes? Kommentar: Hier sind einerseits die gesetzlichen Vorschriften an den Datenschutz zu befriedigen. Außerdem ist ein vertraulicher Umgang mit dem Probenmaterial und den Prüfergebnissen gefordert.		
1-14	Wurden alle Mitarbeiter (auch Zeitpersonal) in die geltenden Vertraulichkeitsregelungen eingewiesen und liegen hierüber Aufzeichnungen vor?		
1-15	Sind Regelungen getroffen, nach denen die Leitung des med. Prüflabors regelmäßig eine Bewertung des QM-Systems vornimmt und werden über die durchgeführten Bewertungen entsprechende Aufzeichnungen geführt?		
1-16	Stellt die Laborleitung angemessene und ausreichende Mittel für den Aufbau und den Unterhalt des QM-Systems zur Verfügung? Kommentar: Hierunter sind sowohl finanzielle, als auch personelle und sonstige Mittel zu verstehen.		
1-17	Steht die Leitung des med. Prüflabors überzeugend hinter den Qualitätsmanagementmaßnahmen des Labors?		

Nr.	Fragen zum QM-System im med. Prüflabor	Bemerkungen	B
1-18	Erfüllen die als Laborleiter, leitendes Personal und als Beauftragte eingesetzten Personen alle gesetzlichen Anforderungen an diese Personen?		
1-19	Erfüllen die als Laborleiter, leitendes Personal und als Beauftragte eingesetzten Personen alle eventuell vertraglich festgelegten Anforderungen von Auftraggebern an das Labor?		

Nr.	Fragen zum QM-System im med. Prüf-labor	Bemerkungen	B
2	**QM-System**		
	Erläuterung: Dieser Abschnitt der Checkliste beschäftigt sich mit den allgemeinen Anforderungen an das QM-System des med. Prüf-laboratoriums.		
2-1	Verfügt das med. Prüflaboratorium über ein dokumentiertes QM-System?		
2-2	Ist das QM-System in einem QM-Hand-buch beschrieben?		
2-3	Ist die Anwendung aller relevanten Ele-mente der EN 45001 im QM-Handbuch beschrieben? Kommentar: Die Dokumentation des QM-Systems eines La-bors erfolgt in der Regel im QM-Handbuch, in den mitgeltenden Verfahrensanweisungen und in den Arbeits-, Prüf-, Kalibrieranweisungen usw. Das QM-Handbuch hat sozusagen die Aufgabe einer Übersicht über das gesamte QM-System und über die Gesamtdokumentation des QM-Sy-stems. Detailregelungen werden (mindestens bei größeren Labors) in mitgeltenden Anweisungen, Richtlinien usw. festgeschrieben.		
2-5	Sind das QM-Handbuch und die mitgel-tenden Unterlagen von der Laborleitung in Kraft gesetzt und den betroffenen Mit-arbeitern des Labors bekanntgemacht worden?		

Nr.	Fragen zum QM-System im med. Prüflabor	Bemerkungen	B
2-6	Sind die Geltungsbereiche des QM-Handbuches und der mitgeltenden Unterlagen bezogen auf die Organisationseinheiten, Standorte usw. definiert? Kommentar: Die Unterlagen können jeweils für das gesamte Labor, für Teilbereiche, einzelne Standorte usw. gelten.		
2-7	Sind aus dem QM-Handbuch das Ausgabedatum, die Ausgabenummer, der Revisionsstand und der Standort des QM-Handbuches ersichtlich?		
2-8	Ist aus dem QM-Handbuch ersichtlich, von wem die einzelnen Abschnitte erstellt, geprüft und freigegeben wurden?		
2-9	Liegen schriftliche Verfahrens-, Arbeits-, Prüf- und Kalibrieranweisungen vor?		
2-10	Sind die Verfahrens-, Arbeits-, Prüf- und Kalibrieranweisungen in das QM-System eingebunden und liegt ein Gesamtverzeichnis für diese Dokumente vor? Kommentar: Es ist dem Labor unbedingt zu empfehlen, ein Gesamtverzeichnis der gültigen Dokumente zu erstellen. Es erleichtert einerseits dem Labor selbst und auch externen Laborbegutachtern die Orientierung.		

Nr.	Fragen zum QM-System im med. Prüf-labor	Bemerkungen	B
2-11	Sind die Verfahrens-, Arbeits-, Prüf- und Kalibrieranweisungen durch die jeweils autorisierten Personen/Stellen erstellt, geprüft und freigegeben worden?		
2-12	Sind die Geltungsbereiche der Verfahrens-, Arbeits-, Prüf- und Kalibrieranweisungen bezogen auf die Organisationseinheiten, Standorte usw. definiert? Kommentar: Die Unterlagen können jeweils für das gesamte Labor, für Teilbereiche, einzelne Standorte usw. gelten.		
2-13	Sind aus den Verfahrens-, Arbeits-, Prüf- und Kalibrieranweisungen das Ausgabedatum und der Revisionsstand ersichtlich?		
2-14	Gibt es schriftlich dokumentierte Verfahren zur Qualitätsplanung im med. Prüflabor?		

Nr.	Fragen zum QM-System im med. Prüflabor	Bemerkungen	B
2-15	Ist die Qualitätsplanung hinreichend mit Hinblick auf die Arbeitsbereiche des Prüflabors und mit Hinblick auf die an das Labor gestellten Anforderungen durch ● Auftraggeber, ● gesetzliche Vorschriften, ● Vorgaben aus sonstigen Standards, ● selbst gesetzte Vorgaben und Ziele?		
2-16	Sind die Zuständigkeiten für die Ausarbeitung von Qualitätsplänen im med. Labor festgelegt und dokumentiert?		
2-17	Sind die Zuständigkeiten für die Durchführung von internen Audits im med. Labor schriftlich geregelt?		
2-18	Erfolgt die Durchführung von internen Audits planmäßig in allen Standorten und Organisationseinheiten des med. Labors und liegen hierüber Aufzeichnungen vor? Kommentar: Es kann für das med. Prüflabor sehr nutzbringend sein, die Ergebnisse der internen Audits in den einzelnen Bereichen als Zeitreihe zu verfolgen, um Trends erkennen zu können.		

Nr.	Fragen zum QM-System im med. Prüflabor	Bemerkungen	B
2-19	Werden die Ergebnisse interner Audits dokumentiert und den für die auditierten Bereiche verantwortlichen Personen zur Kenntnis gegeben?		
2-20	Gibt es für die zuständigen Führungskräfte der einzelnen Laborbereiche eine Verpflichtung, im Falle von festgestellten Mängeln und Schwachstellen, Korrekturmaßnahmen einzuleiten?		
2-21	Werden im Rahmen von Folgeaudits die Durchführung und die Wirksamkeit von durchgeführten Korrekturmaßnahmen geprüft?		
2-22	Werden interne Audits im med. Prüflabor von jeweils unabhängigen Personen durchgeführt? Kommentar: Als Faustregel gilt: Niemand darf seinen eigenen Zuständigkeitsbereich auditieren!		
2-23	Werden in dem med. Prüflabor externe Audits durchgeführt? Kommentar: Dies können z. B. Audits von Akkreditierungsstellen, Zertifizierungsstellen, Behörden, Auftraggebern usw. sein.		

Nr.	Fragen zum QM-System im med. Prüflabor	Bemerkungen	B
3	**Lenkung der Dokumente und Daten**		
	Erläuterung: Dieser Abschnitt der Checkliste beschäftigt sich mit allgemeinen Fragen der Lenkung von Dokumenten und Daten im med. Prüflabor. Weitere, speziell mit Prüf- und Kalibrieranweisungen zusammenhängende Fragen, werden auch in anderen Abschnitten dieser Checkliste behandelt.		
3-1	Verfügt das med. Prüflabor über Verfahrensanweisungen zur ● Erstellung, ● Prüfung, ● Freigabe, ● Kennzeichnung, ● Verteilung, ● Zurückziehung, ● Änderung und ● Archivierung/Entsorgung von ● systembezogenen, ● auftragsbezogenen, ● verfahrensbezogenen, ● sonstigen (z. B. Gesetzestexte, Richtlinien usw.) Dokumenten und Daten?		

Nr.	Fragen zum QM-System im med. Prüflabor	Bemerkungen	B
3-2	Umfassen die in Frage 3-1 genannten Verfahren auch die Lenkung von Dokumenten und Daten externer Herkunft (z. B. Vorgaben, Prüfvorschriften usw. von Auftraggebern)?		
3-4	Verfügt das med. Prüflabor über Verfahren zur Überwachung der Aktualität von Dokumenten und Daten? Kommentar: Man denke hierbei etwa an Verfahren zur Überwachung der Aktualität von Normen, Gesetzen, Prüfverfahren, Kalibrierverfahren, Richtlinien usw.		
3-5	Können Änderungen von Dokumenten von anderen Stellen vorgenommen werden als von jenen, welche die ursprüngliche Erstellung/Freigabe der jeweiligen Dokumente vorgenommen haben? Kommentar: Falls ja, gibt es dazu festgelegte Verfahrensweisen?		
3-6	Gibt es in den Fällen, wo Dokumente und Daten auf elektronischem Wege erstellt, bearbeitet, verteilt usw. werden, eindeutige Regelungen bezüglich der Zugriffs- und Änderungsmöglichkeiten auf Datenbestände? Kommentar: Dies ist eine Frage, die in der Regel zusammen mit den Stellen geklärt werden muß, die Zugriffsrechte auf einzelne Datenbestände oder Systembereiche vergeben.		

Nr.	Fragen zum QM-System im med. Prüflabor	Bemerkungen	B
4	**Räumlichkeiten, Prüfumgebung und Prüfmittel**		
	Erläuterung: Dieser Abschnitt der Checkliste beschäftigt sich mit unterschiedlichen Aspekten der Anforderungen an Laborräume und Prüfumgebungen sowie an Prüfmittel, Referenzmaterialien, Chemikalien, Hilfsstoffe und sonstige Labormaterialien.		
4.1	**Lagepläne für die Laborräume**		
4.1-1	Liegen für das med. Prüflabor Lage- und Laborpläne vor?		
4.1-2	Sind die zu akkreditierenden oder bereits akkreditierten Laborbereiche in den Lage- und Gebäudeplänen entsprechend gekennzeichnet?		
4.2	**Allgemeine Anforderungen an die Laborräume und an die Ausstattung**		
4.2-1	Sind die Laborräume allgemein für die in ihnen durchgeführten Prüfungen geeignet?		

Nr.	Fragen zum QM-System im med. Prüf-labor	Bemerkungen	B
4.2-2	Sind die Laborräume in Zahl und Größe angemessen für die in ihnen durchzuführenden Prüfungen, die in ihnen installierten Prüfgeräte und die in ihnen beschäftigten Personen? Kommentar: Insofern für einzelne dieser Aspekte gesetzliche Vorgaben oder Vorgaben von Aufsichts-/Akkreditierungsstellen bestehen, ist deren Einhaltung verbindlich.		
4.2-3	Sind dort, wo dies erforderlich ist, die Räumlichkeiten und Prüfbereiche hinlänglich getrennt, damit eine gegenseitige Beeinflussung von Prüfungen durch andere Prüfungen oder durch Probenaufbereitungen und Probenlagerungen usw. nicht stattfinden kann? Kommentar: Insofern für einzelne dieser Aspekte gesetzliche Vorgaben oder Vorgaben von Aufsichts-/Akkreditierungsstellen bestehen, ist deren Einhaltung verbindlich.		
4.2-4	Sind die Laborräume, je nach Bedarf, gegen extreme Einflüsse wie Hitze, Kälte, Staub, Feuchtigkeit, Dampf, Erschütterungen, elektromagnetische Felder usw. abgeschirmt? Kommentar: Insofern für einzelne dieser Aspekte gesetzliche Vorgaben oder Vorgaben von Aufsichts-/ Akkreditierungsstellen bestehen, ist deren Einhaltung verbindlich.		

Nr.	Fragen zum QM-System im med. Prüflabor	Bemerkungen	B
4.2-5	Sind in den Fällen, wo Prüfungen unter definierten Umgebungsbedingungen durchgeführt werden müssen, die Prüfräume so ausgestattet, daß diese Umgebungsbedingungen eingehalten werden können und sind in diesen Fällen die nötigen Kontroll- und Steuerungseinrichtungen vorhanden, um diese Umgebungsbedingungen einzuhalten und zu überwachen?		
4.2-6	Gibt es in dem Falle, daß in dem med. Prüflabor Tierversuche durchgeführt werden, genügend und zweckmäßige Räume für die Quarantäne, Tierhaltung, Versuchsdurchführung, Untersuchung usw.? Kommentar: Man beachte die geltenden gesetzlichen Auflagen.		
4.2-7	Ist die Ausstattung der Laborräume mit technischen Hilfseinrichtungen wie z. B. • Abzüge, • Gasversorgung, • Kühlschränke, • Notstromsysteme, • Alarmvorrichtungen usw. zweckmäßig, funktionstüchtig und hinreichend?		

Nr.	Fragen zum QM-System im med. Prüf-labor	Bemerkungen	B
4.2-8	Entspricht das Labor den es betreffenden geltenden Sicherheitsvorschriften? Kommentar: Aspekte hierzu sind unter anderem folgende: Sind Sicherheitsbeauftragte benannt? Ist die grundlegende Sicherheitsausstattung (z. B. Feuerlöscher, Augenduschen, Notduschen, Schutzkleidung usw.) vorhanden? Gibt es Fluchtwegkennzeichnungen? Werden inkompatible Materialien und Chemikalien getrennt gelagert? Fanden Laborbegehungen durch die Gewerbeaufsicht, Berufsgenossenschaft usw. statt und liegen Berichte über diese Begehungen vor?		
4.2-9	Sind in den Fällen, wo Prüfungen im Freien oder im mobilen Einsatz gemacht werden, die dabei herrschenden Prüf- und Umgebungsbedingungen angemessen und werden diese kontrolliert?		
4.2-10	Wird der Zutritt zu den Räumen des med. Prüflabors auf angemessene Weise kontrolliert?		
4.2-11	Ist der Zutritt externer Personen (z. B. Auftraggeber und Besucher) zu den Laborräumen geregelt? Kommentar: Hierbei ist besonders auch auf die Aspekte der Vertraulichkeit zu achten.		

Nr.	Fragen zum QM-System im med. Prüflabor	Bemerkungen	B
4.3	**Ordnung, Reinigung und Hygiene in den Laborräumen**		
4.3-1	Machen die Laborräume (einschl. der Räume für die Lagerung von Proben, Reagenzien usw.) allgemein einen ordentlichen und sauberen Eindruck?		
4.3-2	Liegen Verfahren zur Desinfektion und Reinigung der Räume des med. Prüflaboratoriums vor?		
4.3-3	Wird in den Fällen, wo dies angemessen oder notwendig erscheint, das Reinigungspersonal (auch und insbesondere externes) eingewiesen, wie die Reinigung der Laborräume zu erfolgen hat und wird das Reinigungspersonal auf die Gefahrenpotentiale im Labor hingewiesen?		
4.3-4	Liegen, wo dies zweckmäßig oder nötig erscheint, Aufzeichnungen über das Reinigungskonzept und über das zur Reinigung eingesetzte Personal vor?		
4.3-5	Liegen, wo dies zweckmäßig oder vorgeschrieben ist, Hygienepläne für das med. Prüflabor vor?		

Nr.	Fragen zum QM-System im med. Prüflabor	Bemerkungen	B
4.3-6	Ist die Entsorgung von Proben oder Sonderabfall im med. Prüflabor sachgemäß und im Einklang mit den gesetzlichen Vorschriften geregelt? Kommentar: Das Labor muß hierzu Verfahrensanweisungen und Entsorgungskonzepte erstellen. Beispiele: Sterilisation, Umgang mit infektiösen, radioaktiven oder giftigen Entsorgungsgütern usw.		
4.3-7	Wurden die Mitarbeiter des med. Prüflabors in die Entsorgungskonzepte eingewiesen?		
4.3-8	Gibt es Aufenthaltsräume für Ruhepausen des Laborpersonals?		
4.4	**Prüf- und Meßeinrichtungen des med. Prüflabors**		
4.4-1	Liegt eine Liste der im med. Prüflabor eingesetzten Prüf- und Meßgeräte vor?		

Nr.	Fragen zum QM-System im med. Prüf-labor	Bemerkungen	B
4.4-2	Liegen für alle wichtigen Prüf- und Meß-einrichtungen Aufzeichnungen vor, die mindestens folgende Angaben abdecken: ● Bezeichnung des Einrichtungsgegen-standes; ● Herstellername, Typbezeichnung und Seriennummer; ● Datum der Beschaffung und Datum der Inbetriebnahme; ● gegebenenfalls gegenwärtiger Standort; ● Anlieferungszustand (z. B. neu, ge-braucht, überholt); ● Einzelheiten der durchgeführten War-tung; ● Angaben über Schäden, Funktionsstö-rungen, Änderungen oder Reparaturen? Kommentar: In der Regel werden heute die Prüfgeräte per EDV registriert und überwacht. Solche Prüfmit-teldatenbanken enthalten dann in der Regel alle diese Angaben.		
4.4-3	Liegen zur Sicherstellung des ordnungs-gemäßen Gebrauchs und der fachgerechten Wartung der Prüf- und Meßgeräte Ge-brauchs- und Wartungsanleitungen vor?		
4.4-4	Werden defekte oder mit Mängeln behaf-tete Prüf- und Meßgeräte als solche ge-kennzeichnet und außer Betrieb gesetzt?		

Nr.	Fragen zum QM-System im med. Prüflabor	Bemerkungen	B
4.4-5	Werden alle Arbeiten und Maßnahmen an Prüf- und Meßgeräten, soweit sinnvoll, von den durchführenden Personen dokumentiert, mit Datum versehen und abgezeichnet?		
4.4-6	Gibt es Anweisungen für die Inbetriebnahme neuer oder reparierter Prüf- und Meßgeräte? Kommentar: Zu diesem Aspekt sollten insbesondere die personellen Zuständigkeiten im Labor festgehalten sein.		
4.4-7	Liegt eine Übersicht über die im med. Prüflabor eingesetzten sonstigen Geräte wie Kühlschränke, Rühr- und Schüttelvorrichtungen usw. vor und werden diese Geräte zweckmäßig gehandhabt und gewartet?		
4.5	**Kalibrierung**		
4.5-1	Hat das med. Prüflabor ein Gesamtkonzept für die Kalibrierung seiner Prüfmittel eingeführt?		

Nr.	Fragen zum QM-System im med. Prüf-labor	Bemerkungen	B
4.5-2	Wer führt die Kalibrierungen durch: • Physikalisch-Technische Bundesanstalt; • ein metrologisches Staatsinstitut; • ein akkreditiertes Kalibrierlabor; • Eichbehörde oder sonstige anerkannte Stelle; • externe qualifizierte Stelle ohne Akkreditierung aber nach EN 45001/ISO Guide 25 arbeitende Stelle (z. B. Gerätehersteller); • kompetente zentrale Stelle im med. Prüflabor, in der med. Einrichtung, zu der das Prüflabor gehört usw.; • Einzelpersonen im Labor; • die Anwender des Gerätes?		
4.5-3	Sind die Zuständigkeiten für die Erstellung, Prüfung und Freigabe von Kalibrieranweisungen (inkl. Festlegung von Kalibrierintervallen usw.) geregelt?		
4.5-4	Liegen dokumentierte und auf die eingesetzten Prüfmittel zugeschnittene Kalibrieranweisungen vor (inkl. einer Beschreibung der Einzelschritte, Ablaufdiagramme usw.)?		
4.5-5	Welche Normale stehen im Labor zur Verfügung?		
	Fragen zum QM-System im med. Prüflabor	Bemerkungen	B

Nr.	Fragen zum QM-System im med. Prüf-labor	Bemerkungen	B
4.5-6	Sind die Normale direkt oder indirekt an nationale oder internationale Normale angeschlossen, entsprechend gekennzeichnet und mit Zeugnissen versehen?		
4.5-7	Sind die Zuständigkeiten für die Beschaffung und die Verwaltung der Normale geregelt?		
4.5-8	Sind die Prüfgeräte entsprechend ihrem Kalibrierstatus gekennzeichnet?		
4.5-9	Werden, wo dies erforderlich ist, die Umgebungsbedingungen einer Kalibrierung erfaßt, geregelt, eingehalten und dokumentiert?		
4.5-10	Werden Kalibriervorschriften systematisch ermittelt, festgelegt, geprüft und gegebenenfalls korrigiert?		
4.5-11	Werden die Kalibrierergebnisse und die ermittelten Meßunsicherheiten dokumentiert?		

Nr.	Fragen zum QM-System im med. Prüf-labor	Bemerkungen	B
4.6	**EDV (Elektronische Datenverarbeitung)**		
4.6-1	Liegt eine Beschreibung des vom med. Prüflabor eingesetzten EDV-Konzeptes vor?		
4.6-2	Wie ist sichergestellt, daß das eingesetzte EDV-System (Hard- und Software) zuverlässig und stabil arbeitet und eine unbeabsichtigte und unkontrollierte Beeinflussung der Prüfergebnisse und sonstigen Daten ausgeschlossen ist? Kommentar: Dies ist eine in der Vergangenheit häufig vernachlässigte Frage. In vielen Labors sind über die Jahre Software-Komponenten teilweise selbst geschrieben und dem bestehenden System hinzugefügt worden. Dokumentationen hierüber liegen häufig nicht vor, Validierungen wurden oft nur unvollständig durchgeführt. Inzwischen liegt mit dem Leitfaden ISO 9000-3 eine Richtschnur vor, welche Anforderungen an die Software-Herstellung und Software-Wartung zu stellen sind.		
4.6-3	Liegen in den Fällen, wo dies zweckmäßig oder wünschenswert erscheint, Aufzeichnungen über durchgeführte Veränderungen am EDV-System vor (Hard- und Software)?		

Nr.	Fragen zum QM-System im med. Prüf-labor	Bemerkungen	B
4.6-4	Liegen über die maßgeblichen EDV-Komponenten analoge Aufzeichnungen vor, wie über Prüfmittel?		
4.6-5	Wie wurde das EDV-System validiert und liegen entsprechende Aufzeichnungen vor?		
4.6-6	Sind für alle Beschäftigten des med. Prüflabors die Zugriffs- und Änderungsrechte auf das EDV-System und die Datenbestände definiert und zweckmäßig?		
4.7	**Chemikalien, Hilfsstoffe und Labormaterialien**		
4.7-1	Gibt es geeignete Lagerungsmöglichkeiten für die im med. Prüflabor verwendeten Chemikalien, Hilfsstoffe und Labormaterialien?		
4.7-2	Werden die gesetzlichen und behördlichen Vorschriften bezüglich der Lagerung von Chemikalien, Hilfsstoffen und Labormaterialien eingehalten?		
4.7-3	Gibt es ein systematisches Verfahren zur regelmäßigen Überprüfung überalterter Chemikalien, Hilfsstoffe usw.?		

Nr.	Fragen zum QM-System im med. Prüf-labor	Bemerkungen	B
4.7-4	Gibt es Arbeitsanweisungen für die Reinigung und Desinfektion von Labormaterialien (Reagenzkolben, Meßzylinder, Probenbehälter usw.)?		
4.7-5	Gibt es Regelungen für die Entsorgung von (z. B. abgelaufenen) Chemikalien, Hilfsstoffen, Reagenzgefäßen usw.?		
4.8	**Referenz-Meßnormale und Referenzmaterialien**		
4.8-1	Werden (zertifizierte) Referenzmaterialien eingesetzt und in welchen Prüfbereichen?		
4.8-2	Gibt es eine Liste der vom Labor akzeptierten Lieferanten von Referenzmaterialien?		
4.8-3	Verfügt das med. Prüflabor über Verfahrensanweisungen für die Beschaffung, Registrierung, Lagerung, Überprüfung sowie Verwaltung und Handhabung von Referenzmaterialien?		
4.8-4	Verfügt das Labor über Verfahrensanweisungen für die Anwendung von Referenzmaterialien?		

Nr.	Fragen zum QM-System im med. Prüflabor	Bemerkungen	B
4.8-5	Gibt es ein Verzeichnis über die im med. Prüflabor vorhandenen Referenzmaterialien? Kommentar: In vielen Labors wird die Verwaltung der Referenzmaterialien per EDV vorgenommen.		
4.8-6	Werden Referenzmaterialien sicher, zweckmäßig und getrennt von anderen Substanzen gelagert?		

Nr.	Fragen zum QM-System im med. Prüf-labor	Bemerkungen	B
5	**Laborpersonal und Schulung**		
	Erläuterung: Dieser Abschnitt der Checkliste beschäftigt sich mit speziellen Anforderungen bezüglich des Laborpersonals, dessen Zuständigkeiten und an das Schulungskonzept des med. Prüflabors.		
5-1	Liegen für die im med. Prüflabor besetzten Stellen Stellenbeschreibungen vor?		
5-2	Sind die Zuständigkeiten für die Aktualisierung und Freigabe der Stellenbeschreibungen geregelt?		
5-3	Sind der Aufbewahrungsort und die Zugriffsrechte für die Stellenbeschreibungen geregelt und schriftlich festgelegt?		
5-4	Ist der Inhalt und Umfang der Stellenbeschreibungen für die jeweiligen Funktionsbereiche angemessen? Kommentar: Hierbei ist zum Beispiel darauf zu achten, daß einzelne Mitarbeiter des med. Prüflabors durch die Zuweisung zu vieler Funktionen faktisch oft nicht mehr in der Lage sind, diese wirklich auszufüllen. Die Stellenbeschreibungen müssen vor allem auch die fachlichen Voraussetzungen für die jeweiligen Positionen festlegen.		

Nr.	Fragen zum QM-System im med. Prüf-labor	Bemerkungen	B
5-5	Liegt für jeden Mitarbeiter des med. Prüflabors eine Personalakte vor, aus der seine Ausbildung, sein beruflicher Werdegang, seine besonderen Qualifikationen und absolvierten Weiterqualifizierungen sowie weitere einschlägige Informationen ersichtlich sind?		
5-6	Liegen für diejenigen Mitarbeiter, für deren Aufgaben dies erforderlich ist, gültige aktuelle Ausbildungszertifikate vor?		
5-7	Sind die Zuständigkeiten für die Aktualisierung der Personalakten geregelt?		
5-8	Sind der Aufbewahrungsort und die Zugriffsrechte für die Personalakten geregelt?		
5-9	Wird mit allen Mitarbeitern des Prüflabors regelmäßig (z. B. jährlich) ein Mitarbeitergespräch geführt, in dessen Rahmen auch auf den Schulungsbedarf des betreffenden Mitarbeiters eingegangen wird? Kommentar: Die Mitarbeitergespräche sind kein Pflichtpunkt der EN 45001. Sie sind jedoch ein gutes Instrument, um mit den Mitarbeitern "im Gespräch zu bleiben" und den Schulungsbedarf zu ermitteln.		
5-10	Sind die Zuständigkeiten für die Ermittlung des Schulungsbedarfs von Mitarbeitern festgelegt?		

Nr.	Fragen zum QM-System im med. Prüflabor	Bemerkungen	B
5-11	Sind Verfahren und die Zuständigkeiten für die Dokumentation der durchgeführten Weiterbildungsmaßnahmen festgelegt?		
5-12	Sind Verfahren und die Zuständigkeiten für die Bewertung der Effizienz von durchgeführten Weiterbildungsmaßnahmen festgelegt?		
5-13	Sind die bisher durchgeführten Weiterbildungsmaßnahmen für die einzelnen Mitarbeiter des med. Prüflabors als angemessen und hinreichend zu bewerten?		
5-14	Wurden die Mitarbeiter des med. Prüflabors in das QM-System des Prüflabors eingewiesen und sind die entsprechenden Maßnahmen als hinreichend zu bewerten? Kommentar: Ob die durchgeführten Maßnahmen als hinreichend angesehen werden können, ergibt sich in der Regel auch aus den internen Audits.		
5-15	Gibt es spezielle Einarbeitungsmaßnahmen für neue Mitarbeiter des med. Prüflabors und sind diese Maßnahmen schriftlich aufgezeichnet?		

Nr.	Fragen zum QM-System im med. Prüflabor	Bemerkungen	B
6	**Prüfverfahren und Prüfanweisungen**		
	Erläuterung: Dieser Abschnitt der Checkliste beschäftigt sich mit verschiedenen Fragen bezüglich der im med. Prüflabor angewandten Prüfverfahren und Prüfanweisungen.		
6-1	Liegt ein dem Änderungsstand unterliegendes aktuelles Verzeichnis der im med. Prüflabor angewandten Prüfverfahren vor? Kommentar: Die im Labor zum Einsatz kommenden Prüfverfahren haben in der Regel unterschiedliche Qualität. Zum Teil handelt es sich um allgemein anerkannte Standardverfahren, andererseits handelt es sich um selbst entwickelte oder um modifizierte Standardverfahren. Diese sind wiederum teilweise validiert, teilweise veraltet. Das Labor muß daher ein Verzeichnis der aktuell praktizierten Prüfverfahren erstellen und dieses auch aktualisieren.		
6-2	Unterliegen die Prüfanweisungen der Lenkung der Dokumente und sind sie eindeutig und unverwechselbar mit Revisionsstand gekennzeichnet?		

Nr.	Fragen zum QM-System im med. Prüflabor	Bemerkungen	B
6-3	Verfügt das med. Prüflabor über Verfahrensanweisungen zur Regelung der ● Entwicklung, ● Validierung, ● Freigabe und ● Anwendung von Prüfverfahren und regeln diese Verfahrensregelungen auch die personellen Zuständigkeiten im Labor eindeutig? Kommentar: Die Verfahrensanweisungen zur Entwicklung und Validierung von Prüfverfahren sind natürlich nur dann gefordert, wenn das med. Prüflabor Prüfverfahren selbst entwickelt oder Standardverfahren abwandelt.		
6-4	Wird bei der Validierung von eigenen Prüfverfahren auf Aspekte wie: ● Präzision, ● Richtigkeit, ● Linearität, ● Nachweisgrenze, ● Bestimmungsgrenze, ● Spezifität Bezug genommen?		

Nr.	Fragen zum QM-System im med. Prüflabor	Bemerkungen	B
6-5	Verfügt das med. Prüflabor über Aufzeichnungen zu durchgeführten Validierungen von Prüfverfahren?		
6-6	Verfügt das med. Prüflabor über Verfahrensanweisungen, wie Prüfverfahren von anderen Stellen übernommen und im Labor implementiert werden?		
6-7	Verfügt das med. Prüflabor über Verfahrensanweisungen, wie Prüfverfahren an andere Teile des Labors (z. B. Zweigniederlassungen) oder an externe Stellen übergeben werden und wie ihre korrekte Anwendung sichergestellt wird?		
6-8	Verfügt das med. Prüflabor über eine Verfahrensanweisung zur Regelung der Erstellung von Prüfanweisungen und legt diese auch den Mindestinhalt von Prüfanweisungen fest?		
6-9	Verfügt das med. Prüflabor über Regelungen bezüglich der Freigabe und Lenkung von Prüfanweisungen?		
6-10	Verfügt das med. Prüflabor über Verfahren zur regelmäßigen Überprüfung der Aktualität von Prüfverfahren und Prüfanweisungen?		

Nr.	Fragen zum QM-System im med. Prüflabor	Bemerkungen	B
6-11	Verfügt das med. Prüflabor über Verfahrensanweisungen zur Anwendung von statistischen und anderen Verfahren bei der • Beurteilung, • Entwicklung und • Validierung von Prüfverfahren?		
6-12	Verfügt das med. Prüflabor über Verfahrensanweisungen zum Einsatz von statistischen und anderen Verfahren bei der Anwendung von Prüfverfahren (z. B. Qualitätsregelkarten, Plausibilitätschecks usw.)?		
6-13	Verfügt das med. Prüflabor über Verfahren zur Probenahme? Kommentar: Für die Verfahren zur Probenahme und die dazugehörigen Anweisungen gelten die oben gestellten Anforderungen an Prüfverfahren und Prüfanweisungen analog. Bezüglich der Verfahren zur Probenahme ist jedoch besonders zu beachten, daß in med. Einrichtungen die Proben häufig von Personen genommen werden, die nicht zum Prüflabor gehören. In diesen Fällen ist besondere Sorgfalt auf die Qualifikation des probenehmenden Personals zu richten.		
6-14	Wie wird die Kompetenz des probenehmenden Personals sichergestellt?		

Nr.	Fragen zum QM-System im med. Prüf-labor	Bemerkungen	B
6-15	Verfügt das med. Prüflabor über Verfahrensregelungen bezüglich des ● Umganges und der ● Archivierung/Entsorgung von Rohdaten?		
Nr.	Fragen zum QM-System im med. Prüflabor	Bemerkungen	B

Nr.	Fragen zum QM-System im med. Prüflabor	Bemerkungen	B
7	**Handhabung der Proben und Prüfgegenstände**		
	Erläuterung: Dieser Abschnitt der Checkliste beschäftigt sich mit den verschiedenen Aspekten der Annahme, Teilung, Registrierung, Kennzeichnung, Lagerung und Entsorgung von Proben im med. Prüflabor.		
7-1	Verfügt das med. Prüflabor über Verfahrensanweisungen zur Annahme und Registrierung von Proben und Prüfgegenständen?		
7-2	Verfügt das med. Prüflabor über angemessene Verfahren zur Kennzeichnung der Proben und Prüfgegenstände?		
7-3	Verfügt das Prüflabor über angemessene und klare Regelungen bezüglich der Probenlenkung im Labor? Kommentar: Hierunter fallen insbesondere alle Aspekte der Rückverfolgbarkeit der Proben.		
7-4	Verfügt das med. Prüflabor über angemessene Verfahren zur Lagerung der Proben und Prüfgegenstände vor, während und nach der Prüfung?		

Nr.	Fragen zum QM-System im med. Prüflabor	Bemerkungen	B
7-5	Verfügt das med. Prüflabor über Verfahrensanweisungen bezüglich Verpackung und Versand von Proben?		
7-6	Verfügt das med. Prüflabor über ein Konzept zum Umgang mit Rückstellproben? Kommentar: Hier sind insbesondere auch die Lagerungsarten für Rückstellproben inkl. Rückstellprobenlager zu berücksichtigen.		
7-7	Verfügt das med. Prüflabor über ein Entsorgungskonzept für Proben, Prüfgegenstände, Chemikalien usw., das den gesetzlichen und sonstigen Anforderungen genügt?		

Nr.	Fragen zum QM-System im med. Prüflabor	Bemerkungen	B
8	**Aufzeichnungen und Archivierung**		
	Erläuterung: Dieser Abschnitt der Checkliste beschäftigt sich mit verschiedenen Aspekten der im med. Labor anfallenden Aufzeichnungen und deren Archivierung.		
8-1	Verfügt das med. Prüflabor über Verfahrensanweisungen, in denen festgelegt wird, in welchen Bereichen welche Aufzeichnungen auf welche Weise anzufertigen sind?		
8-2	Verfügt das med. Prüflabor über Verfahrensanweisungen zur Regelung der Archivierung von Aufzeichnungen?		
8-3	Sind für die unterschiedlichen Aufzeichnungsarten im med. Prüflabor jeweils der Aufbewahrungsort, die Aufbewahrungsart und die Aufbewahrungsdauer geregelt?		
8-4	Entsprechen die Prüfberichte (Befunde) des med. Prüflabors den Anforderungen der EN 45001?		
8-5	Verfügt das med. Prüflabor über Verfahren zur Vernichtung von Aufzeichnungen?		

Nr.	Fragen zum QM-System im med. Prüflabor	Bemerkungen	B
9	**Beschaffung und Unteraufträge**		
	Erläuterung: Dieser Abschnitt der Checkliste beschäftigt sich mit den unterschiedlichen Aspekten der Beschaffung im med. Prüflabor. Wegen ihrer besonderen Bedeutung werden dabei folgende Aspekte der Beschaffung besonders hervorgehoben: ● Prüfmittel; ● Software; ● Hilfsstoffe und Chemikalien; ● Referenzmaterialien; ● Vergabe von Unteraufträgen.		
9.1	**Beschaffung: Prüfmittel**		
9.1-1	Gibt es im med. Prüflabor ein Verfahren zur Auswahl von Lieferanten von Prüfmitteln?		
9.1-2	Nach welchen Kriterien werden Lieferanten von Prüfmitteln beurteilt? Kommentar: Mögliche Kriterien zur Beurteilung von Lieferanten wären z. B.: ● Frühere Lieferungen und Leistungen; ● Individueller Service des Lieferanten; ● Lieferant hat Standards gesetzt usw.		

Nr.	Fragen zum QM-System im med. Prüflabor	Bemerkungen	B
9.1-3	Werden qualitätsbezogene Aufzeichnungen über Lieferanten von Prüfmitteln angefertigt und aufbewahrt?		
9.1-4	Gibt es Regelungen für die Aufnahme von Lieferanten von Prüfmitteln in die Lieferantenliste des med. Prüflabors und liegt eine solche Liste vor? Kommentar: Es sollten auch Regelungen für die Streichung von Lieferanten aus der Lieferantenliste vorhanden sein.		
9.1-5	Sind die Zuständigkeiten für die Festlegung der Anforderungen an zu beschaffende Prüfmittel im med. Prüflabor geregelt?		
9.1-6	Sind die Zuständigkeiten geregelt für die Erstellung, Prüfung und Freigabe von Beschaffungsunterlagen für Prüfmittel? Kommentar: Hierbei ist sicherzustellen, daß die Liefer- und Servicebedingungen des Lieferanten im Sinne des Labors sind.		
9.1-7	Enthalten die Beschaffungsunterlagen alle nötigen Angaben?		

Nr.	Fragen zum QM-System im med. Prüf-labor	Bemerkungen	B
9.1-8	Wird eine ordnungsgemäße Eingangs- und Annahmekontrolle von gelieferten Prüf-mitteln durch das Labor durchgeführt? Kommentar: Dies betrifft neue und reparierte oder auch kali-brierte Prüfmittel.		
9.2	**Beschaffung: Software**		
9.2-1	Gibt es im med. Prüflabor ein Verfahren zur Auswahl von Lieferanten von Soft-ware?		
9.2-2	Nach welchen Kriterien werden Lieferan-ten von Software beurteilt?		
9.2-3	Werden qualitätsbezogene Aufzeichnun-gen über Lieferanten von Software ange-fertigt und aufbewahrt?		
9.2-4	Gibt es Regelungen für die Aufnahme von Lieferanten von Software in die Lieferan-tenliste des med. Prüflabors und liegt eine solche Liste vor? Kommentar: Es sollten auch Regelungen für die Streichung von Lieferanten von Software aus der Lieferan-tenliste vorhanden sein. Eine mögliche Regelung für die Aufnahme von Softwarelieferanten in die Lieferantenliste könn-te sein, daß nur solche Lieferanten Aufnahme finden, die validierte Software anbieten und die generell nach den ISO-Standards ISO 9001 und ISO 9000-3 arbeiten.		

Nr.	Fragen zum QM-System im med. Prüflabor	Bemerkungen	B
9.2-5	Sind die Zuständigkeiten für die Festlegung der Anforderungen an zu beschaffende Software im med. Prüflabor geregelt?		
9.2-6	Sind die Zuständigkeiten geregelt für die Erstellung, Prüfung und Freigabe von Beschaffungsunterlagen für Software? Kommentar: Hierbei ist sicherzustellen, daß die Liefer- und Servicebedingungen des Lieferanten im Sinne des Labors sind und daß die EDV-Abteilung, wo nötig, ein Mitsprache- und Entscheidungsrecht hat.		
9.2-7	Enthalten die Beschaffungsunterlagen für Software alle nötigen Angaben?		
9.2-8	Wird eine ordnungsgemäße Eingangs- und Annahmekontrolle von gelieferter Software durch das Labor oder durch die EDV-Abteilung durchgeführt?		
9.2-9	Gestattet der Lieferant von Software in den Fällen, wo dies nötig sein könnte, autorisierten Stellen Einblick in die Source-Codes? Kommentar: Es gibt Akkreditierungsstellen, die sich diese Option freihalten.		

Nr.	Fragen zum QM-System im med. Prüflabor	Bemerkungen	B
9.3	**Beschaffung: Hilfsstoffe und Chemikalien**		
9.3-1	Gibt es im med. Prüflabor ein Verfahren zur Auswahl von Lieferanten für Hilfsstoffe und Chemikalien?		
9.3-2	Nach welchen Kriterien werden Lieferanten von Hilfsstoffen und Chemikalien beurteilt?		
9.3-3	Werden qualitätsbezogene Aufzeichnungen über Lieferanten von Hilfsstoffen und Chemikalien angefertigt und aufbewahrt?		
9.3-4	Gibt es Regelungen für die Aufnahme von Lieferanten von Hilfsstoffen und Chemikalien in die Lieferantenliste des med. Prüflabors und liegt eine solche Liste vor? Kommentar: Es sollten auch Regelungen für die Streichung von Lieferanten aus der Lieferantenliste vorhanden sein.		
9.3-5	Sind die Zuständigkeiten für die Festlegung der Anforderungen an zu beschaffende Hilfsstoffe und Chemikalien im med. Prüflabor geregelt?		

Nr.	Fragen zum QM-System im med. Prüflabor	Bemerkungen	B
9.3-6	Sind die Zuständigkeiten geregelt für die Erstellung, Prüfung und Freigabe von Beschaffungsunterlagen für Hilfsstoffe und Chemikalien? Kommentar: Hierbei ist sicherzustellen, daß die Liefer- und Servicebedingungen des Lieferanten im Sinne des Labors sind. Man denke etwa an die Rücknahme nicht weiter verwendbarer Hilfsstoffe und Chemikalien durch manche Lieferanten.		
9.3-7	Enthalten die Beschaffungsunterlagen für Hilfsstoffe und Chemikalien alle nötigen Angaben?		
9.3-8	Wird eine ordnungsgemäße Eingangs- und Annahmekontrolle von gelieferten Hilfsstoffen und Chemikalien durchgeführt?		
9.4	**Beschaffung: Referenzmaterialien**		
9.4-1	Gibt es im med. Prüflabor Verfahren zur Auswahl von Lieferanten von Referenzmaterialien?		
9.4-2	Nach welchen Kriterien werden Lieferanten von Referenzmaterialien beurteilt?		
9.4-3	Werden qualitätsbezogene Aufzeichnungen über Lieferanten von Referenzmaterialien angefertigt und aufbewahrt?		

Nr.	Fragen zum QM-System im med. Prüflabor	Bemerkungen	B
9.4-4	Gibt es Regelungen für die Aufnahme von Lieferanten von Referenzmaterialien in die Lieferantenliste des med. Prüflabors und liegt eine solche Liste vor? Kommentar: Es sollten auch Regelungen für die Streichung von Lieferanten aus der Lieferantenliste vorhanden sein. Ein mögliches Kriterium für die Auswahl eines Lieferanten könnte z. B. seine Befähigung sein, zertifizierte Referenzmaterialien zu liefern.		
9.4-5	Sind die Zuständigkeiten für die Festlegung der Anforderungen an zu beschaffende Referenzmaterialien im med. Prüflabor geregelt?		
9.4-6	Enthalten die Beschaffungsunterlagen für Referenzmaterialien alle nötigen Angaben?		
9.4-7	Wird eine ordnungsgemäße Eingangs- und Annahmekontrolle von gelieferten Referenzmaterialien durchgeführt? Kommentar: Dabei sollte auch überprüft werden, ob die Transportbedingungen so waren, daß sie keinen negativen Einfluß auf die Beschaffenheit der Referenzmaterialien hatten.		

Nr.	Fragen zum QM-System im med. Prüf-labor	Bemerkungen	B
9.5	**Beschaffung: Vergabe von Prüfaufträ-gen an andere Prüflaboratorien**		
9.5-1	Verfügt das med. Prüflabor über Verfahren zur Auswahl von unterauftragnehmenden Labors? Kommentar: Hierbei sind sowohl medizinische als auch Kali-brier- und sonstige Labors zu berücksichtigen.		
9.5-2	Wie werden unterauftragnehmende Labors beurteilt? Kommentar: Ein mögliches Kriterium könnte z. B. sein, daß unterauftragnehmende Labors die Anforderun-gen der EN 45001 erfüllen müssen und ent-sprechend begutachtet werden. Die Begutachtung kann dabei durch die auftragsvergebende Stelle selbst oder aber durch eine Akkreditierungsstelle erfolgen.		
9.5-3	Werden vom med. Prüflabor Aufzeich-nungen über unterauftragnehmende Prüf-labors in Übereinstimmung mit der EN 45001 angefertigt und aufbewahrt?		
9.5-4	Gibt es eine Liste der vom med. Prüflabor akzeptierten unterauftragnehmenden La-bors?		
9.5-5	Sind im med. Prüflabor die Zuständigkei-ten für die Begutachtung und Auswahl von unterauftragnehmenden Labors geregelt?		

Nr.	Fragen zum QM-System im med. Prüf-labor	Bemerkungen	B
9.5-6	Werden an unterauftragnehmende Prüfla-bors Eignungstests vergeben oder wird ihre Teilnahme an Ringversuchen gefordert?		
9.5-7	Wird vor der Vergabe von Unteraufträgen an andere Labors von Auftraggebern die Zustimmung eingeholt? Kommentar: Mögliche Ausnahmen hierzu sind vorstellbar, so z. B. in Notfallsituationen oder wenn vertraglich mit dem Auftraggeber andere Regelungen getroffen sind.		
9.5-8	Enthalten Prüfberichte (Befunde) des med. Prüflabors den Hinweis auf gegebenenfalls eingesetzte unterauftragnehmende Labora-torien?		
9.5-9	Werden die Vertraulichkeitsregelungen des med. Prüflabors auch bei der Vergabe von Unteraufträgen eingehalten?		

Nr.	Fragen zum QM-System im med. Prüflabor	Bemerkungen	B
10	**Zusammenarbeit mit Auftraggebern**		
	Erläuterung: Dieser Abschnitt der Checkliste beschäftigt sich mit speziellen Anforderungen der EN 45001 bezüglich der Zusammenarbeit des Labors mit seinen Auftraggebern. Es handelt sich dabei um Mindestanforderungen, die im Einzelfall zweckmäßig ergänzt werden müssen.		
10-1	Verfügt das Prüflaboratorium über Verfahrensanweisungen zur Regelung der Zusammenarbeit mit Auftraggebern? Kommentar: Verträge mit Auftraggebern und Allgemeine Geschäftsbedingungen sind natürlich Bestandteil dieser Verfahrensregelungen.		
10-2	Enthalten diese Regelungen klare Festlegungen darüber, wie das med. Prüflabor Prüfaufträge mit seinen Auftraggebern abstimmt?		
10-3	Stellt das med. Prüflabor sicher, daß Auftraggeber bei den von ihnen in Auftrag gegebenen Prüfungen anwesend sein können?		
10-4	Verfügt das med. Prüflaboratorium über eine ausreichende Versicherung zur Abdeckung von Sach-, Vermögens- und Personenschäden?		

Nr.	Fragen zum QM-System im med. Prüflabor	Bemerkungen	B
10-5	Enthalten die Allgemeinen Geschäftsbedingungen des med. Prüflabors oder sonstige vertragliche Vereinbarungen alle relevanten Vertragselemente?		
10-6	Verfügt das med. Prüflabor über Verfahrensanweisungen zur Regelung der Vorgehensweise und der Zuständigkeiten bei der Auftragsprüfung, Auftragsannahme und Auftragsabwicklung?		
10-7	Wie werden Prüfergebnisse an Auftraggeber übergeben? Kommentar: Besitzt insbesondere das med. Prüflabor die Kapazität und Fähigkeit, dem Auftraggeber Prüfergebnisse zu erläutern?		
10-8	Verfügt das med. Prüflabor über ein dokumentiertes Beschwerdeverfahren und ist dieses für die Bedürfnisse des Labors hinreichend?		
10-9	Verfügt das med. Prüflabor über Aufzeichnungen bezüglich eingegangener und abgearbeiteter Beschwerden?		
10-10	Werden umfassende Maßnahmen zur Behandlung von Beschwerden durchgeführt und wird dabei geprüft, ob eine Beschwerde Auswirkungen auf andere Prozesse, Prüfungen usw. mit sich zieht?		

Nr.	**Fragen zum QM-System im med. Prüflabor**	**Bemerkungen**	**B**
10-11	Existiert im med. Prüflabor ein Verfahren zur Prüfung, ob registrierte und berechtigte Beschwerdefälle sich wiederholen können und werden entsprechende Korrekturmaßnahmen eingeleitet? Kommentar: Das med. Prüflabor sollte für sich definieren, was aus seiner Sicht eine Beschwerde ist und in welcher Form es Beschwerden entgegennimmt (z. B. nur schriftlich).		
10-12	Werden im Anschluß an Beschwerden über durchgeführte Korrekturmaßnahmen Aufzeichnungen geführt?		
	Fragen zum QM-System im med. Prüflabor	**Bemerkungen**	**B**

Nr.	Fragen zum QM-System im med. Prüflabor	Bemerkungen	B
11	**Zusammenarbeit mit anderen Stellen**		
	Hinweis: Dieser Abschnitt der Checkliste beschäftigt sich mit diversen Aspekten der Zusammenarbeit des med. Prüflabors mit anderen Stellen. Dabei wird insbesondere auf jene Aspekte eingegangen, die auf zusätzliche Befähigungsnachweise des med. Prüflabors abzielen.		
11.1	**Ringversuche und Eignungstests**		
11.1-1	Verfügt das med. Prüflabor über ein angemessenes Konzept für seine Teilnahme an Ringversuchen? Kommentar: In manchen Bereichen ist es Pflicht für das med. Prüflabor, an gewissen Ringversuchen erfolgreich teilzunehmen. Akkreditierungsstellen können darüber hinaus die Akkreditierung von weiteren erfolgreichen Teilnahmen an Ringversuchen abhängig machen.		
11.1-2	Hat das med. Prüflabor an Eignungstests teilgenommen? Kommentar: Akkreditierungsstellen machen Akkreditierungen häufig vom erfolgreichen Bestehen von Eignungstests abhängig; insbesondere in den Prüfbereichen, wo das med. Prüflabor bisher nicht an Ringversuchen teilgenommen hat, oder wo bisher noch keine Ringversuche etabliert sind.		

Nr.	Fragen zum QM-System im med. Prüflabor	Bemerkungen	B
11.1-3	Werden die Ergebnisse von Ringversuchen und Eignungstests systematisch ausgewertet und nötigenfalls Korrekturmaßnahmen im med. Prüflabor eingeleitet?		
11.1-4	Sind Abläufe und Zuständigkeiten für die Planung, Durchführung und Ergebnisauswertung von Ringversuchen im Labor geregelt?		
11.2	**Mitarbeit in Fachausschüssen und Normengremien**		
11.2-1	Beteiligen sich das med. Prüflabor oder seine Mitarbeiter an der Erstellung von nationalen oder internationalen Normen oder sonstigen Vorschriften für den Bereich Prüf- und Kalibrierwesen?		
11.2-2	Pflegt das med. Prüflabor einen Erfahrungsaustausch mit Stellen wie EUROLAB, EURACHEM oder anderen nationalen oder internationalen Laborgremien?		
11.2-3	Arbeitet das med. Prüflabor mit anderen Stellen (z. B. Prüflabors, Forschungseinrichtungen usw.) zusammen, um aktuelle Entwicklungen im Bereich Prüfwesen zu verfolgen und zu beeinflussen?		

Nr.	Fragen zum QM-System im med. Prüflabor	Bemerkungen	B
11.3	**Zusammenarbeit mit Akkreditierungsstellen**		
11.3-1	Verfügt das Prüflabor über Verfahrensanweisungen zur Regelung der Zusammenarbeit mit seinen Akkreditierungsstellen? Kommentar: Die EN 45001 verpflichtet Prüflaboratorien zur Einhaltung der EN 45001 und der Auflagen der Akkreditierungsstellen. Letztere schließen mit den von ihnen akkreditierten Labors einen Vertrag ab, der die Pflichten benennt, die ein akkreditiertes Labor zu erfüllen hat. Das med. Prüflabor muß die Einhaltung dieser Pflichten systematisch sicherstellen.		
11.3-2	Verfügt das Prüflaboratorium über Verfahrensanweisungen zum Umgang mit seiner Akkreditierung? Kommentar: Die EN 45001 und die zwischen dem med. Prüflabor und den Akkreditierungsstellen im Rahmen einer Akkreditierung zu schließenden Verträge verpflichten das Labor, mit seiner Akkreditierung nicht irreführend zu werben. Das Labor tut daher gut daran, dies systematisch sicherzustellen.		

TEIL III   Praxisberichte: Zertifizierte medizinische Einrichtungen stellen sich vor

In diesem Abschnitt berichten Vertreter aus unterschiedlichen medizinischen Einrichtungen, einem Pharmaunternehmen und aus einer Lehranstalt im Gesundheitswesen, die bereits eine Zertifizierung nach der ISO 9001 oder sogar ISO 14001 abgeschlossen haben.

Diese Praxisberichte sind als zusätzliche Anregungen für den Leser gedacht, da er aus ihnen die konkrete Vorgehensweise der Autoren in ihren Unternehmen und die dabei gemachten Erfahrungen entnehmen kann.

Alle Verfasser sind bereit, interessierten Fachkollegen auch in Einzelgesprächen ihr Know-how zur Verfügung zu stellen. Die Anschriften der jeweiligen Unternehmen sind daher angegeben.

3.1 Einführung und Umsetzung des Qualitätsmanagementsystems nach DIN EN ISO 9001 in einer Rehabilitationsklinik
"Berücksichtigung von Widerständen und deren Überwindung"

Günther Knauer

Weserland-Klinik
32602 Vlotho-Bad Seebruch

Die Weserland-Klinik Vlotho-Bad Seebruch ist Rehabilitationsklinik und Fachklinik für Anschlußheilbehandlung für Orthopädie, Innere Medizin, Rheumatologie und Physikalische Medizin. Sie ist Teil der Unternehmensgruppe, Private Krankenanstalten Dr. Dr. med. Friedrich-Wilhelm Nebel GmbH und Co. KG, die derzeit aus den beiden Weserland-Kliniken Vlotho-Bad Seebruch und Petershagen-Bad Hopfenberg und den beiden Vogtland-Kliniken Bad Elster und Bad Brambach besteht.

Die Gruppe verfügt über ca. 1.300 Betten und beschäftigt annähernd 800 Mitarbeiter.

Zum Indikationsgebiet des Gesamtunternehmens zählen neben der Orthopädie, Inneren Medizin und Rheumatologie auch Neurologie, Kardiologie, Nephrologie und Gynäkologie.

Vorsorge- und Rehabilitationseinrichtungen müssen gemäß § 137 SGB V ebenso wie Akutkrankenhäuser nachweisen, daß sie sich an Maßnahmen zur Qualitätssicherung beteiligen.

§ 137 SGB V

Die nach § 108 zugelassenen Krankenhäuser sowie die Vorsorge- und Rehabilitationseinrichtungen, mit denen ein Vertrag nach § 111 besteht, sind verpflichtet, sich an Maßnahmen zur Qualitätssicherung zu beteiligen. Die Maßnahmen sind auf die Qualität der Behandlung, der Versorgungsabläufe und der Behandlungsergebnisse zu erstrecken. Sie sind so zu gestalten, daß vergleichende Prüfungen ermöglicht werden.

Qualitätssicherungsmaßnahmen im Krankenhaus sowie in Vorsorge- und Rehabilitationseinrichtungen sollen eine medizinisch hochwertige und wirtschaftliche Leistungserbringung sicherstellen. Die nähere Ausgestaltung wird vertraglich geregelt.

Als Rehabilitationsklinik hat sich die Weserland-Klinik Vlotho-Bad Seebruch, wie 600 andere Rehabilitationseinrichtungen, dem Qualitätssicherungsprogramm des Verbandes der Rentenversicherungsträger angeschlossen.

Die im Verband Deutscher Rentenversicherungsträger zusammengeschlossenen Träger der gesetzlichen Rentenversicherungen haben ein 5-Punkte-Programm als gemeinsame Grundlage für die Qualitätssicherung in der medizinischen Rehabilitation beschlossen:

1. Klinikkonzeption

Klinikkonzeption

Zusätzlich zu den bisherigen Klinikangaben sind dem RV-Träger einmal jährlich und im Falle wesentlicher Änderungen detaillierte schriftliche Angaben zu den Indikationen, den Behandlungszielen sowie den diagnostischen und therapeutischen Leistungen zur Verfügung zu stellen.

2. Patiententherapiepläne

Patiententherapiepläne

Für die in der Rehabilitationseinrichtung behandelten Patientengruppen sind Art, Umfang und zeitliche Abfolge der Rehabilitationsleistungen sowie die Behandlungsziele dem RV-Träger in Form von indikationsbezogenen Therapieplänen zur Verfügung zu stellen.

3. Qualitäts-Screening

Vierteljährlich müssen für eine 3%ige Stichprobe von Rehabilitanden bestimmte Qualitätsdaten, der ärztliche Entlassungsbericht sowie eine Auflistung der durchgeführten therapeutischen Leistungen der BfA übermittelt werden.

Qualitäts-Screening

(1) Die Regelhaftigkeit der Behandlung sowie das angestrebte und erreichte Behandlungsergebnis sind für eine vom RV-Träger gezogene Stichprobe von Rehabilitanden zu dokumentieren. Die daraus vor-

genommenen klinikbezogenen Auswertungen werden von seiten des RV-Trägers einer vergleichenden Prüfung unterzogen.

(2) Die Rehabilitationseinrichtung erhält vom RV-Träger neben den Auswertungsergebnissen zu den eigenen Rehabilitanden die Untersuchungsergebnisse aus strukturgleichen Kliniken, ohne daß ein Rückschluß auf einzelne andere Einrichtungen möglich ist. Die Ergebnisse werden zusätzlich klinikbezogen fortgeschrieben.

(3) Die vergleichenden Prüfungen der Behandlungs- und Ergebnisqualität müssen im Aufgabenfeld der Kliniken berücksichtigt werden. Soweit aus den Qualitätsprüfungen Mängel oder negative Entwicklungen erkennbar werden, die im Verantwortungsbereich der Einrichtungen liegen, sind diese verpflichtet, Abhilfe zu schaffen und den RV-Träger über die getroffenen Maßnahmen zu unterrichten.

4. Patientenbefragung

Drei Monate nach Entlassung aus der Heilbehandlung werden 15 % der Patienten angeschrieben und um Beantwortung und Rücksendung eines Fragebogens gebeten. In diesem Fragebogen werden Bewertungen der ärztlichen und pflegerischen Betreuung, der angewandten therapeutischen Mittel und der Gesamteindruck der Reha-Maßnahme nachgefragt.

Patientenbefragungen

(1) Von dem RV-Träger werden regelmäßig klinikbezogene Stichproben von Rehabilitanden schriftlich befragt. Diese in der Regel katamnestischen Erhebungen beinhalten Fragen zu den Ergebnissen der Rehabilitation und zur Patientenzufriedenheit. Die daraus vorgenommenen klinikbezogenen Auswertungen werden von seiten des RV-Trägers einer vergleichenden Prüfung unterzogen.

(2) Die Rehabilitationseinrichtung erhält vom RV-Träger neben den Auswertungsergebnissen zu den eigenen Rehabilitanden die Untersuchungsergebnisse aus strukturgleichen Kliniken, ohne daß ein Rückschluß auf einzelne andere Einrichtungen möglich ist. Die Ergebnisse werden zusätzlich klinikbezogen fortgeschrieben.

(3) Die vergleichenden Untersuchungsergebnisse der Patientenbefragungen müssen im Aufgabenfeld der Kliniken berücksichtigt werden. Soweit aus den vergleichenden Untersuchungsergebnissen Mängel oder negative Entwicklungen erkennbar werden, die im Verantwortungsbereich der Einrichtungen liegen, sind diese verpflichtet, Abhilfe zu

schaffen und den RV-Träger über die getroffenen Maßnahmen zu unterrichten.

5. Qualitätszirkel

Es müssen klinikinterne und externe Qualitätszirkel eingerichtet werden. Die Protokolle über die regelmäßigen Zusammenkünfte sind der BfA halbjährlich zu übermitteln.

Qualitätszirkel

(1) Es müssen klinikinterne, interdisziplinär angelegte Qualitätszirkel eingerichtet werden. Aufgabe dieser Zirkel ist die umfassende interne Qualitätssicherung im Sinne eines Total Quality Management unter besonderer Berücksichtigung der vergleichenden Qualitätsprüfungen. Wesentlicher Bestandteil der Arbeit ist die Auseinandersetzung mit den klinikbezogenen Auswertungsergebnissen zum Qualitäts-Screening und der Patientenbefragung.

(2) Darüber hinaus sind klinikübergreifende Qualitätszirkel zu bilden, die sich insbesondere aus leitenden Klinikärzten, Abteilungs- und Oberärzten mit vergleichbaren Rehabilitationsaufgaben und -tätigkeiten zusammensetzen. Vorrangige Aufgabe der klinikübergreifenden Qualitätszirkel ist die fachliche, indikationsorientierte Auseinandersetzung mit den Methoden, Zielen und der Praxis der Rehabilitation.

(3) Sowohl auf der Ebene der internen wie auch der klinikübergreifenden Qualitätszirkel sollen regelmäßige Treffen stattfinden. Der RV-Träger soll über das Konzept und die erzielten Ergebnisse der Qualitätszirkel unterrichtet werden.

Dies sind von externer Seite geforderte Daten, die mehr oder weniger Rückschlüsse auf die Qualität der Behandlung in unserem Haus zulassen.
Um nun aber entsprechende Daten herausgeben zu können, war für uns die Frage, wie wir nun intern die Abläufe organisieren, damit die Qualität unserer Behandlung nachweislich sowohl den Forderungen der Patienten als auch den Vorstellungen der Kostenträger entspricht.

Hierbei stießen wir auf das Qualitätsmanagementsystem nach DIN ISO 9000.

Versuchen Sie es einmal, lassen Sie im Kollegenkreis die Worte „DIN ISO 9000" fallen und warten Sie die Reaktion ab. Sie wird von vehementer Ablehnung über das Eingeständnis, sich noch nicht hinreichend mit dem Thema vertraut gemacht zu haben, bis zur überzeugten Zustimmung reichen, mit der Besonderheit, daß die Ablehner in aller Regel nicht auf eigene Erfahrungen zurückgreifen können. Unter dem Begriff DIN ISO 9000 ff. werden Qualitätssicherungssysteme erfaßt, die in der Industrie schon seit langem ihren festen Platz haben. Ziel dieser Norm ist die Installierung eines Qualitätsmanagementes, das eine definierte Qualität sichert. Dabei wird dem Unternehmen weder ein inhaltlicher noch ein formaler Qualitätsbegriff vorgegeben. Das Unternehmen gibt selbst vor, welche Qualitätsziele es erreichen und wie es sich dafür organisieren will.

Die DIN ISO 9001 regelt Qualitätsforderungen für alle Phasen der Leistungserbringung.

Sie besteht aus 20 Elementen, die in einem Handbuch beschrieben und durch Richtlinien und Arbeitsanweisungen im Unternehmen geregelt werden müssen. Die Umsetzung muß überprüfbar sein, d. h. es muß eine nachweisliche Dokumentation bestehen.

Im Inhaltsverzeichnis unseres Handbuches finden sich diese 20 Elemente in etwas abgewandelter Form wieder.

Inhaltsverzeichnis

1. Allgemein
2. Verantwortung der Klinikleitung
3. Qualitätsmanagement-System
4. Vertragsprüfung
5. Entwicklung neuer Leistungsangebote
6. Lenkung der Dokumente und EDV-Daten
7. Beschaffung
8. Lenkung der vom Einweisenden beigestellten Leistungen
9. Leistungserbringung
10. Rückverfolgbarkeit von durchgeführten Leistungen
11. Prüfungen/Qualitätsaufzeichnungen
12. Überwachung der medizinisch-technischen Geräte
13. Prüfstatus
14. Lenkung fehlerhafter Leistungen/fehlerhafter Produkte
15. Korrektur- und Vorbeugemaßnahmen
16. Handhabung, Lagerung und Konservierung materieller Produkte
17. Interne Systemaudits
18. Schulungen/Weiterbildung
19. Bearbeitung von Patienten- und Kostenträgerreklamationen
20. Statistische Methoden

Als wir uns für die Einführung dieses Qualitätsmanagementsystems entschieden hatten, wurde zunächst ein Projektplan in Form eines Zeitrasters erstellt, indem die einzelnen Schritte terminlich festgelegt wurden (siehe Abbildung "Zeitraster" am Ende des Beitrags).

Die Einführungsstrategie umfaßte zunächst die Schulung aller Führungskräfte durch einen externen Berater. Anschließend wurden alle Mitarbeiter über das System informiert. Die Geschäftsführung legte die Qualitätspolitik fest und ernannte einen verantwortlichen Qualitätsbeauftragten. Mit Hilfe eines externen Beraters erstellte dieser das QM-Handbuch. Um alle Arbeiten termingerecht erledigen zu können, wurde ein sogenannter Q-Moderatoren-Zirkel eingerichtet. Jeder Abteilungsleiter benannte einen bereichskompetenten Mitarbeiter, der die Abläufe genau kannte und sie auch beschreiben konnte. Der Q-Moderatoren-Zirkel legte fest, welche Abläufe in den einzelnen Abteilungen beschrieben werden müssen und war für die Beschreibung und Termineinhaltung verantwortlich.
In regelmäßigen Sitzungen wurden die einzelnen Arbeitsanweisungen besprochen und die Umsetzung in den Abteilungen kontrolliert. Nachdem dies erledigt war, wurden Mitarbeiter, wiederum durch einen externen Berater, zu Auditoren geschult, Auditfragebögen erstellt und ein Auditplan festgelegt. Alle Abteilungen wurden zunächst einmal intern auditiert. Aufgrund der bei den Audits festgestellten Mängel wurden nochmals Korrekturen vorgenommen. Im Oktober erfolgte dann ein Voraudit durch die Zertifizierungsstelle der LGA (heutige LGA InterCert GmbH) in Nürnberg. Das Projekt fand dann seinen Abschluß mit der Zertifizierung im Januar 1996 und der Verleihung des Zertifikates.

Das Herzstück des Qualitätssicherungsprogramms nach DIN ISO 9000 ff. sind die Arbeitsanweisungen. Grundsätzlich werden alle Arbeitsanweisungen nach einem festen Schema erstellt. Zunächst werden Ziel und Zweck der Arbeitsanweisung erklärt, dann die Zuständigkeit geregelt und die Durchführung beschrieben. Unter der Überschrift Dokumentation werden Vorgabe- und Nachweisdokumente festgehalten. Alle Richtlinien, Arbeitsanweisungen und Formulare sind mit einer Nummer versehen.

Die Arbeitsanweisungen dienen wie das Handbuch, die intern erstellten und übergeordneten Richtlinien als Grundlage für die internen System- und Prozeßaudits.

Die internen Audits sind der zweite wesentliche Punkt des QS-Systems. Die DIN ISO sagt ja eigentlich nichts anderes als: „Beweise mir, daß du das tust, was du vorgibst zu tun!" Es nützt nichts, wenn man etwas vorgibt und kontrolliert es nicht.

Die internen Audits werden von speziell geschulten Mitarbeitern durchgeführt. Bei der Auswahl der Auditoren ist darauf zu achten, daß der Auditor mit dem zu auditierenden Bereich nichts zu tun haben darf, sich aber in diesem Bereich auskennen muß.

Unsere Audits bestehen aus zwei Fragenkomplexen:

1. allgemeine, organisatorische Fragen - sind in allen Bereichen gleich und
2. bereichsbezogene Fragen - beziehen sich auf die bereichsspezifischen Richtlinien und Arbeitsanweisungen.

Die Fragen werden durch die Auditoren in Zusammenarbeit mit dem Abteilungsleiter erstellt. Die Bewertung erfolgt nach einem Punktesystem, aus dem ein pro-
zentuales Ergebnis errechnet wird, dieses dient als Grundlage für die Abteilungs-
bewertung, die dann auch grafisch dargestellt wird.
Kommen wir nun zu den Widerständen und Schwierigkeiten bei der Einführung
und Umsetzung des QM-Systems.

Grundsätzlich traten drei Arten von Widerständen auf:

1. systembedingte Widerstände oder Schwierigkeiten
2. intern bedingte Widerstände oder Schwierigkeiten
3. extern bedingte Widerstände oder Schwierigkeiten

Eine systembedingte Schwierigkeit war die Interpretation der Elemente der DIN
ISO 9001, die ja aus der Industrie kommen, für den Klinikbereich. Verschiedene
Punkte wurden innerhalb des Q-Moderatoren-Zirkels lange diskutiert, bis eine zu-
treffende Interpretation gefunden war. So gibt es das Element „Design-Lenkung",
das wir in unserem Handbuch „Entwicklung neuer Leistungsangebote" genannt
haben oder das Element „Lenkung der vom Kunden beigestellten Produkte", das
wir als „Lenkung der vom Einweisenden beigestellten Leistungen" interpretiert
haben.

Eine zweite, wohl sehr wesentliche, Schwierigkeit liegt in der Bürokratie, die das
QM-System der DIN ISO 9000 mit sich bringt.
Die Nachweisbarkeit bedeutet, daß alle betrieblichen Abläufe niedergeschrieben
und dokumentiert werden müssen. Dies führt zu einem erhöhten Schreibaufwand,
aber letztlich läßt sich nur durch diese Bürokratie auch der Nachweis führen, daß
die Abläufe qualitätsrelevant durchgeführt werden. Zum anderen bringt es natürlich den Vorteil, daß eine größere Transparenz des Unternehmens erzielt wird, die
Mitarbeiterkompetenz gesteigert wird, die Einarbeitung neuer Mitarbeiter schneller erfolgt und Fehler von vornherein vermieden werden können.

Zu den intern bedingten Widerständen zählen:

1. Opposition der Mitarbeiter gegen jede Neuerung
2. möglichst positive Beschreibung der Arbeitsabläufe
3. Kontrolle durch Audits
4. Pflege des Systems

Jede Neuerung ruft zunächst einmal die Opposition hervor. Innovation führt bei den Mitarbeitern zur Unsicherheit. Diese Unsicherheit kann zur Euphorie werden und, wenn die Erwartungen nicht erfüllt werden, Frustrationen auslösen. Wird die Frustration nicht beseitigt, bildet sich aktiver oder passiver Widerstand. In Zeiten der Vollbeschäftigung äußert sich dieser in Kündigungen, in Rezessionszeiten führt dies zur inneren Kündigung, die viel schlimmere Auswirkungen für den Betrieb hat.

Entscheidend bei der Einführung von Neuerungen ist, wie die Mitarbeiter diese Innovation aufnehmen. Nun, wie kann man die Unsicherheit und Opposition der Mitarbeiter verhindern? Im allgemeinen wird behauptet, daß die Information der Mitarbeiter dem entgegenwirkt. Dies ist nicht unbedingt richtig. Daten, die man vermittelt, bestehen zu einem Teil aus tatsächlicher Information, zu einem anderen Teil aus Spekulation. Früher war der Anteil der Information gering, der spekulative Anteil überwog und trotzdem waren die Leute innovativ.

Heutzutage bestehen die Daten aus sehr viel Information und weniger Spekulation und trotzdem findet man zunächst Opposition gegen Neuerung. Entscheidend für positive oder negative Resonanz ist, wie die Spekulation ausfällt. Die Spekulation im Betrieb ist abhängig vom Betriebsklima, vom Vertrauen der Mitarbeiter zum direkten Vorgesetzten und wie dieser Vorgesetzte Zeit für seine Mitarbeiter hat. Ist das Betriebsklima schlecht, wird die Spekulation negativ ausfallen, ist es gut, ist eine positive Einstellung zu erwarten. „Nur wer selbst brennt, kann andere entzünden". Deshalb ist es notwendig, daß zunächst die Geschäftsführung und die Führungskräfte von diesem System überzeugt sind, damit sie dann ihre Mitarbeiter für die Neuerung motivieren können.

Eine weitere intern aufgetretene Schwierigkeit ergab sich bei der Beschreibung der einzelnen Arbeitsabläufe. Jeder wollte natürlich seine Abteilung sehr gut darstellen. Deshalb fielen die meisten Beschreibungen zu positiv aus. Schwachstellen wurden oft nicht erwähnt oder geschickt umgangen. Bei der Überprüfung stellte man fest, daß viele Dinge nicht so gehandhabt wurden, wie sie in der Beschreibung festgelegt waren. Es bedurfte einige Zeit, bis alle dies eingesehen hatten.

Sehr große Widerstände traten bei den internen Audits auf. Jeder verband mit den Audits das Wort „Kontrolle". Kontrolle ist negativ behaftet und löst unangenehme Assoziationen aus. Auch hier bedurfte es einiger Gespräche und Schulungen, um alle Mitarbeiter zu überzeugen, daß diese Audits nicht dazu dienen, jemanden „in die Pfanne zu hauen", sondern Fehler und Schwachstellen aufzuzeigen, damit sie ausgebessert werden können, sowohl im betrieblichen Interesse als auch im Interesse des Mitarbeiters. Ein wesentlicher Faktor bei der Überwindung dieser Schwierigkeit war die Tatsache, daß die Abteilungsleiter als auch die Mitarbeiter bei der Erstellung der Auditfragebögen mitgearbeitet haben.

Die größte intern bedingte Schwierigkeit jedoch tritt eigentlich erst jetzt nach Erhalt des Zertifikates auf, nämlich die weitere Pflege und Aufrechterhaltung des Systems. Nach der feierlichen Verleihung des Zertifikates ging nochmals ein Motivationsschub durch alle Mitarbeiter. Plötzlich wurden Richtlinien und Arbeitsanweisungen unaufgefordert überarbeitet und ergänzt. Zwischenzeitlich ist der Alltag wieder eingekehrt und das QM-System ist etwas aus den Köpfen der Mitarbeiter verschwunden. Hier gilt es nun für die Führungskräfte - speziell für den Q-Beauftragten - immer wieder die Mitarbeiter zu motivieren, weiter an dieser Qualität zu arbeiten. Qualitätssicherung ohne Innovation ist Stagnation oder anders gesagt: „Wer aufhört sich zu verbessern, hat aufgehört gut zu sein."

Als externe Widerstände kommen zwei wesentliche Punkte in Betracht:

1. Kostendiskussion
2. Ergebnisqualität

Jeder Aufbau neuer Strukturen kostet Geld. Ob dieses Geld lediglich „Aufwand" ist oder sich als Investition rechnen läßt, hängt davon ab, ob das System richtig installiert wurde und ob es im Unternehmen richtig gereift ist.

Teuer wird das Ganze eigentlich nur durch die Beratung. Die DIN ist so „hoch gepuscht" worden, daß jedes Beratungsunternehmen auf dieses System anspringt und die Einführung anbietet. Zweifelhaft ist, ob diese Beratung immer das optimale ist. Für unsere Klinik können wir nur feststellen, daß wir mit sehr minimalem Kostenaufwand dieses System eingeführt haben. Zusammen mit unseren Mitarbeitern wurde das QM-System selbst erarbeitet.
Natürlich kostet die Zertifizierung etwas, aber wer diese Kosten scheut, kann ja auch ohne Zertifikat so vorgehen, als wäre er zertifiziert.
Die Behauptung, die DIN hätte keine Auswirkung auf die Ergebnisqualität kann genausowenig richtig sein wie die Behauptung, das Zertifikat bestätigt höchste Qualität. Es bescheinigt allerdings, daß die Abläufe und Entscheidungswege im Unternehmen dem Qualitätsziel entsprechen, das sich das Unternehmen gegeben hat. Wenn die Prozesse klar geregelt sind, ist die Wahrscheinlichkeit, daß das Ergebnis besser ist, höher.
In der Medizin ist die Messung der Ergebnisqualität sowieso sehr schwierig. Man kann die Beweglichkeit eines Kniegelenkes um etliche Winkelgrade verbessern, so daß im Arztbericht ein objektiver Erfolg zu vermerken ist, dies bedeutet aber noch lange nicht, daß der Patient deshalb besser gehen kann.
Zusammenfassend ist zu sagen, daß jeder für sich entscheiden muß, wie er seinen Betrieb organisiert, die Qualität seiner Behandlung aufbaut und sichert. Für die Weserland-Klinik Vlotho-Bad Seebruch kann gesagt werden, daß die Einführung des QM-Systems nach der DIN ISO positive Auswirkungen in vielen Bereichen gebracht hat. Sie ist die Basis für ein umfassendes Gesamtkonzept der Qualitätssicherung und ermöglicht die schnelle und problemlose Einführung von Neuerungen und die Organisation des Unternehmens im Sinne eines TQM (Total Quality Management).

Entscheidend ist, daß die Geschäftsführung voll dahintersteht und das System von den Mitarbeiten angenommen wird. Ein QM-System funktioniert nur, wenn es von allen getragen wird.

Projektplanung
Weserland-Klinik Bad Seebruch

Projekt Anfang : 44/94
Projekt Ende : 01/96

Folie 11

Projektleiter:

Zeiteinteilung nach Kalenderwochen — 1994: KW 44–52; 1995: KW 1–52; 1996: KW 1–5.

Lfd Nr	Projektschritt	Markierte Wochen (x)
1	Schulung der leitenden Angestellten, Information der Mitarbeiter – Film	1994: 44, 45
2	Festlegung und Ausgabe Q-Politik,	1994: 44, 45
3	Ernennung des Q-Beauftragten	1994: 45, 46
4	Ernennung der Q-Moderatoren, Einrichtung des Q-Moderatoren-Zirkels	1994: 45, 46
5	Erstellung des QM-Handbuchs	1995: ca. 1–26
6	Festlegung, welche Arbeitsanweisungen in den Bereichen geschrieben werden	1995: ca. 2
7	Schreiben der Richtlinien und Arbeitsanweisungen und Umsetzung	1995: ca. 6–40
8	Kontrolle der beschriebenen Abläufe durch Abteilungsleiter und Q-Beauftragten; praktische Umsetzung	1995: ca. 26–44
9	Auditoren-Schulung	1995: ca. 36
10	Erstellung Auditfragebogen und Durchführen der Audits	1995: ca. 37–51
11	Korrekturen der Richtlinien, Arbeitsanweisungen	1995–1996: ca. 41–1
12	Voraudit	1995: ca. 41
13	Zertifizierung	1996: ca. 2
14	Verleihung	1996: ca. 5

Abbildung: Zeitraster

3.2 Zertifizierung einer Lehranstalt im Gesundheitswesen nach DIN EN ISO 9001

Günther Knauer

Weserland-Klinik
32602 Vlotho-Bad Seebruch

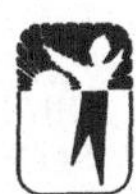

Nach der Weserland-Klinik Vlotho-Bad Seebruch hat am 07.02.1997 auch die an dieser Rehabilitationsklinik angeschlossene Lehranstalt für Physiotherapie eine Vorreiterrolle bei der Qualitätszertifizierung im Gesundheitswesen übernommen. Nach Überprüfung durch die LGA InterCert GmbH und zwei Fachauditoren ist die Staatlich anerkannte Lehranstalt für Krankengymnastik und Massage als erste von gut 200 Krankengymnastikschulen in Deutschland und wahrscheinlich als erste in Europa nach DIN EN ISO 9001 zertifiziert worden.

Die Lehranstalt ist Teil der Privaten Krankenanstalten Dr. Nebel GmbH & Co. KG und wurde 1990 gegründet. 1993 wurde als zusätzlicher Ausbildungszweig eine Massageschule mit integriert. Nachdem 1994 das neue Physiotherapeutengesetz in Kraft trat, war die Vlothoer Krankengymnastikschule die erste in Deutschland, die ihre Ausbildung umgehend auf die neuen Gesetzesforderungen umstellte und auch die erste, die einen Nachqualifizierungskurs für Masseure durchführte.

Die Lehranstalt für Physiotherapie nimmt jährlich 20 Schüler auf. Beschäftigt sind an der Schule 4 hauptamtliche, 18 nebenamtliche und 7 Fremddozenten. Der Unterricht gliedert sich in einen theoretischen, in einen theoretisch-praktischen und einen praktischen Teil.
Einen hohen Stellenwert nimmt im Laufe der Ausbildung die praktische Arbeit am Patienten ein. Auch hier leistet die Schule mehr als vom Gesetz gefordert wird. Für das klinische Praktikum werden anstatt 1.600 Stunden 2.400 Ausbildungsstunden am Patienten durchgeführt.

Von Qualität nicht nur reden, sondern sie beschreiben, transparent und vor allem nachprüfbar machen. Nach dieser Maxime haben die Verantwortlichen in Bad Seebruch ein Qualitätsmanagement installiert, mit dem sämtliche Aufgaben und Arbeitsweisen der Schule von Lehrkräften, Betreuern und Schülern als auch von Behörden, Auditoren und sonstigen Interessierten jederzeit nachvollzogen werden können.
Die Lehranstalt für Physiotherapie an der Weserland-Klinik verfügt damit über eine normgerechte Festschreibung sämtlicher Abläufe und Zusammenhänge. Damit kann sowohl nach außen als auch nach innen gegenüber Mitarbeitern und Schülern die hohe Qualität dokumentiert werden.

Die genaue Durchstrukturierung des Schulbetriebes umfaßt die 20 Einzelbereiche der DIN EN ISO 9001, wobei die einzelnen Elemente entsprechend den Anforderungen und Bedingungen einer Lehranstalt für Physiotherapie interpretiert wurden.

DIN EN ISO 9001	QM-ELEMENT (Titel in DIN EN ISO 9001 Ausg. 8/94)	Kapitel	QM-Handbuch
		0	Allgemein
4.1	Verantwortung der Leitung	1	Verantwortung des Trägers und der Schulleitung
4.2	Qualitätsmanagementsystem	2	Qualitätsmanagement-System
4.3	Vertragsprüfung	3	Vertragsprüfung
4.4	Designlenkung	4	Entwicklung neuer Leistungsangebote
4.5	Lenkung der Dokumente und Daten	5	Lenkung der Dokumente und EDV-Daten
4.6	Beschaffung	6	Beschaffung
4.7	Lenkung der vom Kunden beigestellten Leistungen	7	Lenkung beigestellter Leistungen
4.8	Kennzeichnung und Rückverfolgbarkeit von Produkten	8	Rückverfolgbarkeit von durchgeführten Leistungen
4.9	Prozeßlenkung	9	Leistungserbringung
4.10	Prüfungen	10	Prüfungen
4.11	Prüfmittelüberwachung	11	Überwachung der medizinisch-technischen Geräte
4.12	Prüfstatus	12	Prüfstatus
4.13	Lenkung fehlerhafter Produkte	13	Lenkung fehlerhafter Leistungen
4.14	Korrektur- und Vorbeugemaßnahmen	14	Korrektur- und Vorbeugemaßnahmen
4.15	Handhabung, Lagerung, Verpackung, Konservierung und Versand	15	Handhabung, Aufbewahrung und Lagerung von Unterlagen
4.16	Lenkung von Qualitätsaufzeichnungen	16	Qualitätsaufzeichnungen
4.17	Interne Qualitätsaudits	17	Interne Systemaudits
4.18	Schulung	18	Schulungen/Weiterbildung
4.19	Wartung	19	Bearbeitung von Reklamationen
4.20	Statistische Methoden	20	Statistische Methoden

Tabelle: Gegenüberstellung der Elemente der DIN EN ISO 9001 und dem Inhaltsverzeichnis unseres Qualitätsmanagement-Handbuches

Alle 20 Elemente wurden in einem Qualitätsmanagement-Handbuch beschrieben und durch Richtlinien und Arbeitsanweisungen, in die Praxis umsetzbar, dargelegt.

Die Anforderungen der DIN ISO wurden wie folgt erfüllt:

1. Verantwortung des Trägers und der Schulleitung

Es wurde eine Qualitätspolitik festgelegt und jedem Mitarbeiter und auch
Schüler bekannt gemacht. Die Organisation erhielt durch Organigramme,
Stellenbeschreibungen und Festlegung von Verantwortlichkeiten eine Trans-
parenz mit klarer Schnittstellenregelung. Ebenso wurde die Bereitstellung der
Mittel und die jährliche Bewertung des Qualitätsmanagementsystems ge-
regelt.

Qualitätspolitik

Die Schulleitung verpflichtet sich gegenüber den Schülern und Vertrags-
partnern

- die im § 8 des Gesetzes über die Berufe in der Physiotherapie genannten Ausbildungsziele;
- die allgemeine und individuelle Schülerbetreuung;
- den theoretischen und praktischen Unterricht sowie klinische Praktika

in allen Phasen der Ausbildung in höchster Qualität und nach gesetzlichen
Vorschriften durchzuführen.

Alle Lehrkräfte sind verpflichtet, dieses Qualitätsbewußtsein zu fördern.

Qualitätsverbesserungen bezüglich aller Tätigkeiten müssen ein kontinuierlicher Prozeß sein. Sie müssen planmäßig und systematisch begonnen
und verfolgt werden. Dies gilt für alle an der Schule tätigen Dozenten
sowie für die praxisbegleitenden Lehrkräfte und Betreuer.

Für die Erfüllung der wichtigen Aufgaben werden alle Mitarbeiter jederzeit zielgerecht informiert und geschult.

Die Aus- und Weiterbildung ist danach zu beurteilen, in welchem Maße
sie dem Wissen der Schüler und dem Qualitätsfortschritt der Ausbildung
dienen. Die Unternehmensleitung stellt alle notwendigen materiellen Voraussetzungen hierfür zur Verfügung.

Die Führungskräfte sorgen dafür, daß diese Qualitätspolitik allen Mitarbeitern der Lehranstalt und auch den externen Mitarbeitern bekannt gemacht wird.

2.   Qualitätsmanagementsystem

Das QM-System garantiert, daß alle Forderungen der Vertragspartner, Vorstellungen der Dozenten und Schüler, Gesetzesvorschriften und Normen sowie eigene Forderungen erfüllt werden und somit nur Leistungen erbracht werden, die diesen Forderungen genügen.

3.   Vertragsprüfung

Hiermit wird geregelt, daß vor Abschluß eines Ausbildungsvertrages die Voraussetzungen für einen Vertragsabschluß und alle zu treffenden Vereinbarungen auf Erfüllbarkeit geprüft werden. Daneben werden aber auch die Kontrollen vor Abschluß von Dozentenverträgen und Verträgen mit Kooperationspartnern festgelegt. Verantwortlich hierfür ist die Schulleitung.

4.   Entwicklung neuer Leistungsangebote

Für die Kontinuität und Existenzsicherung ist eine ständige Weiterentwicklung des Leistungsangebotes notwendig. Aufgrund von Analysen und statistischen Erhebungen, Beobachtungen von Tendenzen im Gesundheits- und Ausbildungswesen sowie Gesetzesänderungen kann die Einführung neuer Leistungen notwendig werden. Ziel ist es hierbei, Leistungen anzubieten, die dem modernsten Stand der Entwicklung und Gegebenheiten entsprechen. Die Einführung von neuen Leistungsangeboten kann von jedem Mitarbeiter ausgehen.

Projekt:
„Praktischer Einsatz der Schüler im Fachgebiet der Neurologie - besonders von Hemiplegie-Patienten"

Projektleiter: Ltd. Lehrkraft
Projektplan gemäß RGF.GR.015

Ziel/Zweck:

Im Rahmen des praktischen Einsatzes der Schüler wird hiermit gewährleistet, daß jeder einzelne Schüler Behandlungen von neurologischen Erkrankungen besonders von Hemiplegikern durchführen kann.

Die Ablauforganisation ist wie folgt konzipiert:

1. Die Patienten kommen auf freiwilliger Basis zu unserer Schule.
2. Die Behandlungen und Befundungen werden von den Schülern durchgeführt unter Supervision durch die Ltd. Lehrkraft oder weiteren Fachkräften und in einer Dokumentenakte hinterlegt.
3. Anfänglich behandeln 2 Schüler einen Patienten, später erfolgt Einzelbehandlung.
4. Angebot durch unsere Chefärzte an niedergelassene Ärzte und an Selbsthilfegruppen, damit immer ein ausreichendes Kontingent an Patienten vorhanden ist;
5. Beginn einmal wöchentlich; montags 16.00 Uhr in der KG-Schule, erstmalig 02.12.1996; später eventuell auch 2 x wöchentlich;
6. Somit hätte man ein ausreichendes Potential an Patienten für die Staatsexamina.

Art der Qualitätsverbesserung - Vorteile - Nachteile

Da die Behandlungen in der Neurologie immer mehr qualitativen Ansprüchen entsprechen müssen, ist es unsere Aufgabe, dem Schüler schon während seiner Ausbildung die nötigen Behandlungswege und -methoden zu vermitteln.

Aufgrund der verschiedenen Qualitätsstandards der Einsatzorte im Fachgebiet der Neurologie ist der Ausbildungserfolg unterschiedlich. Somit wird gewährleistet, daß jedem Schüler die gleiche qualitative Ausbildung am Patienten im Fachgebiet der Neurologie besonders bei Hemiplegie-Patienten zuteil wird.

Vorteile:

- höchste Qualität im Bereich der neurologischen Behandlung;
- alle Schüler haben die Möglichkeit, Hemiplegie-Patienten zu behandeln und werden optimal auf das Berufsleben vorbereitet;
- auch das Fachgebiet der Pädiatrie wird mit einbezogen;
- die Fachlehrer und Supervisoren haben direkte Zugriffsmöglichkeiten auf die Behandlungen der Schüler, später Behandlungsdemonstration durch die Schüler als Vorbereitung auf das Staatsexamen;
- es entstehen keine Kosten (außer Fahrtkosten, die aber sonst auch entstehen würden);
- die Selbsthilfegruppen bekommen effizientere Möglichkeiten;
- Werbeeffekt für die Klinik, wenn durch die Chefärzte bei niedergelassenen Ärzten dieses als zusätzliche kostenfreie Behandlungsmöglichkeit angeboten wird;
- interne Weiterbildungsmöglichkeit für alle Dozenten (Therapeuten und Ärzte);

- die Fachlehrer und Supervisoren arbeiten ständig praxisnah, dadurch bessere Konzeptionierung der Unterrichte.

Nachteile:

- da es auf freiwilliger Basis passiert, könnte die Gruppenstärke variieren;
- deshalb ist ein Patientenkontingent von ca. 30 Patienten anzustreben;
- die Unterrichtsplanung müßte berücksichtigt werden.

Raumplanung - Ort der Umsetzung bzw. Ausführung

- Ort: Physiotherapieschule;
- Praxishörsaal I, II, V sowie die Turnhalle stünden zur Verfügung;
- die Turnhalle müßte mit Bänken ausgestattet werden;
- bei Trennung der Geschlechter stünden zwei getrennte Räume zur Verfügung;
- Ausweichmöglichkeit in die Klinik.

Zeitplan

- Beginn erstes Treffen 02.12.1996, 16.00 Uhr in der KG-Schule Verantwortlich: Ltd. Lehrkraft;
- nachfolgend immer montags;
- Beginn: 16.00 Uhr;
- Dauer 1 Std. bis 1 ½ Std. je nach Belastung der Patienten;
- findet während normaler Unterrichtszeit statt;
- Rhythmus 6 - 8 Wochen einen Patienten, dann Wechsel der Therapeuten;
- Verantwortlich für Terminplanung der Patienten/Therapeuten - Ltd. Lehrkraft.

Darstellung alternativer Leistungen

Bei räumlichen oder terminlichen Schwierigkeiten könnten die Behandlungen in der Klinik durchgeführt werden.

Gesetzliche Auflagen und Bestimmungen

- keine, da auf freiwilliger Basis;
- der Chefarzt der Weserland-Klinik sollte die Schirmherrschaft übernehmen;
- allgemeine Sicherheitsbestimmungen werden durch die Schule bzw. Klinik erfüllt;
- Schüler sind durch Vertrag und Praktikumsordnung verpflichtet zur Geheimhaltung.

Investitionen

Kaffee und Kuchen oder Getränke für die Patienten;
15 neue mechanische rollbare Bänke für die Turnhalle (auch sinnvoll bei der neuen Kursstärke).

Personalschlüssel

kein zusätzliches Personal erforderlich, da es hausinterne Mitarbeiter sind, vorwiegend die Dozenten der Schule.

Probephase:

Vorschlag 6 Termine: 02.12.1996, 09.12.1996, 16.12.1996, 06.01.1997, 13.01.1997, 20.01.1997

5. Lenkung der Dokumente und EDV-Daten

Hier wird sichergestellt, wie Dokumente erstellt, genehmigt, verteilt, geändert, aufbewahrt und veraltete vernichtet werden. Außerdem wird gewährleistet, daß externe Formulare gepflegt werden. In der Lehranstalt unterscheiden wir zwischen Vorgabe- und Nachweisdokumente sowie Formulare.

Da die Lehranstalt der Weserland-Klinik angegliedert ist, gelten die Richtlinien der Weserland-Klinik automatisch mit.

6. Beschaffung

In diesem Kapitel wurden die Grundsätze der Beschaffung niedergelegt. Sachgüter und Dienstleistungen definiert und sichergestellt, daß Sachgüter und Dienstleistungen nur von Lieferanten und Dienstleistern bezogen bzw.

erbracht werden, die nach qualitätsrelevanten Gesichtspunkten ausgewählt, in einer Liste erfaßt und regelmäßig beurteilt werden.

7. Lenkung der vom Schüler beigestellten Leistungen

Unter den beigestellten Leistungen sind die geistigen und körperlichen Voraussetzungen des Schülers zu verstehen, die im Rahmen der Aufnahmeprüfung bewertet werden. Weiterhin zählen dazu die Lernfähigkeit des Schülers und deren Entwicklung im Ablauf der Ausbildung. Die Lernfähigkeit und der Leistungsstand werden anhand von Lernkontrolltests geprüft. Auch das Verhalten des Schülers gegenüber seinen Mitschülern, Dozenten und Betreuern sowie den ihm anvertrauten Patienten kann als beigestellte Leistung angesehen werden. Für die beigestellten Leistungen des Schülers, die ja auch Bestandteil der Leistungserbringung bei diesen werden, gelten die gleichen Qualitätsmanagementmaßnahmen wie für die gesamte Lehranstalt. Fehlerhafte Leistungen werden gemäß den internen Regeln dem Schüler mitgeteilt.

8. Leistungserbringung

Dies ist das Herzstück des Qualitätsmanagementsystems der Lehranstalt. Damit die zu erbringenden Leistungen in allen Phasen ein Höchstmaß an Qualität bieten und somit den Schülern eine gute Ausbildung zuteil wird, wurden u. a. folgende Verfahren in Richtlinien und Arbeitsanweisungen genauestens festgelegt und beschrieben:

1. Antragsverfahren
2. Aufnahmeprüfung
3. Vertragsabschluß
4. Organisation und Durchführung erster Schultag
5. Planung und Durchführung des theoretischen und praktischen Unterrichtes
6. Planung und Durchführung der Praktika
7. Vorbereitung und Durchführung von Zwischenprüfungen und Staatsexamen
8. Verfahren bei Fehlzeiten
9. Durchführung von Beurteilungen von Schülern und Dozenten
10. Organisation und Durchführung aller Unterrichtsfächer

**Arbeitsanweisung
zur Durchführung des Unterrichtes im Fach „PNF"**

Ziel/Zweck:
Im Unterricht des Technikfaches PNF werden den Schülern die nötigen
Kenntnisse über Ausführung und Umsetzung der Technik vermittelt, um
sie in der Praxis am Patienten zielgerecht und problembezogen einsetzen
zu können. Es ist sichergestellt, daß neben der reinen technischen Darstellung auch das funktionelle Verständnis gefördert wird.

Zuständigkeit:
Verantwortlich für die Durchführung ist der Dozent im Fach für PNF, der
sich an den gesetzlichen Vorschriften (PhysTh - APrV vom 6. Dezember
1994 (BGBI IS. 3786)), an die inhaltlichen Vorgaben des Curriculum für
Physiotherapieschulen und an den organisatorischen Vorgaben der Schulleitung orientiert.

Durchführung:

Der Unterricht besteht aus 140 Unterrichtseinheiten zu je 45 Minuten, die
vorwiegend im 2. Semester stattfinden. Die durchgeführten Stunden werden im Klassenbuch (FLA.BS.001) mittels Anwesenheitsliste dokumentiert. Die Inhalte werden vom Dozenten selbst festgelegt, wobei die inhaltliche Gestaltung den Anforderungen der AGLL-Bund, Arbeitskreis PNF,
entspricht.

Unterrichtsinhalte sind:

A. Muster / Pattern
    - 4 Scapula
    - 4 Pelvis
    - 4 symmetrisch-reziproke
    - 4 asymmetrische
    - 12 Armmuster
    - 12 Beinmuster
    - 4 Kopfmuster
    - Chopping
    - Lifting
    - bilaterale symmetrische und asymmetrische Rumpfmuster

B. Grundprinzipien
    - optimaler Widerstand
    - Irradiation

- manueller Kontakt
- Bodyposition und Bodymechanik
- verbale Stimulation
- visuelle Stimulation
- Traktion und Approximation
- Stretch
- Timing

C. Techniken
- rhythmic initiation
- combination of isotonics
- reversal of antagonists
- dynamic reversal
- stabilising reversal
- rhythmic stabilisation
- repeated stretch
- contract relax
- hold relax
- Einsatzbereiche der verschiedenen Techniken

D. Mattenaktivitäten
- motorische Entwicklungsstufen
- Rollen
- Unterarmstütz, Handtellerstütz
- Seitsitz
- Vierfüßlerstand
- Kniestand
- Einbeinkniestand
- Langsitz/Kurzsitz
- Bridging
- ADL-Funktion
- Einsatzbereiche der verschiedenen Mattenaktivitäten

E. Vitale Funktionen
- Stimulierung der Gesichtsmuskulatur
- Stimulierung der Zungenbewegung
- Stimulierung der Atmung
- Sprechstörungen und Schlucken

F. Gangschule
- Vorgehensweise
- Vorbereitungsphase im Rollstuhl
- Stehen
- Gehen: vorwärts/rückwärts/seitwärts
- Anwendung von Approximation und Stretch

Unterrichtsmaterialien:

Als Unterrichtsmaterialien verwendet der Dozent Folien, die mit dem ausgegebenen Skript übereinstimmen. Weiterhin kommen Overheadprojektor, Diaprojektor und Videorecorder und Videokamera zum Einsatz. Skelett, Modelle und andere Anschauungsmaterialien stehen zur Verfügung. Als Buch wird „PNF in der Praxis" empfohlen.

Lernkontrolltests:

Regelmäßige praktische Lernkontrolltests finden nach jedem Kapitel statt. Anhand der ausgearbeiteten Beurteilungsbögen werden die Leistungen beurteilt und die Noten werden im Formular Notenspiegel (FLA.BS.002) eingetragen. Die erzielten Noten können zur Beurteilung im Staatsexamen zur Entscheidungsfindung herangezogen werden, wenn der Schüler zwischen zwei Noten steht. Schüler mit einem Ergebnis schlechter als „ausreichend" und Schüler die krankheitsbedingt oder aus anderen Gründen die Prüfung versäumt haben, müssen den Test nachholen.

Dokumente:

Vorgabedokumente:
Ausbildungs- und Prüfungsverordnung, Curriculum, Stundenplan

Nachweisdokumente:
Klassenbuch, Notenspiegel, Lernkontrolltest, Beurteilungsbögen

Literatur: „PNF in der Praxis"

Damit die optimale Einsatzfähigkeit der technischen Einrichtungen und Geräte und die Schaffung optimaler Einsatzbedingungen für Mitarbeiter und Schüler gewährleistet ist, wurden auch die speziellen Verfahren bei der Leistungserbringung in der Technik sowie bei der vorbeugenden Instandhaltung von Einrichtungen und Anlagen geregelt.

9. Rückverfolgbarkeit von durchgeführten Leistungen

Alle theoretischen, theoretisch-praktischen und praktischen Unterrichtsleistungen müssen rückverfolgbar sein, um eventuell auftretende Fehler ermitteln zu können, sie zu korrigieren und ein erneutes Auftreten zu verhindern. Durch spezielle Richtlinien und Arbeitsanweisungen ist die Rückverfolgbarkeit geregelt. Die Leistungen werden durch spezifische Dokumentationen rückverfolgbar. Hierzu zählen Klassenbuch, Skripten, Themenkataloge, Anwesenheitslisten, Einsatz- und Organisationspläne, Lernkontrolltests, Protokolle, aber auch Dozenten- und Schülerbeurteilungen.

10. Prüfungen

In diesem Element wird die Prüfungsplanung, die Organisation und Durchführung spezieller Prüfungen wie Lernkontrolltests, Zwischenprüfungen und Staatsexamen geregelt. Gerade im Bezug auf die Anfechtbarkeit ist hier eine sehr genaue Dokumentation festgelegt worden.

11. Überwachung der medizinisch-technischen Geräte

Damit nur einwandfrei funktionierende technische Geräte zum Einsatz kommen, wurde eine spezielle Richtlinie zur Überwachung der medizinisch-technischen Geräte erlassen. Die in der Lehranstalt benutzten Geräte, unabhängig davon, ob sie der MedGV unterliegen oder nicht, werden inventarisiert. Ausserdem wird die Beschaffung, Erfassung, Kalibrierung und Überprüfung sowie die Instandsetzung und Außerbetriebnahme in der oben angesprochenen Richtlinie geregelt.

12. Prüfstatus

Durch die eindeutige Prüfkennzeichnung wird sichergestellt, daß vorgegebene Prüfungen nachweislich durchgeführt werden.

13. Lenkung fehlerhafter Leistungen

In diesem Kapitel ist die Vorgehensweise bei der Behandlung fehlerhafter Leistungen geregelt. Jeder Mitarbeiter oder Schüler ist verpflichtet, fehlerhafte Leistungen der Schulleitung mitzuteilen. Diese entscheidet, welche Korrekturmaßnahmen getroffen werden. Die getroffene Entscheidung wird dokumentiert. Sehr wichtig ist hier, daß auch die Schüler die Möglichkeit haben, fehlerhafte Leistungen (z. B. Kritik am Unterricht, Kritik an Lernkontrolltests, Kritik bei Prüfungen etc.) weiterzugeben. Diese Möglichkeit ist in der Schulordnung festgehalten.

14. Korrektur- und Vorbeugemaßnahmen

Wie bereits erwähnt, sind alle Mitarbeiter und Schüler verpflichtet, einmal erkannte Fehler zu beseitigen und ein Wiederauftreten durch Korrekturmaßnahmen zu verhindern. Falls die Mitarbeiter die erforderlichen Korrekturmaßnahmen nicht aus eigener Kraft oder wegen fehlender Befugnis entscheiden können, so sind sie aufgefordert, die Schulleitung zu informieren. Notwendige Korrekturmaßnahmen können sich aus Besprechungen und Protokollen, aus Beschwerden und Beanstandungen von verschiedener Seite und aus den internen Systemaudits ergeben.

15. Handhabung, Aufbewahrung und Lagerung von Unterlagen

Dieses Element regelt, daß Unterlagen gemäß § 11 der Ausbildungs- und Prüfungsverordnung und gemäß Runderlaß des Kultusministers NRW gehandhabt, aufbewahrt und gepflegt werden. Im einzelnen wird der Umgang mit persönlichen Unterlagen der Schüler, Prüfungsunterlagen und Unterlagen der Schule (z. B. Klassenbuch) festgelegt. Die Aufbewahrungsfristen dienen der Beweissicherung.

16. Qualitätsaufzeichnungen

Zu den Qualitätsaufzeichnungen zählen in der Lehranstalt z. B. Klassenbuch, Anwesenheitslisten, Stundenpläne, interne und externe Protokolle von Besprechungen, Schulungen und Tagungen, Beurteilungsbögen „Schüler" und „Dozenten", Prüfungspläne und Protokolle sowie schriftliche Arbeiten, Notenspiegel, Unterschriftenlisten als auch die Schülerakte und natürlich Unterrichtsskripten. Die Kennzeichnung, Sammlung, Ablage, Aufbewahrung, Pflege und Beseitigung von Qualitätsaufzeichnungen sind in entsprechenden Richtlinien und Arbeitsanweisungen geregelt.

17. Interne Systemaudits

Die Überprüfung aller Vorgänge erfolgt in regelmäßigen Abständen gemäß eines erstellten Auditplanes. Solche internen Audits dienen der Überwachung der Wirksamkeit des QM-Systems mit dem Ziel, die Funktion und die Einhaltung der Regeln zu bestätigen und aufgetretene Schwachstellen zu beseitigen. Die Auditierung wird in der Lehranstalt durch den Q-Beauftragten und zwei weiteren unabhängigen Mitarbeitern, einem Arzt und einem Krankengymnasten aus der Schwesterklinik Bad Hopfenberg, die als Auditoren geschult sind, durchgeführt. Die Schulleitung wird schriftlich über das Ergebnis informiert und aufgefordert, erkannte Schwächen zu festgesetzten Terminen zu beseitigen.

18. Schulungen und Weiterbildung

Für das Personal der Lehranstalt sind spezifische Anforderungsprofile definiert, sie dienen als Grundlage für die Auswahl, Einstellung, Einsatz und Weiterentwicklung. Das Personal wird entsprechend seiner Aufgaben weitergebildet, so daß die Mitarbeiter immer dem aktuellen Stand der wissenschaftlichen Erkenntnisse entsprechen. Neben der Weiterbildung ist auch die Einarbeitung neuer Mitarbeiter geregelt.

19. Bearbeitung von Reklamationen

Reklamationen können von Schülern, Dozenten, Kooperationspartnern, Ämtern, Behörden und anderen Institutionen ausgehen. Besonderes Augenmerk ist auf die Beanstandung bei der Notengebung zu legen. Die Vorgehensweise bei der Bearbeitung solcher Reklamationen sowie die Fehlerursachenanalyse und die Einleitung erforderlicher Maßnahmen ist in Richtlinien und Arbeitsanweisungen geregelt.

20. Statistische Methoden

Wesentliche Daten werden statistisch erfaßt, aufbereitet und ausgewertet. Wichtige statistische Daten sind u. a. die durchgeführten Stunden, Anwesenheit und Fehlzeiten, Ergebnisse aus Lernkontrolltests und anderen Prüfungen, Daten der Schüler- und Dozentenbeurteilung sowie die Daten zur Erstellung des jährlichen Qualitätsberichtes, hierzu gehören z. B. Schülerdaten, Leistungsdaten, Examensdaten und auch Buchhaltungsdaten.

Durch das QM-System sollen insbesondere die Schüler profitieren. Das Thema Qualitätssicherung wird Bestandteil des Unterrichtes werden, auch dies ein Novum. Im Zuge der Änderung im Gesundheitssystem ist davon auszugehen, daß in absehbarer Zeit auch niedergelassene Krankengymnasten und Masseure mit höheren Qualitätsauflagen konfrontiert werden. Durch die zunehmende Privatisierung wird man dem Patienten gegenüber transparent darstellen müssen, was er für sein Geld an Qualität erhält. Wer hier über Kenntnisse verfügt, wird sich auch in schwierigen Zeiten behaupten.

3.3 Erfahrungen und praktisches Vorgehen beim Aufbau eines QM-Systems und dessen Zertifizierung im Krankenhaus

Dr. Frank Kleinfeld

Chirurgische Klinik II
Unfallchirurgie/orthopädische   und   wiederherstellende   Chirurgie
am Klinikum Fürth
Jakob-Henle-Straße 1, D - 90766 Fürth

> *Es gibt keine günstigen Winde für jene,*
> *die nicht wissen, wohin sie segeln wollen.*
> (Seneca)

Im September 1996 wurde die Chirurgische Klinik II des Klinikums Fürth als erste unfallchirurgische Klinik Deutschlands nach der Norm ISO 9001 zertifiziert. Wir waren uns dabei der kontroversen Diskussion über diese Maßnahme in einigen Bereichen unseres Gesundheitssystemes sehr wohl bewußt.

Wir sind dennoch diesen Weg gegangen, da wir in der Zertifizierung keineswegs nur eine vordergründige Werbemaßnahme sahen, sondern vielmehr eine Bestätigung der Richtigkeit des bei uns über Jahre entwickelten Qualitätsmanagement-Systems (QM-System).

Da unser QM-System über länger als ein Jahrzehnt überwiegend ohne Kenntnis der Begriffe wie »QM-System«, »Total-Quality-Managementsystem« (TQM), »Zertifizierung«, »ISO-Normen« und ähnliches entwickelt und ständig optimiert wurde, stellte die erfolgte Zertifizierung die amtliche Bestätigung unserer Vorgehensweise dar - ein krasses "davor" und "danach" gibt es wegen der gleichsam evolutiven Entwicklung nicht. Gleichzeitig bestätigte sich damit der Sachverhalt, daß die ISO-Elemente nicht weltfremd sind, sondern gesunder Menschenverstand und Alltagserfahrungen durchaus kongruent sind. Schließlich lag ein weiterer Anstoß zur Zertifizierung in der Notwendigkeit, gesetzliche Vorgaben zu erfüllen (Maßnahmen zur Qualitätssicherung/-kontrolle*), und schließlich auch das Bestreben, den Krankenhausträger in seiner Verhandlungsposition gegenüber den Kostenträgern zu stärken.

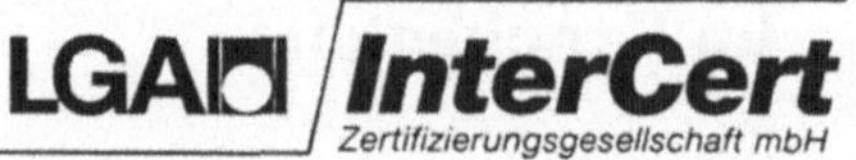

QM-Zertifikat

Die LGA InterCert Zertifizierungsgesellschaft mbH, eine hundertprozentige Tochter der LGA (Landesgewerbeanstalt Bayern), einer Körperschaft des öffentlichen Rechts, unter der Rechtsaufsicht des Bayerischen Staatsministeriums für Wirtschaft, Verkehr und Technologie, nach der europäischen Norm EN 45012 akkreditierte und anerkannte Zertifizierungsstelle für Qualitätsmanagementsysteme, bescheinigt hiermit, daß die

Chirurgische Klinik II
Unfallchirurgie / orthopädische und wiederherstellende Chirurgie

am

Klinikum Fürth
Jakob-Henle-Straße 1
D - 90766 Fürth

ein

Qualitätsmanagementsystem

nach

DIN EN ISO 9001

eingeführt hat und anwendet.

Durch ein Zertifizierungsaudit der LGA InterCert Zertifizierungsgesellschaft mbH wurde der Nachweis erbracht, daß das QM-System des Unternehmens die Anforderung des obengenannten Standards (Ausgabe: August 1994) erfüllt.

Gültigkeit des Zertifikates bis 3. September 1999   Registriernummer: 1760337

Nürnberg, den 2. Januar 1997

Dr. Herfried Kohl
Geschäftsführer   TGA-ZO-004/91-00   Siegfried Loos

Abb. 1: Urkunde über die Zertifizierung

Einleitung

Was hat uns dazu bewogen, ein QM-System zu entwickeln?

Schon sehr früh verstanden wir uns als Dienstleister. Wir sahen im Patienten unseren »Kunden«, als den, der bei uns eine Leistung einkauft und dessen Vertrauen wir täglich rechtfertigen müssen - schließlich ist er es, der uns auch bezahlt. Simpel gesagt, heißt das: *Wir sind für den Patienten da und nicht umgekehrt*! Aus dieser, vor 12 Jahren durchaus noch nicht üblichen Sicht entwickelte sich ein klinikinterner Prozeß mit folgenden wesentlichen Zielsetzungen.

- Schaffung von Transparenz der erbrachten Leistung nach innen und außen;

- Gleichmäßige Versorgungsqualität durch
    Schaffung von Standards für die Diagnostik
    Schaffung von Standards für die Therapie;

- Optimierung der Vorsorgungsabläufe zeitlich und qualitativ;

- Aufbau interner Kontrollsysteme zur Bewertung der eigenen Arbeit;

- Darstellung der Klinikarbeit nach außen.

Was haben wir nun mit unserem QM-System in den letzten 5 Jahren konkret an meßbaren Ergebnissen gegenüber vorher erreichen können (bei unverändertem Personal- und Bettenstand)?

- Senkung der Liegedauer von 12 auf 7 Tage.

- Steigerung der operativen Leistungen (bei gleicher Op.-Kapazität) um 20 %.

- Steigerung des operativ behandelten Anteiles der stationären unfallchirurgischen Patienten um knapp 10 % auf 66 % (d. h. das Verhältnis von konservativ Behandelten zu operativ Versorgten beträgt 34:66).

- Steigerung der ambulanten Behandlungen um 21 % .

- Steigerung der Planoperationen (Klinikwunsch überwiegend durch Patienten geäußert - »Außenwirkung«) z. B. bei den Hüft- und Kniealloarthroplastiken um 240 %.

- Erbringung der Leistungen nach Fallpauschalen mit (rechnerischem) Gewinn.

– Bei Verhandlungen des Krankenhauses mit den Kostenträgern verlagert sich das Gewicht der Argumentationen zunehmend zu Gunsten der Krankenhauses.

Bevor ich auf den Aufbau unseres QM-System näher zu sprechen komme, seien kurz die drei zu differenzierenden »Qualitäten« aufgeführt, da sie für das Gesamtverständnis wesentlich sind.

Strukturqualität: Darunter versteht man die Klinikausstattung räumlich, apparativ, instrumentell und personell - ihr Umfang ist funktionell eng verkoppelt mit den definierten Leistungszielen.

Prozeßqualität: Im weitesten Sinne bedeutet dies das Zusammenwirken verschiedener Berufsgruppen und Fachbereiche, die es z. B. ermöglichen, eine bestimmte operative Therapie vorzubereiten und durchzuführen (Labor, EKG, Röntgen, Anästhesie, Station, Operationssaal, physikalische Therapie, Nachbehandler, Patientenverwaltung, Küche, Haustechnik etc.).

Ergebnisqualität: Damit ist in erster Linie der Behandlungserfolg gemeint, eben das, was unsere Patienten in erster Linie interessiert und der Grund dafür gewesen ist, warum sie die Klinik aufsuchten. Bei der Ergebnisqualität unterscheidet man zwischen:

> *medizinischer Qualität*
> *Servicequalität*
> *Kostenqualität (Preis-Leistungs-Verhältnis)*

Ziel eines QM-Systems ist es in erster Linie, die Prozesse strukturadäquat zu definieren, zu optimieren und sie u. a. durch Standardisierungen und Kontrollinstanzen möglichst fehlerfrei zu gestalten. Ob die Klinik *ihr* QM-System schließlich zertifizieren läßt, bleibt der Entscheidung einer jeden selbst überlassen (schlußendlich ist es auch nachrangig, nach welcher der international gültigen Normen dies erfolgt). Zwei grundsätzliche Feststellungen zur Zertifizierung seien jedoch gemacht, um verbreiteten Mißverständnissen vorzubeugen:

1. Der Akt der Zertifizierung selbst stellt keine aktive Leistung der Klinik dar. Sie ist vielmehr nur die amtliche Anerkennung des eingeführten Qualitätsmanagement-Systems durch eine neutrale Institution und wird nur befristet gewährt.

2. Die Zertifizierung als solche stellt keine Bewertung der Qualität der medizinischen Leistung dar - sie bewertet hingegen sehr eingehend die Struktur und Funktionalität des internen Organisations- und Kontrollsystems. Dieses ist, wenn es den geforderten Ansprüchen genügt, erfahrungsgemäß dazu geeignet, eine überdurchschnittliche Qualität mit großer Regelmäßigkeit zu sichern. Es wird gewissermaßen der "Weg" zertifi-

ziert, das "Ziel" muß der Zertifizierte sich selbst vorgeben! Die Zertifizierung stellt somit keine Bevormundung dar, sie ist vielmehr Ansporn zum eigenständigen Handeln.

Die Frage nach dem praktischen Nutzen eines funktionierenden QM-Systems sei für einige Bereiche kurz beantwortet:

— Nutzen für den **Patienten**:
   Er erhält eine effiziente Behandlung mit hoher Kompetenz, Sicherheit und Zuverlässigkeit sowie einen guten Service.

— Nutzen für die **Mitarbeiter/innen**:
   Ein einheitliches Vorgehen in Diagnostik und Therapie erleichtert die fachliche und kollegiale Einarbeitung der neuen Mitarbeiter. Durch die Notwendigkeit der Mitarbeit am Gesamtkonzept erhöht sich deren Motivation, Engagement und Zufriedenheit. - Es entwickelt sich eine »Corporate-Identity«.

— Nutzen für das **Krankenhaus**:
   Motivierte Mitarbeiter haben eine niedrige Ausfallquote. Kooperatives Personal ist eher dazu bereit, neue Tätigkeitsmerkmale an ihrem Arbeitsplatz zu akzeptieren. Eine effektive Medizin trägt zur Kosteneinsparung bei, sie führt zu zufriedenen Patienten, zu guter Bettenauslastung und zu einem »guten Ruf«.

Hinweise zum praktischen Vorgehen

Nach diesen mehr allgemeinen Vorbemerkungen werde ich im Folgenden versuchen in der gebotenen Kürze darzustellen, wie sich für uns der Aufbau des QM-Systems dargestellt hat. Unter Auslassung vieler Details werde ich nur auf sieben, mir besonders wesentlich erscheinende Maßnahmen (I-VII) näher eingehen.
Unabdingbar für den Aufbau eines funktionierenden QM-Systems ist es, von vornherein die Mitarbeiter einzuweisen und ihnen Verantwortung zu übertragen. Sie sind in umfassender Weise einzubinden in alle Überlegungen und sämtliche Schritte auf dem Weg zur Realisierung des QM-Systems. Ein unvoreingenommener Informationsaustausch zwischen *allen* ist die unverzichtbare Voraussetzung zum dauerhaften Gelingen (Elemente des japanischen "Kaizen").

I.   Definition der **Ziele** der Klinik und ihres angestrebten Leistungsspektrums

Am Beginn steht die Definition des erwünschten Zieles. Wir haben dies in unserem Handbuch folgendermaßen definiert:

> *Unser Ziel ist es, unseren Patienten eine zeitgemäße unfallchirurgisch-orthopädische Behandlung anzubieten, die dem aktuellen medizinischen Wissensstand und den jeweiligen technischen Möglichkeiten entspricht. Dieses Bemühen muß sich in einem humanen und dennoch zeit-, personal- und kostenoptimierten Rahmen bewegen.*

Die Ziele sind im einzelnen :

— Installation einer rationellen, zielgerichteten **Diagnostik** (z. B. keine unnötigen oder Mehrfachuntersuchungen)

— Realisierung einer optimalen **Therapie** (z. B. kurze präoperative Wartezeiten)

— Vorbereitung einer individuell programmierten **Nachsorge** (z. B. mit vorbereiteten Handzetteln für Patient und Arzt sowie Physiotherapeuten)

— Minimierung der **Komplikationen** der Behandlungsmaßnahmen

— Ermöglichen einer kurzen **Liegedauer**

— Streben nach Zufriedenheit von **Patienten** und **Angehörigen**

— Angemessenes **Preis-Leistungsverhältnis** der angebotenen Leistung

— Zufriedenheit der **Mitarbeiter** und ein gutes **Arbeitsklima**

II.   Aufbau eines **Datenerfassungssystems**

Ein leistungsfähiges System zur Erfassung der relevanten personellen, medizinischen und wirtschaftlichen Daten ist eine unabdingbare Grundvoraussetzung. Die erbrachten medizinischen Leistungen müssen nachvollzieh-, beleg- und bezifferbar sein. Die Datenbankstrukturen sollten auch medizinisch-wissenschaftlichen Fragestellungen genügen. Da dies alles in der Regel nur mit mehreren Datenbanken (Verwaltung, Klinik) zu realisieren ist, im Aufbau zudem modulare Insellösungen die Regel sein dürften, ist darauf zu achten, daß die einzelnen Datenbanken in ihrer Grundstruktur kompatibel sind. Dies hört sich kompliziert an, ist in der Praxis jedoch meist mit kommerzieller Software recht einfach zu bewerkstelligen**.

III.   Ausarbeiten von internen **Standards**

a. für die **Diagnostik**

Für die Mehrzahl von Krankheitsbildern ist es möglich, Vorgaben zu machen hinsichtlich des Umfanges der zu ihrer Abklärung als notwendig erachteten Untersuchungen. Damit gemeint sind z. B. auch vorbereitende Untersuchungen für operative Maßnahmen, die alters- und anamneseabhängigen Untersuchungen zur Narkosevorbereitung, besonders aber auch die Definition der Indikationen für besondere diagnostische Verfahren (z. B. Kernspin, Computertomographie, Scintigraphie, aufwendige Laboruntersuchungen). Diese Standards bzw. Vorgaben müssen auf geeignete Weise allen Mitarbeitern bekannt gemacht werden und sie müssen bei Unklarheit nachgeschlagen werden können (z. B. Handbuch, Aushang).

b. für die **Therapie**

Ähnlich wie für die Diagnostik können für einen Großteil der Krankheiten Leitlinien zur Therapie erarbeitet werden. Diese Richtlinien vermeiden ein inhomogenes Vorgehen bei gleichen Krankheitsbildern in der Klinik, was zu erheblicher Verunsicherung von Patient, Personal und Nachbehandler führen kann. Hier spiegelt sich die Tatsache, daß in der Medizin durchaus unterschiedliche Behandlungen zu vergleichbar guten Ergebnissen führen können - es muß aber klares Ziel einer Klinik sein, *sich* und *ihre* spezifische Vorgehensweise einheitlich darzustellen. Diese hausinternen Standards müssen für jeden bei Bedarf unverzüglich einsehbar sein.

c. für die **Grundversorgung**

Hierunter sind in erster Linie die pflegerischen Behandlungsstandards zu verstehen, jedoch sind dazu teilweise auch die Funktionsabläufe der Verwaltung und die Organisation unterschiedlicher Versorgungsbereiche (z. B. Apotheke, Küche, Haustechnik) eines Krankenhauses zu rechnen.

IV. Formulierung eines allgemeinen **QM-Konzeptes**

Dieses Grundkonzept für das erstrebte QM-System muß auch einige Parameter für interne und externe Kontrollmöglichkeiten aufweisen. Wie ein solches Konzept für eine operativ tätige Klinik aussehen kann ist nachfolgend skizziert.

Qualitätsmanagementkonzept der Klinik

Folgende Maßnahmen wurden getroffen, um die Prozeß-, Struktur- und Ergebnisqualität von Betreuung, Untersuchung und Behandlung der Patienten zu sichern und begleitend zu kontrollieren.
Die *kursiv* gedruckten Maßnahmen sind auch für *externe* Kontrollen geeignet.

A. Abteilungsinterne arbeitsbegleitende Maßnahmen

1. Arbeitstägliche Frühbesprechung aller ärztlichen Mitarbeiter mit röntgenologischer Falldemonstration.

2. Nachmittagsbesprechung aller ärztlichen Mitarbeiter mit Indikationskonferenz.

3. Tägliche Visiten auf den Stationen durch Stationsarzt und tägliches Aufsuchen der Station durch den zuständigen Oberarzt, der sich die problematischen Fälle ansieht. Wöchentliche Chefarztvisite.

4. Tägliche Kontrolle der im Bereitschaftsdienst behandelten Patienten anhand der Krankenunterlagen inclusive ihrer Röntgenaufnahmen durch einen Oberarzt. Dazu zählt insbesondere auch der DA-Bereich.

5. *Detaillierte Erfassung von Leistungen im Zentralop. und in der Unfallambulanz mit entsprechender jährlicher Analyse. Feinanalyse und Diskussion mit allen Mitarbeitern.*

6. *Ermittlung der Patientenzufriedenheit und von Mängeln durch regelmäßige Patientenbefragungen. Analysen im Abstand von drei bis sechs Monaten.*

7. *Führung einer Komplikationsstatistik (incl. Infektionsstatistik). Regelmäßige Analyse der Ergebnisse und Diskussion darüber, z. T. mit Handlungsrelevanz. (s. dazu auch VI).*

B.   Abteilungsinterne Maßnahmen neben der Alltagsroutine

1.   Etwa alle 6 bis 7 Wochen klinikinterne Fortbildungsveranstaltungen mit jeweils einem administrativen und einem Fort-
bildungsteil. Von diesen Veranstaltungen werden jeweils
Protokolle erstellt, die jedem Teilnehmer - auch denen die
verhindert waren - ausgehändigt werden und verbindlichen
Charakter haben.

2.   Maßnahmen zur klinikinternen Standardisierung:

    a.   der Notfallbehandlung (durch interne Fortbildung,
Schriftsätze, spezifische Skripten o. ä.)

    b.   des einheitlichen Vorgehens in der Diagnostik bei
häufigen Verletzungen/Krankheiten (durch interne
Fortbildung, Schriftsätze, spezifische Skripten o. ä.)

    c.   des einheitlichen operativen Vorgehens (durch interne
Fortbildungen, Besprechungen)

    d.   des Antibiotikaeinsatzes (u. a. durch Auswertung der
monatlichen Verbrauchsprotokolle des Apothekers
sowie nach der Analyse der Infektionsstatistik)

    e.   der Nachbehandlung nach operativen Eingriffen
(neben internen Informationsveranstaltungen besonders durch eine Reihe von speziellen, eingriffsbezo-
genen Handzetteln für den Patienten und den wei-
terbetreuenden Arzt).

3.   Unregelmäßige, ca. 3- bis 4-mal pro Jahr tagende Konferenzen von Chefarzt und Oberärzten mit Diskussion aktueller
Fragen und Erarbeitung von etwaigen notwendigen Verfah-
rensänderungen im Behandlungsregime oder Modifizierung
interner Organisationsabläufe (Protokolldokumentation).

4.   Regelmäßige Nachuntersuchungen ausgesuchter Fallgruppen,
z. T. im Rahmen von Promotionsarbeiten.

5.   2- bis 3-mal jährlich Fortbildungsveranstaltungen für Op.-
Schwestern mit speziellen Themen sowie 2-mal jährlich entsprechende Veranstaltungen für das Stationspersonal bzw.
das der Unfallambulanz.

6.   Monatliche Fortbildungsveranstaltungen für Masseure und Krankengymnasten/-innen.

C.   Krankenhausinterne Aktivitäten

I.   medizinischer Bereich

1.   Tägliche Konferenzen mit dem radiologischen Institut.

2.   Besuch der pathologischen Demonstrationen bzw. der täglichen Informationsveranstaltungen im Sektionssaal.

3.   Gemeinsame Aktivitäten zwischen anästhesiologischem Institut und der Chir. Klinik II u. a. durch Bildung eines 2- bis 3-mal jährlich tagenden Qualitätszirkels (Protokolle).

4.   OP-Konferenz 4-mal pro Jahr mit allen operativen Fächern, der leitenden OP-Schwester, der Anästhesie sowie der Zentralsterilisation (Protokolle).

5.   Hausinterne spezielle Fortbildungsveranstaltungen und Kurse, wie z. B. der Kurs zum Nachweis der Röntgen- und Strahlenfach- und -sachkunde, Sonographie.

II.   nichtmedizinischer Bereich

1.   Auswertung qualitätsrelevanter Daten von anderen Klinikbereichen (z. B. fallbezogene Aufstellungen, Liegedauer, Verbrauchszahlen aus Apotheke, Lager, Technik, Magazin).

D.   Externe Maßnahmen zur Weiterbildung und Schulung

1.   Besuch einschlägiger Fachkongresse durch ärztliche Mitarbeiter und z. T. der Op.-Schwestern.

2.   Besuch von Basiskursen für Osteosynthese und Sonografie durch in der Weiterbildung befindliche Mitarbeiter.

3.   Besuch von Spezialkursen besonders von Oberärzten und Assistenten in der Weiterbildung zum Unfallchirurgen: Mikrochirurgie-, Handchirurgie-, Wirbelsäulen-, Beckenkurs u. ä. m.

4.   Hospitieren an anderen Kliniken zum Erlernen besonderer Verfahren.

5.   Besuch von Führungsseminaren, Kommunikationstraining, Training von Auditoren, Praxisanleitern u. a. m.

V. Schaffung einer Komplikationsstatistik

In einer Komplikationsstatistik werden die negativen Geschehnisse im Rahmen bzw. infolge der durchgeführten diagnostischen, therapeutischen und pflegerischen Maßnahmen (Infektionen, Thrombosen, Embolien, Nachblutungen, Dekubitus etc.) gesammelt und regelmäßig ausgewertet. Sie stellt einen vorzüglichen Indikator für den Leistungsstandard der Klinik dar. Sie läßt auftretende Probleme frühzeitig erkennen und erlaubt, nach deren Analyse, meist ihre ursächliche Beseitigung.

Die Sammlung der Primärdaten nach vorgegebenen Definitionen (möglicher Umfang siehe Abbildung 2) erfolgt an einem festen Wochentag, bei uns z. B. an jedem Freitag bei der Abschlußbesprechung. Wesentlich erscheint, daß die Komplikationsstatistik in *einer* engagierten Hand liegt. Die vollständige Erhebung der beobachteten Komplikationen ist der schwierigste und zugleich wichtigste Teil dieser Statistik. Jede Statistik ist nur so gut, wie die ihr zugrunde liegenden Daten!

```
Klinik Code:   1           Pat. Nr.:      0        Erfassungsdatum:    . .

NAME:                          Vorname:
Geburtstag:     . .     Geschlecht (m/w):                   Station:

RISIKEN (Diabetes=1/Dialyse=2/Carcinom=3/Leber=4/Cor=5/Adipositas=6):
POLYTRAUMA (ja=1):0                          (sonstige=7/weitere=8):
Risiken:
DIAGNOSE:
OPERATION:
    Op.Datum:    . .                          Operateur:
    Diagnoseschlüssel:          Op.-Schlüssel:
             bei Hüft-TEP's-(SH-Fraktur=1):0    Fallpauschno.: 17. 0
REGION (Schulter=1/Arm=2/Hüfte=3/OS=4/Knie=5/US=6/OSG=7/Sonst=8):
KOMPLIKATIONEN(ja=1):
    Nachbltg:    Nerven:     Serom:     Hämatom:     Erguß:    Infekt:
    Durchbltg:   Nekrosen:   SekDisl:   Luxation:    Fehlstlg/-lage:
    Thrombose:   Embolie:    TodEmbolie:     TodHerz:      TodAnd:
  Dekubitus:0 -Grad Dekubitus (1-3):0          Sonstiges:
             Spätkomplikation >8 Wo.postOp/Wiederaufnahme(ja=1):0
  KEIM (aureus=1/epidermidis=2):0 MRSA (ja=1):0 KEIM2 (anderer=1/weitere=2):0
  Keim3 (andere/weitere):
          Schweregrad der Komplikation (0-6): 0
  MAßNAHMEN:
                                          Satznummer:        1
  Bezeichnung        |
                     |_______________________________________________

  Satznummer        :      1
```

Abb. 2: Erfassungsmaske für die Komplikationsstatistik

Die Eingabe und Auswertung erfolgt über ein kommerzielles Datenbank-
programm. Ist noch keine EDV verfügbar, so kann die Erfassung nach einem, der "Maske" ähnlichem Formular erfolgen.
Parallel zu dieser Statistik müssen die operativen/technischen Leistungen
aufbereitet werden. Nur wenn auch diese Daten zur Verfügung stehen, kann
schließlich eine detaillierte Auswertung erfolgen. Die Auswertungen sind
allen direkt und indirekt daran Beteiligten zugänglich zu machen bzw.
soweit erforderlich, mit ihnen zu diskutieren.

VI.   Handbuch

Erst wenn die Instrumente I-V "anlaufen", empfiehlt es sich, das QM-
Handbuch detailliert zu formulieren. Dieses Handbuch muß inhaltlich die
QM-Elemente der ISO-Norm*** berücksichtigen, sie sollten aus prakti-
schen Erwägungen jedoch nicht Grundlage der Gliederung sein. Für das
Handbuch empfiehlt sich vielmehr ein prozeßorientierter Aufbau. Auf diese
Weise ist es sehr gut als Nachschlagewerk brauchbar. Da im Handbuch
auch sämtliche Diagnose- und Therapiestandards der Klinik enthalten sind,
können sie von einem noch weniger erfahrenen Kollegen im Bedarfsfalle
nachgelesen werden. Auch können Fachliteraturbeiträge u. ä. auf diese
Weise sinnfälliger zum Bestandteil dieses Buches gemacht werden. Eine
Anlage mit Querverweisen der QM-Elemente der ISO Norm zu den
einzelnen Kapiteln des Handbuches ist sehr empfehlenswert.

Als ein mögliches Beispiel für die Gliederung dieses umfassenden Buches
sei die unseres QM-Handbuches wiedergegeben:

A.   Das Klinikum Fürth

      Grundsatzerklärung zur Qualitätspolitik
      Bestehende Kliniken & Institute
      Belegkliniken bzw. Sondereinrichtungen
      Konsiliarärzte/-Kliniken

B.   Strukturen, Abläufe, Zuständigkeiten und allgemeine Verfahren
      Strukturen/Zulassungen/Tätigkeitsbereiche

          Definition der Tätigkeit
          Strukturen/Zulassungen
          Pflegepersonal
          physikalische Therapie
          Fremdleistungen, Verantwortlichkeiten

      Leistungsgrößen
      Dienstablauf/-vereinbarungen
      Aufgaben/Sonderaufgaben der Oberärzte/Ärzte
      Fehlererkennung, -beseitigung/Vorbeugemaßnahmen

Sekretariate & Schreibdienste/Dokumente, Archivierung, Aktualisierung

> Sekretariate & Schreibdienst
> Dokumente, Archivierung, Aktualisierung

Unfallambulanz
Katastrophenalarmplan, Notoperationen, Adressen

C. Arbeitsgrundlagen/Vereinbarungen/Richtlinien
    Spezielle Anweisungen
    Ambulante Patienten

> Private Unfälle
> Arbeitsunfälle
> Privatpatienten
> Gipsverbände
> Logensyndrom, Druckmessung
> Fotodokumentation

Impfungen

> Tetanusimpfung
> Tollwutimpfung

Revers
Bildgebende Verfahren zur Diagnostik

> Röntgen
> Strahlenschutz/Kontrollen
> Kernspin
> Sonographie

Patienteneinbestellung
Stationäre Aufnahme
Stationärer Patient

> Allgemeine Hinweise
> Informationsfluß Ärztlicher Dienst - Pflege
> Dokumentation
> Vom Patienten mitgebrachte Befunde/Unterlagen
> EDV "DEO-Programm"
> Fallpauschalen/Sonderentgelte
> Patientenfragebogen
> Op-Vorbereitung
> Verbandswechsel
> Medikamente, Antibiotika, Blut, Diäten

Op Aufklärung & Narkosevorbereitung
Konsiliarärzte
Vereinbarungen für den Zentral Op, Dokumentation

> Vorbemerkung
> Dokumentation
> Op.-Planung - Abläufe

Rückverfolgbarkeit von Produkten
Wartung/Prüfung
Op-Konferenz

Postoperative Nachbehandlung, Analgesie
Physikalische Therapie

Abteilung/Zuständigkeiten
Leistungserbringung

Entlassung aus stationärer Behandlung

Regelfall
Arztbrief
Ausnahmen
Krankentransport

REHA, Soziale Dienste
Verordnungen Medikamente/Hilfsmittel
Neueinführung Medikamente/Techniken/Verfahren -
Beschaffung

Neueinführung von Behandlungsverfahren
Neueinführungen von Verbrauchsgütern/Kleingeräten
Beschaffung
Investitionsbudget

Gutachten/Bescheinigungen
Wissenschaftliche Studien
Lagerung, Versand, Sterilgut/Knochenbank

Medikamente
Sterilgut/Aufbereitung
Untersuchungsmaterial
Knochenbank

Qualitätssicherung /-kontrolle

QM- Konzept
Komplikationsstatistik
Obduktionen
Radiusfrakturen
Patientenbefragung
Nachuntersuchungen
Qualitätsaufzeichnungen/Aufbewahrung
Interne Qualitätsaudits
Qualitätszirkel
externe Kontrollinstitutionen

Organspende, Transplantation

VII. Werkzeuge

Um die angestrebten QM-Ziele zu realisieren, werden eine Reihe von Werkzeugen benötigt. Teilweise sind sie bereits weiter oben schon angesprochen worden, ihrer Wichtigkeit wegen seien sie dennoch nochmals zusammengefaßt dargestellt. Für eine funktionierende "Installation" sind nach unserer Erfahrung mindestens zwei bis drei Jahre anzusetzen. Einen ganz besonderen Schwerpunkt bildet hier die Einbindung der Mitarbeiter im frühen Stadium. Machen Sie sich die Kreativität *aller* zunutze! Sie brauchen für den Erfolg deren aktive Mitwirkung. QM-Werkzeuge ohne Akzeptanz bei den Mitarbeitern sind zum Mißerfolg verurteilt!

> *QM ist Teamarbeit und keine Ein-Mann-Schau!*
> Aber es muß auch gesagt werden:
> *Qualitätsmanagement ist Chefsache*, es kann nicht delegiert werden.

Die Werkzeuge sind im einzelnen:

1. *Definitionen* der Versorgungsprozesse im weitesten Sinne (z. B. Patientenaufnahme, Untersuchungen, Behandlungen, Pflegestandards, Entlassung, Nachsorge etc.) und Festlegen derselben im
    — *Qualitätshandbuch*

2. *Sicherung* der Versorgungsabläufe durch:

    — Funktionierendes internes *Informationssystem.*
    — Regelmäßige *Besprechungen* zwischen *allen* relevanten Personen, Visiten.
    — Geregeltes und kontrolliertes internes *Dokumentationssystem.*
    — Transparenz der Entscheidungen von oben nach unten und umgekehrt.
    — *Kommunikation* in jeder geeigneten Weise mit *allen* Bereichen, auch den *nichtmedizinischen*!

3. Sicherung zeitgemäßer medizinischer Standards in der Patientenversorgung:

    — Definition von möglichst vielen *Standards* für die Diagnostik, Therapie und Nachsorge
    — Institutionalisierte *Fort-* und *Weiterbildungsmethoden* für das gesamte Personal (Vorträge, Schulungen, Kongreßbesuch etc.) - extern und intern

4.   Öffentlichkeitsarbeit

- *Qualitätszirkel*, Rund-Tisch-Gespräche mit niedergelassenen Kollegen
- *Vorträge* vor geeigneten Gremien (z. B. der Volkshochschule, dem Roten-Kreuz, ärztlicher Kreisverband)
- Nutzung der *Medien* soweit statthaft (z. B. zur Vorstellung von neuen Techniken oder neugeschaffener Einrichtungen)

5.   Interne Überprüfungen von Teilbereichen:

- *Komplikationsstatistik*
- *Patientenbefragungen* bei der Entlassung
- *Nachuntersuchungen* ausgewählter Fallgruppen
- regelmäßige *interne Kontrollen* verschiedener Teilbereiche der Klinik (sogenannte »Audits« einzelner Stationen, technischer Bereiche, physikalischer Therapie etc. Wesentlich ist, daß die festgestellten Abweichungen geändert werden *können* - hier liegt eine wesentliche Verantwortung der Krankenhausleitung.)

6.   Externe Überprüfungen durch den Zertifizierer.

- im Jahresturnus *Kurzaudits*
- alle drei Jahre neues *Zertifizierungsaudit*

Schlußbemerkung

Wenngleich sich die DIN EN ISO 9001 als praktikabel und durchaus kongruent mit den Erfahrungen der täglichen Praxis erwiesen hat, seien dennoch einige Schwächen angesprochen. Sie sollten Gegenstand von Überlegungen zu ihrer Weiterentwicklung sein.

- Einer größeren Verbreitung steht die wenig verständliche "Norm-Sprache" der ISO-Norm entgegen. Eine Übertragung in die medizinische Terminologie würde vieles erleichtern und ihre Einführung sehr begünstigen.

- Die Elemente zur Dynamisierung und zeitgemäßen Fortentwicklung sind zu wenig gewichtet und müßten stärker betont werden. Eine Zertifizierung darf nicht zum Erstarren unseres Tuns in Formalien führen - Raum für eigenständige und originelle Entwicklungen muß gegeben sein (Stichworte dazu: "Überbetonung der *Qualitätserhaltung* und der *Kontrollelemente*" - "*Arbeitsbeschaffungsprogramm* wegen zu rigider QM-Systemwerkzeuge").

—   Die Notwendigkeit zur Einbindung der Mitarbeiter ist ungenügend be-
     rücksichtigt und sollte stärker gewichtet werden.

Ein QM-System kann dauerhaft nur dann voll funktionieren, wenn möglichst viele
Bereiche im Sinne eines TQM gemeinsam agieren und das gesamte QM-System
zum »Selbstläufer« wird - bis dahin ist es aber noch ein ganzes Stück Weg. In
weiten Bereichen gilt es, Verunsicherungen und irrationale Ängste abzubauen, vor
allem aber müssen die vielerorts noch bestehenden sehr lückenhaften Kenntnisse
der QM-Prinzipien durch geeignete Informationsveranstaltungen verbessert
werden. Erst dann können die modular entwickelten QM-Systeme einzelner
Krankenhausbereiche im Netz des krankenhausumspannenden TQM synergistisch
zusammenwirken. Nichtsdestoweniger hat sich für uns die Einführung eines QM-
Systems und dessen Zertifizierung in einem einzelnen Krankenhausbereich in
vielerlei Hinsicht als überaus positiv erwiesen.
Wenn es mir mit meinen knappen und verständlicherweise lückenhaften Ausführungen gelungen ist, den einen oder anderen zum Aufbau eines eigenen QM-
Systems anzuregen, so wäre das Ziel dieser Zeilen erreicht. Meine Ausführungen
sind als Erfahrungsbericht verständlicherweise subjektiv und von praktischer Erfahrung getragen. Vieles davon ist aber zweifellos sinngemäß auf andere Kliniken
übertragbar. - Zu einem weiteren Informationsaustausch steht der Autor
Interessierten gerne zur Verfügung.

Anmerkungen:

*   § 137 SGBV ... die zugelassenen Krankenhäuser ... sind verpflichtet, sich
       an Maßnahmen zur Qualitätssicherung zu beteiligen. Die Maßnahmen
       sind auf die Qualität der Behandlung, der Versorgungsabläufe und der
       Behandlungsergebnisse zu erstrecken. Sie sind so zu gestalten, daß
       vergleichende Prüfungen ermöglicht werden. ...

**   Grundsätzlich ist es natürlich auch möglich, diese Erfassungen in "Papier-
       form" vorzunehmen, für gewisse Einzelanalysen ist dies vielfach auch
       nach wie vor erforderlich und sinnvoll, überwiegend ist der EDV Vorzug
       zu geben.

***   Es ist nicht zwingend erforderlich, sämtliche 20 QM-Elemente in vollem
       Umfang zu berücksichtigen.

3.4 Das QUM-System nach ISO 9001 und ISO 14001 in einer orthopädischen Facharztpraxis

Dr. med. Wolfgang Oberthaler

Facharzt für Orthopädie und orthopädische Chirurgie
Südtiroler Platz 4, A - 6020 Innsbruck

Zusammenfassung:

Als niedergelassener Facharzt für Orthopädie und orthopädische Chirurgie mit Operationstätigkeit in einem Privatkrankenhaus mit Belegbetten ist man ganz besonders um Qualität bemüht, um seine Patienten zufrieden zu stellen. Die medizinische Arbeit kann nur schwer objektiv vom Patienten überprüft werden. Er kann sich aber an der Aus- und Weiterbildung des Arztes, den sichtbaren Ergebnissen der Behandlungen und an der Form der Patientenbehandlung in der Praxis orientieren. Nachdem Ärzten Werbung untersagt ist, kann durch eine Zertifizierung nach ISO-Normen der Patient erkennen, daß im organisatorischen Ablauf eine nachvollziehbare Behandlung nach den entsprechenden Vorschriften erfolgt. Daraus ergibt sich automatisch der Zusammenhang mit der medizinischen Qualität durch Wahl der geeigneten Verfahren und Produkte. Nur geringer Mehraufwand ist durch die Einbeziehung der Umweltnorm in die Zertifizierung erforderlich, die das Qualitätsmanagement sehr sinnvoll ergänzt. Gleichzeitig mit ISO 9001 wurde die Praxis Dr. Oberthaler auch nach ISO 14001 Anfang 1996 zertifiziert und war somit der erste Betrieb in Österreichs Gesundheitswesen mit diesem Umweltstandard.

Einleitung:

Das Fachgebiet Orthopädie und orthopädische Chirurgie wird ganz besonders mit einem gewissen Qualitätsstandard verbunden, nicht nur in den Augen der Patienten, sondern auch durch gesetzliche Maßnahmen und Vorschriften. Die Implantation von künstlichen Gelenken oder minimal-invasive Interventionen setzen einen hohen technischen Standard, perfekte Hygiene und optimale Nachbehandlung voraus. Die Tätigkeit teils in einer Praxis und einem Krankenhaus benötigt eine vorzügliche Organisation, um mehr als durchschnittliche Leistungen erbringen zu können. In den letzten Jahren wird aber nicht nur das Qualitätsmanagement im Gesundheitswesen großgeschrieben, auch der Umweltgedanke wird immer mehr eingebunden. Die existierenden Vorschriften reichen bei weitem nicht aus, um alle Bereiche eines ärztlichen Betriebes zu erfassen. Nachdem gerade in diesem Punkt eine Bewußtseinsbildung dringend notwendig erscheint, kann durch Einführung eines Qualitäts- und Umweltzertifikates nach den ISO-Normen 9001 und 14001 in einer Facharztpraxis dokumentiert werden, daß sich auch in Zeiten von Sparpaket und Kostendruck Initiativen für die Umwelt und Umweltschutz sowie für die transparente Qualität lohnen.

Man darf allerdings nicht den Fehler machen, die Zertifizierung nur für sich zu sehen und die eigentlichen Aufgaben des Betriebes aus den Augen zu verlieren. Die Kosten eines solchen Verfahrens sind ja nicht unerheblich, wie auch der Zeitaufwand. Der Effekt darf nicht überschätzt werden! Ein Unternehmensberater äusserte sich vor kurzem folgendermaßen: Streben nach Qualität wird begrüßt. Vorerst muß man sich aber zwei Dinge fragen: „Tun wir die richtigen Dinge?" und „Tun wir die Dinge richtig?" Richtig ist sicher, eine Zertifizierung als wichtigen Baustein eines Total Quality Management Systems zu sehen, aber auch als Bestätigung der bisherigen Qualitäts-Bestrebungen. Die Verbesserungen müssen notwendig gewesen sein, sichtbar und meßbar werden und dürfen sich nicht in bürokratischen Maßnahmen und einem schönen Handbuch erschöpfen.

Warum ist der Aufbau eines QM Systems nach ISO 9001 erfolgt?

Wer kennt nicht die Erzählungen mancher Patienten nach einem Arztbesuch: „Ich war bei einer Kapazität, die mich sicher optimal medizinisch behandelt. Die Wartezeit ist allerdings jedesmal Stunden, manchmal hat man sogar auf mich vergessen. Den geplanten Eingriff hat er wegen zuviel Arbeit schon dreimal verschieben müssen. Die Röntgenbilder muß ich auch nochmals machen lassen, da sie irgendwo im Krankenhaus verloren gegangen sind." Diese Schilderung ist leider keine Einzelfall. In großen medizinischen Einrichtungen gehen bis zu 20 % der mitgebrachten Patientenunterlagen, Röntgenbilder, Karteikarten u. a. verloren. Die Wartezeiten sind auch bei Privatpatienten nicht selten übermäßig lang, über Verwechslungen bei Eingriffen hört man in den Medien immer wieder. Diese Problematik in großen Einheiten versucht der niedergelassene Arzt in seiner kleineren Organisation möglichst zu vermeiden und es gelingt auch meistens, wenn er sich darum bemüht.

Gerade im Fach Orthopädie und orthopädische Chirurgie ist die Qualität und Hygiene sehr gefragt. Es hätte bereits in den Jahren vor Einführung des CE-Zeichens wahrscheinlich kein Patient toleriert, wenn man ihm ein künstliches Hüftgelenk ohne entsprechenden Qualitätsnachweis des Herstellers oder medizintechnischen Prüfnachweis implantiert hätte bzw. das Krankenhaus hätte so ein Implantat gar nicht eingekauft. Genauso sind wir sehr strengen hygienischen Vorschriften unterworfen, die sowohl in der Praxis- als auch Krankenhaustätigkeit angewandt werden. Gerade im selbständigen Bereich ist die Qualitätssicherung außerordentlich wichtig, da ja kein breiter Rücken einer Institution hinter einem steht und man sozusagen persönlich für alle Fehler haften muß. Speziell der Arzt ist als Person für alle Fehler, die in seinem Umfeld passieren, haftbar, auch unter Umständen ohne seine Mitwirkung. Aus diesem Grund hat sich bereits zwangsläufig ein gewisses Qualitäts- und Umweltbewußtsein herausgebildet, das zumindest in meiner Praxis schon länger ein nachvollziehbares System erforderte.

Ursprünglich war weder mir, aber auch vielen anderen Kollegen nicht bekannt, daß für eine Arztpraxis oder eine Krankenhausabteilung eine Zertifizierung nach ISO-Normen überhaupt möglich ist. Obwohl die Qualitätssicherung immer wichtiger und in allen medizinischen Bereichen gesetzlich verankert ist, fehlt es noch an praktikablen Modellen für kleinere Einheiten, diese Maßnahmen transparent in die Tat umzusetzen. Erst durch Berichte in Medien erfuhr ich von dieser Möglichkeit und nahm sofort Kontakte mit zertifizierten Kollegen auf. Dadurch erfuhr ich Details und Möglichkeiten der Zertifizierungen im QM-Bereich.

Es gab zwar bereits in meiner Praxis seit Jahren eine Art Hygieneplan, Checklisten für bestimmte Tätigkeiten und auch Verfahrensanweisungen. Dies alles war jedoch nicht nach einem speziellen, vergleichbaren System aufgebaut. Ein internationaler Standard erschien mir aber immer schon sehr wichtig, um vergleichbare und überprüfbare Strukturen nachweisen zu können.

Nicht ganz zu vernachlässigen ist auch der Gedanke der Haftung des Arztes bei Behandlungskomplikationen. Immer öfter kommt es zu Verfahren mit immer höheren Schadenersatzzahlungen. Wenn Qualitätsstandards nachgewiesen werden können und nachvollziehbare und dokumentierte Schritte vorliegen, bestehen zweifellos bessere Chancen, aus solchen Verfahren günstiger auszusteigen.

Warum auch ein Umweltzertifikat?

Schon Jahre vor der Einführung fixer Vorschriften in Tirol haben wir in der Familie und in der Praxis aus Überzeugung Mülltrennung eingeführt und krankenhausspezifische Abfälle der Sonderentsorgung zugeführt. In der Realität ist es aber heute in Österreich immer noch möglich und auch üblich, Ordinationsabfälle wie gebrauchte Injektionsnadeln, Verbände und Spritzen in verschlossenen Behältern in den Hausmüll zu geben. Nachdem die EMAS- Verordnung für Ärzte nicht anwendbar ist, ergab es sich fast von selbst, die Zertifizierung nach ISO-Standard 14001 mit dem QM-System 9001 gemeinsam anzugehen.

Der zentrale Gedanke, der hinter dem ISO-Umwelt-Zertifikat steht lautet: „Vollkommene Information und Offenlegung". Hier möchte ich vor allem Strahlenschutzmaßnahmen, korrekte Entsorgung schädlicher Substanzen wie Chemikalien, Verminderung der Abfallmenge und Energieverbrauch erwähnen - alles Themen, die jeden von uns betreffen, ganz besonders natürlich die Patienten. Obwohl die Praxis nur ein vergleichsweise kleines Unternehmen ist, gelingt es uns sicher, mit der Umweltzertifizierung auch ein Zeichen für andere Institutionen, insbesondere im Gesundheitswesen zu setzen. Daß unsere Einstellung richtig ist, zeigt sich auch darin, daß unser Sondermüll-Entsorgungs-Unternehmen kurz vor unserer eigenen Zertifizierung, als überhaupt erster Betrieb in Österreich nach ISO 14001 zertifiziert wurde!

Der Effekt der Einführung eines QUM-Systems in einer orthopädischen Facharztpraxis

Der bereits vorhandene Qualitäts- und Umweltschutzstandard in der Praxis führte dazu, daß durch die Einführung der QUM-System nichts wesentliches geändert, nur Details verbessert werden mußten. Die Erstellung des Handbuches und die genaue Erfassung aller Vorgänge sowie Anpassung der Vorgänge an die Normen erforderte aber doch relativ viel Zeit. Schon durch die Beschäftigung damit haben sich manche Friktionen oder Schwachpunkte gezeigt und ließen sich beheben. Die Anpassung der ISO 9001 an medizinische Erfordernisse bedurfte dann zum Teil umfangreicher Recherchen und Überlegungen, da ja eigentlich keine „Produkte" im engeren Sinn erzeugt werden, sondern diese „Produkte" neue Methoden und Arbeitsabläufe sind. Aber auch die interne Praxisorganisation wurde in manchen Bereichen gestrafft und übersichtlicher. Allerdings ist manches am Anfang auch gewöhnungsbedürftig und die umfangreichere Dokumentation erfordert mehr Zeit.

Auf Fragen von Patienten und anderer interessierter Personen antworten wir mit der Feststellung, daß es sich bei der Zertifizierung nicht um eine medizinische Zertifizierung, sondern um eine betriebliche Zertifizierung in organisatorischer Hinsicht handelt. Die Dokumentation hat nichts direkt mit der Behandlung zu tun, sondern nur mit dem Ablauf und der durchschaubaren Organisation. Wahrscheinlich resultiert auch aus diesem Mißverständnis das Desinteresse vieler Kollegen, der Standesvertretungen und offiziellen Stellen. Hingegen waren vor allem andere Institutionen und Unternehmen, die im Zertifizierungsverfahren stehen, aber auch Medien, die sich mit diesen Themenkreis befassen, sehr interessiert.

Die Notwendigkeit, sich Ziele zu setzen, macht es erforderlich, sich mit den Zielen auseinander zu setzen. Manches ist nicht sinnvoll, anderes unerreichbar. Wichtig ist die Auswahl sinnvoller Ziele, die auch konkret realisierbar sind. Einige Beispiele aus meiner Praxis seien angeführt:

Die Auswahl der Lieferanten war kein Problem, da schon früher nur zertifizierte Lieferbetriebe zum Zug kamen, auch medizinische Einrichtungen mit denen wir zusammenarbeiten, sind zum Teil schon zertifiziert.

Die Verbrauchsgüter werden besser kontrolliert, ein finanzieller Effekt läßt sich aber derzeit (nach einem Jahr) noch nicht eindeutig ablesen. Der Energieverbrauch kann wahrscheinlich erst nach einem längeren Zeitraum eindeutig beurteilt werden, da gewisse Schwankungen unvermeidlich sind.

Die Eindämmung des Papierverbrauches (Liegen-Papier, EDV-Papier) war ein weiteres Ziel, das durch relativ einfache Maßnahmen ohne weiteres erreicht werden kann.

Der wichtigste Punkt ist aber eine lückenlose Dokumentation der Abläufe in der Ordination und auch der Krankenhaustätigkeit, so daß jeder Schritt qualitäts- und umweltmäßig nachvollziehbar ist. Die Entsorgung von krankenhausspezifischen Abfällen, Strahlenschutz, Medikamente und Hygiene sind die wichtigsten Punkte.

Die Akzeptanz des QUM-Systems bei den Mitarbeitern

Durch die fast neunmonatige Arbeit am Projekt wurden die Mitarbeiter schrittweise eingebunden. In einer Arztpraxis werden alle wichtigen Entscheidungen und Tätigkeiten notwendigerweise vom Arzt selbst getroffen und ausgeführt. Dadurch lastete auch die Hauptarbeit in der Zertifizierungsperiode auf diesem. Durch laufende Information über das System und zunehmende Mitarbeit konnte mit der Zeit eine recht gute Akzeptanz erreicht werden, wenn auch am Anfang eine gewisse Reserviertheit festzustellen war. Inzwischen sind die erarbeiteten Verfahrensabläufe und Dokumentationen zur Selbstverständlichkeit geworden.

Fazit

Nachdem es im medizinischen Bereich kein spezielles vergleichbares System zur Erfassung des Qualitäts- und Umweltmanagements (QUM) gibt, würde ich aus heutiger Sicht die Zertifizierung wiederum durchführen. Eine zeitlich schnellere Abwicklung als die durchgeführte dürfte nicht möglich sein, da für die Anpassung an die Verfahrensweisen eine gewisse Zeit benötigt wird. Eine schnellere Abwicklung wäre auch nicht sinnvoll, da nur durch eine vorsichtige und konsequente Entwicklung ein QUM in einer Arztpraxis erstellt werden kann und sich auch nur langsam eine Akzeptanz bei den Mitarbeitern entwickeln kann, da dies anfänglich ja nur Mehrarbeit bedeutet. Das zunehmende Interesse größerer Institutionen im Gesundheitswesen wie Krankenhäuser, Krankenhausdepartments und Labors zeigt uns, daß ein vergleichbarer Standard nach ISO-Normen auch im Gesundheitswesen nicht mehr wegzudenken ist.

Bedauerlich ist, daß in Österreich ISO-Zertifizierungs-Projekte im medizinischen Bereich nicht gefördert werden, sofern das Unternehmen kein Gewerbebetrieb ist.

Wünschenswert wäre für die Zukunft der Aufbau eines internationalen Informations- und Dokumentationssystems über zertifizierte medizinische Einrichtungen, um den Qualitäts- und Umweltstandard noch zu verbessern!

3.5 DIN EN ISO 9001, ein Meilenstein auf dem Weg zu TQM

Bericht eines Diät- und Pharmaunternehmens

Renate Mader

NUTRICHEM
diät + pharma
Am Espan 1 - 3, D - 91154 Roth

Das Unternehmen

Die Firma NUTRICHEM DIÄT + PHARMA GMBH ist ein mittelständisches Unternehmen (ca. 250 Beschäftigte) auf dem Gebiet der Entwicklung und Produktion von Diätprodukten.
Hauptsächlich handelt es sich um Sondennahrung für Klinikpatienten, Enterale Nahrung für verschiedene Stoffwechselsituationen für Krankenhauspatienten oder auch Patienten zu Hause, Diätnahrung und Nahrungsergänzungsprodukte für den Vertrieb in Kliniken und Apotheken sowie um Sportnahrungsprodukte.
Diese Produkte werden im Unternehmen entwickelt, produziert und teilweise selbst oder über Partner auf den Markt gebracht. Neben dem europäischen Markt wird hauptsächlich der asiatische Markt (Japan) bedient.

Warum DIN EN ISO 9001?

Zum Zeitpunkt der Entscheidung zum Aufbau eines QM-Systems nach DIN EN ISO 9001 waren seitens unserer Kunden keine diesbezüglichen Forderungen vorhanden. Unsere Entscheidung basierte auf einem Leitgedanken, nämlich der Verbesserung unserer Produktsicherheit und Produktivität. Weitere Ziele waren die Reduktion der Fehler und damit der Fehlerkosten sowie die Entwicklung des gesamten Personals hin zu engagierten, motivierten Mitarbeitern.

Unser Hauptziel ist die Einführung von TQM (Total Quality Management).

Die DIN EN ISO 9001 sehen wir als ersten Schritt auf dem Weg zu TQM. Sie dient uns als Gerüst bzw. Leitfaden für unser QM-System, das wir über die in der DIN EN ISO 9001 vorgegebenen Elemente hinaus auf alle Unternehmensbereiche und deren Abläufe erweitern, so daß schließlich 26 Elemente resultieren.

Unser Weg zur Zertifizierung

Nachdem der Entschluß zu TQM und zum Aufbau eines QM-Systems nach DIN EN ISO 9001 getroffen und im Unternehmen bekannt gemacht war, wurde ein Qualitätsbeauftragter benannt und ein Zeitplan zur Realisierung des ersten Schrittes, der Zertifizierung des QM-Systems nach DIN EN ISO 9001, erstellt.
Da das QM-System ohne die Mithilfe eines externen Beraters aufgebaut werden sollte, wurde ein internes Gremium, das "Qualitätsprojektmanagement" geschaffen. Dieses Gremium besteht aus 5 Personen und wird vom Qualitätsbeauftragten im Bedarfsfall für Fragen der Interpretation bzw. Übertragung von Normforderungen auf das Unternehmen und zur Erstellung und Einführung des QM-Systems mit herangezogen. Weiterhin gilt, soviele Mitarbeiter wie möglich sinnvoll in die Erstellung, Sichtung und Prüfung von QM-Unterlagen einzubeziehen.

Zunächst entstand eine Zuordnung der Abläufe zu den zutreffenden Elementen und die Klärung, welche Richtlinien, Arbeitsanweisungen, Prüfpläne usw. erstellt werden sollen. Für die Erstellung der Unterlagen zu den zu behandelnden Elementen wurden die Zuständigkeiten unter den Qualitätsprojektmanagern und dem Qualitätsbeauftragten verteilt. Das QM-Handbuch wurde vom Qualitätsbeauftragten in Zusammenarbeit mit der Geschäftsführung und den Qualitätsprojektmanagern erstellt.

Als äußeres Zeichen der "ISO-Arbeit" und um deren Wichtigkeit zu unterstreichen, wurde ein Logo geschaffen (siehe Abbildung). Dieses Logo findet sich auf allen Schriftstücken wieder, die zum QM-System gehören.

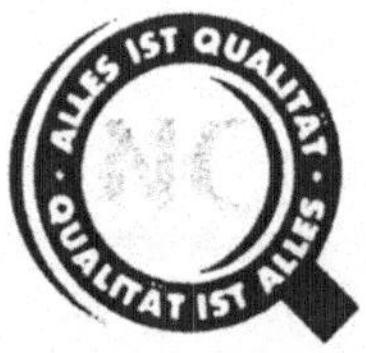

Bei der Erstellung der Richtlinien, Arbeitsanweisungen, Prüfpläne, Wartungspläne usw. wurde auf vorhandenen Unterlagen aufgebaut. Es galt grundsätzlich zu überlegen, ob die bisherigen Abläufe noch richtig und effizient sind und ob der Daten- und Informationsfluß auf der einen Seite ausreichend, auf der anderen Seite auch nicht überzogen ist. Hierbei zeigte sich in vielen Fällen die Überflüssigkeit von sog. "zur Sicherheit gemachten Kopien" bzw. die Verteilung von Informationen und Daten an einen auch "zur Sicherheit" viel zu großen Verteiler.

Mit der Erstellung unserer Richtlinien und Arbeitsanweisungen haben wir auch das hausinterne Formularwesen neu gestaltet. Es ergab sich hierbei die Gelegenheit, den Informations- und Datenfluß neu festzulegen und den künftigen Erfordernissen anzupassen.

Gute Erfahrungen haben wir mit sog. Checklisten zu wiederkehrenden Sachverhalten gemacht. Gut vorbereitete Checklisten tragen dazu bei, daß einzelne Informationen und Daten nicht übersehen bzw. vergessen werden. Ein entsprechender Verteiler auf den Checklisten sorgt für ständige Information des beteiligten Personenkreises.

Im gleichen Zug mußte breit publiziert werden, welche Daten an welcher Stelle im Hause erfaßt/erstellt werden und dort bei Bedarf abgerufen werden können.

Erstellung der QM-Unterlagen

In der Regel entsteht z. B. zu einer Richtlinie zunächst ein Entwurf, der auch als solcher gekennzeichnet ist. Dieser Entwurf wird an alle Personen, die an dem beschriebenen Vorgang beteiligt sind, zur Ergänzung/Änderung verteilt. Nach Ablauf der vorgegebenen Frist gehen die verschiedenen Wünsche, Anregungen und Kommentare beim Qualitätsbeauftragten ein und führen dort zur Erstellung eines "Probelaufes".
Eine Probelauf-Richtlinie ist durch das Suffix "Probelauf" und durch die gelbe Farbe des Papieres gekennzeichnet. Sie hat verbindlichen Charakter, soll jedoch innerhalb der nächsten 2 bis 3 Monate ggfs. weiter optimiert werden.
Tritt während dieser Zeit zutage, daß die Unterlage ergänzt bzw. in größeren Teilen verändert werden muß, werden die entsprechenden Vorschläge mit den wichtigsten betroffenen Mitarbeitern und dem Qualitätsbeauftragten diskutiert und festgelegt.
Nach dem Probelauf wird die veränderte Unterlage dann mit einem Revisionsverzeichnis versehen, geprüft, freigegeben und verteilt.
Die Wahl des Verteilers einer Unterlage muß die am Vorgang beteiligten Stellen, aber auch die Stellen, die an dem Vorgang zwar nicht beteiligt sind, aber von ihm detaillierte Kenntnis haben müssen, umfassen. Dadurch wird eine ausreichend breite Information gewährleistet.

Die einzelnen Unterlagen wurden immer gleich nach Fertigstellung und nicht z. B. elementweise in Kraft gesetzt. Dies hatte den Vorteil, daß über einen gestreckten Zeitraum die verschiedenen Richtlinien, Arbeitsanweisungen usw. Gültigkeit erlangten und geschult werden konnten. Eine Schulungsüberlastung war damit ausgeschlossen.

Aufgrund der beschriebenen Vorgehensweise kann man erkennen, daß der eingeschlagene Weg sicherlich nicht der kürzeste war. Jedoch stellen wir heute fest, daß es der richtige Weg war. Durch die Einbindung vieler Mitarbeiter in die Erstellung der Unterlagen gab es keine Umsetzungs- bzw. Einführungsprobleme. Tatsächlich wirkten sehr viele Mitarbeiter engagiert und konstruktiv am Entstehen mit und stehen der Befolgung "ihrer" Unterlagen so positiv gegenüber. Unser QM-System lebte bereits von Anfang an.

Natürlich waren alle Mitarbeiter stolz, als wir für unser QM-System das Zertifikat nach DIN EN ISO 9001 erhielten.

Besondere Aspekte

Ein besonderes Augenmerk wurde auf die "Mitarbeiterförderung" gelegt, die im Element 4.01 Verantwortung der obersten Leitung mit behandelt wird.
Der Mitarbeiterförderung liegt in unserem Unternehmen ein Informationssystem und ein Motivationssystem zugrunde.

Motivierte, eigenverantwortlich handelnde Mitarbeiter bedürfen weitestgehender Information. Deshalb wurden verschiedene Informationsveranstaltungen in regelmäßigen Intervallen eingeführt.
In monatlichen Controller-Service Sitzungen werden betriebswirtschaftliche Daten und Unternehmenszahlen einem Personenkreis, bestehend aus der Geschäftsführung, den Hauptbereichsleitern und dem Qualitätsbeauftragten, mitgeteilt und diskutiert.
Ebenfalls monatlich findet ein Kostenstellen-Meeting mit der Darstellung der Soll/Ist-Daten pro Kostenstelle zwischen Geschäftsführung und Kostenstellen-Verantwortlichen statt.
In Abständen von 4 bis 6 Wochen etablierte sich im Kreise der Geschäftsführung, der oberen und mittleren Führungsebene mit Sekretärinnen, dem Betriebsratsvorsitzenden und dem Qualitätsbeauftragten eine "TQM-Sitzung".
Sie beinhaltet z. B. verschiedene Vorträge von firmenallgemeinem Interesse mit Schwerpunkt TQM, DIN EN ISO 9000, Mitarbeiterführung, "Neues" aus verschiedenen Unternehmensbereichen.
Anläßlich dieser Sitzung berichten z. B. auch Mitarbeiter über absolvierte externe Seminare, deren Inhalt und deren Nutzen für unser Unternehmen.
Neben der fachlichen Information hat diese Sitzung auch zum Ziel, die Mitarbeiter rhetorisch durch ihren Vortrag vor den Sitzungsteilnehmern zu trainieren. Da jede Sitzung von einem anderen Sitzungsteilnehmer "organisiert" und geleitet wird, stellt auch dieser Aspekt ein Moderations-"Training" dar.

Vierteljährlich tragen die Hauptbereichsleiter aus den Bereichen Beschaffung, Qualitätssicherung/Entwicklung, Produktion und Verkauf ihre Daten, Trends, Beobachtungen usw. der Geschäftsführung, dem Kreis der Vortragenden und dem Qualitätsbeauftragten vor. Ein besonderer Punkt in dieser Quartalssitzung ist die Darstellung und die Diskussion zur Reklamationsstatistik. Sie umfaßt Art, Menge und Kosten aller internen und externen Reklamationen. Wobei interne Reklamationen alle Fälle sind, in denen der übliche Produktionsablauf unterbrochen werden mußte und meist mit Zusatzkosten behaftet weitergeführt bzw. beendet wurde.
Die Reklamationsstatistik unterscheidet neue und Wiederholungsfehler.

Auf breiterer Ebene findet die Information im Unternehmen hauptsächlich über die Veröffentlichung von Leistungsdaten der verschiedenen Produktionsbereiche am jeweiligen schwarzen Brett und durch die Verteilung einer Firmeninfo statt. In dieser Informationsschrift wird aus den einzelnen Tätigkeitsbereichen des Unternehmens berichtet, es wird über TQM und DIN EN ISO 9000 informiert und es werden neue Projekte, neue Mitarbeiter und wichtige Kunden vorgestellt.

Diese umfassenden Informationen sind bereits einer der Bestandteile des Motivationssystems. Ein weiterer Bestandteil ist die Anerkennung für gute bzw. aussergewöhnliche Leistungen, die entweder persönlich durch den Vorgesetzten, durch Aushang am schwarzen Brett oder auch durch eine Veröffentlichung in der Firmeninfo erfolgt. Die Teilnahme an externen Schulungen, Seminaren und Fortbildungskursen sowie der Erhalt von Prämien durch das betriebliche Vorschlagswesen sind weitere Motivationsbausteine. Die persönliche Anteilnahme am Mitarbeiter soll durch Rückkehrgespräche zwischen Vorgesetztem und Mitarbeiter nach krankheitsbedingter Abwesenheit verdeutlicht werden. Und schließlich kommen noch Leistungsanreize durch Zielvereinbarungen zum Tragen.

Weitere Elemente

Dem TQM-Gedanken folgend wurden über die in der DIN EN ISO 9001 vorhandenen 20 Elemente hinaus noch weitere Elemente geschaffen, wie:

— Produktsicherheit
— Wirtschaftlichkeit
— Personalmanagement
— Rechnungs-/Finanzwesen
— Informationstechnik
— Allgemeines.

Das Element Produktsicherheit haben wir geschaffen, um alle für das Unternehmen relevanten gesetzlichen Vorgaben bzw. Regelungen vom Arzneimittelgesetz, AMG Stufenplan, GMP-Richtlinien, Lebensmittelgesetz und der HACCP-Richtlinie bis hin zu den Arbeitssicherheits-Vorschriften einzubinden. Hier ist u. a. ein interner Aktualisierungs- und Informationsdienst beschrieben.
Es erscheint uns besonders wichtig, alle für das Unternehmen geltenden Regelungen, Richtlinien und gesetzlichen Auflagen in ein einziges QM-System einzubinden. Auf diese Weise überblicken die Mitarbeiter leichter die Vielzahl der relevanten Regelungen. Weiterhin ist es vorteilhaft, bei allen QM-Unterlagen das gleiche Schema der Inhalte, der Aktualisierung und der Verteilung anzuwenden.

Das Element Wirtschaftlichkeit behandelt den Bereich der Qualitätskosten, aufgeteilt in

Fehlerkosten,
Fehlerverhütungskosten und
Prüfkosten,

deren Erfassung und Darstellung, den gesamten Bereich der Kostenplanung und -verfolgung sowie das betriebswirtschaftliche Controlling.
Die monatlich erstellten Daten der Qualitätskosten werden in unserer Controller-Service-Sitzung der Geschäftsführung, den Hauptbereichsleitern und dem Qualitätsbeauftragten vorgetragen und in diesem Kreis diskutiert.

Im Element Personalmanagement werden folgende Themen behandelt:

– Personalbedarfsplanung
– Personalbeschaffung
– Personalverwaltung (zentral und dezentral in den Bereichen)
– Personalentwicklung
– Personalbeurteilung/Zielvereinbarung
– Personalcontrolling
– Gesundheitliche Betreuung.

Das Element Rechnungs-/Finanzwesen beschreibt die Vorgänge der Bearbeitung von Debitoren- und Kreditorenrechnungen, des Zahlungsverkehres, der verschiedenen Buchungen, der Stammdatenpflege sowie der Monats-, Quartals- und Jahresabschlüsse. Weiterhin sind die lang-, mittel- und kurzfristigen Finanzplanungen beschrieben.

Im Element Informationstechnik wird die Bedarfsplanung, Beschaffung, Wartung, Pflege und Aktualisierung der Soft- und Hardware behandelt. Ein weiterer Punkt sind die innerbetriebliche Schulung über neue Software-Bausteine sowie die innerbetriebliche Betreuung der Anwender.

Im Element Allgemeines sind Abläufe festgeschrieben, die wir gerne geregelt sehen, die jedoch in ein anderes Element nicht integrierbar sind. Es behandelt z. B. die Kantinenregelungen, den Empfang von Besuchern u. ä.

Mit der Erweiterung des QM-Systems wurden alle im Hause relevanten Bereiche gleichermaßen gewichtet. Für ein hohes Qualitätsniveau eines Unternehmens sind u. E. die hinzugenommenen Elemente gleichermaßen wichtig wie die in der DIN EN ISO 9001 vorgegebenen Elemente. Sie erscheinen uns geradezu unverzichtbar, da viele Daten z. B. aus der Produktion zu Kostendarstellungen und zu Einflüssen im Rechnungs- und Finanzwesen führen. Auch sind u. E. ein funktionierendes Personalmanagement und eine klar geregelte Informationstechnik weitere Grundvoraussetzungen zur positiven Firmenentwicklung.

Umwelt-Managementsystem

Im nächsten Schritt ist geplant, in das vorhandene QM-System ein Umweltmanagement-System zu integrieren.

3.6 ISO 9000 in der Zahnarztpraxis

Dr. Thomas Bischof

Facharzt für Zahn-, Mund- und Kiefernheilkunde
Im Dorf 8, A - 6900 Bregenz

Vor 30 Jahren waren Ärzte noch "Götter in Weiß". Ausschließliches Ziel der Patientenbetreuung war die medizinische Behandlung. Das Arzt/Patientenverhältnis blieb stabil, bis einer von beiden verstarb oder den Wohnort wechselte.

Heute ist der "Gott in Weiß" tot. Die meisten Patienten haben dies schon verinnerlicht, den Ärzten hingegen bereitet das Verständnis, daß sie Dienstleistungsunternehmer sind, noch große Probleme.

Auf diesen Paradigmenwechsel kann ein unternehmerisch denkender Arzt nur mit der Einführung eines Qualitätsmanagements reagieren, oder er wird seine heute schon eingeschränkte Unabhängigkeit von Staat und Interessensvertretungen mehr und mehr verlieren.

Eine hochqualifizierte Ordination unterscheidet sich positiv von einer Durchschnittspraxis durch das Einhalten von vier Schritten im Sinne dieses Qualitätsmanagements.

1. Schritt: Qualitätsdefinition

1.1   Definition der Unternehmensziele

Heute ist es eine medizinische Selbstverständlichkeit, die Gesundheit der Patienten möglichst hochwertig wiederherzustellen. Die Gesundheitsvorsorge wurde in den letzten Jahren ebenfalls zu einem selbstverständlichen Qualitätsmerkmal. **Wiederherstellung und Erhaltung der Gesundheit** sind die medizinischen Produkte, die Ärzte ihren Patienten zum Kauf anbieten. Meist wird die Praxis aber nicht nach der Qualität dieser Produkte bewertet, sondern vielmehr nach der Art, wie diese angeboten werden und nach der Qualität des betrieblichen Umfeldes.

Die **Patienten** sind das Zentrum in diesem Umfeld. Allein sie sind die Richtschnur für unser Dienstleistungsverhalten, da sie als Kunde König sein sollten, und das königliche ihrer Rolle darin besteht, daß sie einzig und allein das gelieferte Produkt mit ihren Erwartungen vergleichen.

Sowohl für das Wohlbefinden unserer Patienten, wie auch für unser eigenes, haben unsere **Mitarbeiter/-innen** einen zentralen Stellenwert. Stellen Sie sich vor, wie es wäre, wenn Ihre Mitarbeiter/-innen Sie fröhlich betreuen, sich wissensdurstig weiterbilden, Ihnen jeden Wunsch von den Augen ablesen und zum Darüberstreuen Ihnen noch verantwortungsvolle Arbeiten selbstverständlich und mit sicherem Selbstvertrauen abnehmen!

Dies alles spielt sich aber im Rahmen eines vorgegebenen **Kosten/Nutzenverhältnisses** ab. Sie, Ihre Mitarbeiter/-innen und Ihre Patienten/-innen haben wirtschaftliche Vorstellungen, die sie alle befriedigt wissen wollen, obwohl sich diese im Dreieck Arzt-Patient-Mitarbeiter/-in zum überwiegenden Teil diametral gegenüberstehen. Hier gilt es durch genaues Abwägen von Leistung, Bedarf, Einsatz und finanzieller Möglichkeiten ein für alle Beteiligten befriedigendes Verhältnis zu schaffen.

Es ist für einen zukunftsorientierten Unternehmer selbstverständlich, die Verpflichtung zum Schutz der **Umwelt** heute schon aufzugreifen, mit Bedacht seiner Vorreiterrolle gerecht zu werden und Umweltmaßnahmen in die Praxis einzubauen. Freiwillig durchgeführte Maßnahmen bauen gesetzlichen Bestimmungen vor, erhöhen das positive Image und tragen nach dem Motto: "Tue Gutes und rede darüber" zu einem erhöhten Selbstwertgefühl der Praxis bei.

Die **Praxisorganisation** muß so schlank, aber so effizient wie möglich sein. Lean Management bietet das nötige Gerüst für alle Maßnahmen, wird aber nie zu einem engen Korsett, das die Arbeit verleidet. Die beste Organisation arbeitet reibungslos und effektiv im Hintergrund.

1.2   Reihung der Unternehmensziele

Eine detaillierte Definition der genannten Unternehmensziele ist unverzichtbare Grundlage für jede qualitätsorientierte Praxisführung. Durch die unterschiedliche Detaildefinition und den unterschiedlichen emotionalen Bezug wird jeder Arzt diese Ziele in ihrer Wichtigkeit anders bewerten und damit anders reihen. Die Wertung und Reihung der einzelnen Ziele kann in einer Tabelle durchgeführt werden, in der ein Praxisziel jedem anderen gegenübergestellt wird und in seiner Wichtigkeit mit 5 Punkten (das Praxisziel ist viel wichtiger, als das andere) bis 1 Punkt (das Praxisziel ist viel weniger wichtig, als das andere) bewertet wird.

Folgende Reihenfolge kann ein Ergebnis dieser Wertung sein:

	Patientenzufriedenheit	Mitarbeiter/-innen	Wirtschaftlichkeit	Erhaltung der Gesundheit	Wiederherstellen der Gesundheit	Organisation	Umwelt	Summe
Patientenzufriedenheit	-	4	5	5	5	5	5	29
Mitarbeiter/-innen	2	-	3	4	4	5	5	23
Wirtschaftlichkeit	2	3	-	4	3	5	5	22
Erhaltung der Gesundheit	1	2	2	-	4	5	5	19
Wiederherstellen der Gesundheit	1	2	3	2	-	4	5	17
Organisation	1	1	1	1	2	-	4	10
Umwelt	1	1	1	1	1	2	-	7

Als nächster Schritt in eine höchstqualifizierte zahnmedizinische Dienstleistungs-
zukunft beurteilt der qualitätsorientierte Arzt alle Vorgänge in seiner Praxis aus
der Sicht dieser Ziele und findet damit manch neuen Denkansatz für Praxisabläufe,
Patientenbetreuung und Praxiseinrichtung.

Stellen Sie sich als Beispiel einmal Ihr Wartezimmer vor und betrachten Sie es
unter dem Blickwinkel dieser Praxisziele. Sie werden feststellen, daß die Patientenzufriedenheit nicht erhöht werden kann, wenn es nicht gelingt, den Patienten
ihre Zahnarztangst zu verringern. In diesem Sinne ist es kontraproduktiv, Patienten
im Wartezimmer mit Videos parodontalchirurgischer Operationen weiter zu
verängstigen. Wartezimmerliteratur sollte für den Patienten möglichst streßabbau-
end, für die Mitarbeiter/-innen übers Wochenende möglichst interessant und aus
Kosten- und Organisationsgründen durch Ihre Buchhandlung im Spezial-Abo
(während der Urlaubszeiten keine Lieferung) pünktlich und immer aktuell geliefert
werden.

So ist es notwendig und spannend jede Maßnahme, jedes Gerät, jedes Schriftstück
in Ihrer Ordination aus dem Gesichtspunkt und in der Reihenfolge der Praxisziele
zu untersuchen, zu überdenken und eventuell neu zu organisieren.

Gemeinsame Ziele bedeuten für die Praxis auch Corporate Identity. Gemeinsam
entwickelte und getragene Praxisziele tragen zu einem positiven Gemeinschaftsge-
fühl zwischen den Mitarbeiter/-innen und ihrem Chef bei und lassen alle mit einer
gemeinsamen Sprache nach außen auftreten. Nichts schadet der Patienten-

motivation mehr, als wenn eine Helferin etwas anderes sagt, als die andere, und diese wiederum etwas anderes als der Arzt.

2. Schritt: Qualitätskontrolle

Da es Sinn macht, einmal formulierte Ziele auch einzuhalten, ist es wichtig sie für Kontrollmaßnahmen meßbar, zählbar, wägbar oder sonst irgendwie quantifizierbar zu gestalten.

Als Beispiel betrachten wir kurz und dementsprechend oberflächlich wieder das Praxisziel: "Die Patientenzufriedenheit ausbauen.";

Mit einem Patientenfragebogen finden sich sinnvolle und nachvollziehbare Daten. Die Patienten bewerten darauf unterschiedliche Fragen von der Hintergrundmusik, über die Terminpünktlichkeit, bis zur Mitarbeiterfreundlichkeit und Technikerqualität mit den Noten von 1 bis 5. Die Fragebögen können mit den Recallschreiben an alle Patienten versandt werden und werden im Schnitt zu etwa 20 Prozent beantwortet.

Zusätzliche Statistiken geben noch detailliertere Auskunft zur genauen Beurteilung der Patientenzufriedenheit. Als Beispiel sei die Berechnung der Patienten, die nach einem Jahr vorsorgemedizinischer Betreuung im folgenden Jahr noch den Recall in Anspruch nehmen, genannt. So wird das Bild dieses Praxiszieles insgesamt klarer und läßt auf die Qualität der Betreuung offensichtliche Rückschlüsse ziehen und Fehlermöglichkeiten entdecken.

3. Schritt: Qualitätssicherung

3.1   Jahresreview

Für eine straffe Unternehmensführung ist es unerläßlich, am Jahresbeginn die Zielvorstellungen und Statistiken des alten Jahres zu vergleichen. Ist ein Ziel nicht erreicht, wird nach den Gründen gesucht. Durch Verbesserungsmaßnahmen können die Zielformulierungen für das folgende Jahr erhöht werden. Dadurch wird die Praxisqualität in jährlichen Schritten verbessert.

3.2   Fehlermanagement

3.2.1   Fehlererkennung und Korrekturmaßnahmen

Die Mitarbeiter/-innen notieren alle fachlichen, organisatorischen oder zwischenmenschlichen Fehler, die in der Praxis oder den Patienten auffallen. Monatlich werden sie statistisch ausgewertet und die Kosten, die sie verursachen, berechnet.

Eine monatliche statistische Auswertung erleichtert die Suche nach Fehlerursachen und Vermeidungsmöglichkeiten für die Zukunft. Nach Beschluß dieser Korrekturmaßnahme gilt der neu erstellte Prozeßablauf als Standard. So wird die Praxisqualität auch während des Jahres laufend in kleinen Schritten verbessert.

3.2.2 Fehlervorsorge bzw. Fehlervermeidung in neuen Prozessen

Durch eine konsequent durchgeführte Prozeß-FMEA (Fehlermöglichkeiten und Einflußanalyse) werden neue Prozesse vor ihrer Einführung auf ihre Fehlermöglichkeiten und ihre Beeinflussungen der Behandlungsabläufe und Behandlungsqualität untersucht. Dadurch gelingt es, gravierende Fehler von vornherein zu vermeiden und Kosten für die Praxis zu sparen.

3.2.3 Garantieleistungen

Garantieleistungen können nur durch ein funktionierendes Fehlermanagement befriedigend kontrolliert werden. Ein hoher Qualitätsanspruch an und in einer Praxis bedingen auch ein funktionierendes Garantiesystem. Dieses bewirkt, daß ein positives Image aufgebaut wird, sich die Patienten positiv an die Praxis gebunden fühlen und der Arzt insgesamt bei allen Praxisleistungen ein sicheres Gefühl hat.

4. Schritt: Zertifizierung nach ISO 9000 ff.

4.1   Vertrauensbildende Maßnahme für die Patienten

Immer mehr Patienten kennen ISO 9000. Da sie die medizinischen Leistungen selbst kaum kontrollieren können, erfüllt sie eine externe Praxisüberprüfung mit Respekt und Vertrauen. So gelingt es vielleicht wieder, zwar kein "Gott in Weiß" zu werden, aber doch das für einen Behandlungserfolg so wichtige Urvertrauen der Patienten in die Medizin zu gewinnen.

4.2   Positive Abgrenzung zu nicht zertifizierten Zahnarztpraxen

Wir wissen alle, daß das Leistungsvermögen der Zahnarztpraxen unter den verschiedensten Aspekten sehr unterschiedlich ist.

Ein Arzt, auch ein besonders tüchtiger, darf aber für seine Praxis nicht werben. Die Möglichkeiten, dennoch sein Leistungsvermögen darzustellen, bietet die Zertifizierung. Gerade Freiberufler, Angestellte der mittleren und oberen Führungsebene legen Wert auf ihre Gesundheit und die ihrer Familien. Deshalb wollen sie wissen, ob ihr Geld, das sie für die Behandlung ausgeben, gut angelegt ist.

Sie sind meist mit der ISO 9000 vertraut und schätzen sie als Nachweis qualitäts-
orientierter Produktions- und Dienstleistungsabläufe.

4.3　Mitarbeiter/-innen

Viel Energie im Umgang mit dem Personal geht verloren, indem die jungen Da-
men immer wieder aufs Neue motiviert werden müssen, sich für höchste Qualität
im Beruf anzustrengen und dabei mit dem Chef und den Patienten freundlich
umzugehen. Hier verhilft die Kontrolle der durchgeführten Maßnahmen durch
einen externen, neutralen Prüfer enorm zu einer zusätzlichen Motivation.

4.4　Forensische Absicherung im Streitfall

In Zukunft werden wir Ärzte noch mehr als bisher in der Öffentlichkeit angegrif-
fen, aber auch durch einzelne Patienten in Bezug auf Fahrlässigkeit oder Kunstfeh-
ler gerichtlich belangt werden. Vor Gericht gilt eine Zertifizierung nach ISO 9000
sicherlich nicht als ein Beweis für genaues Arbeiten, aber durch eine exakte
Dokumentation und nachgewiesene Durchführung der Qualitätsmerkmale wird es
deutlich einfacher sein, eventuelle Klagen und Forderungen abzuweisen. Ein
funktionierendes Fehlermanagement wird aber Gerichtsverfahren in den meisten
Fällen von vornherein verhindern.

4.5　Erhöhung der Selbstdisziplin

Die von außen durchgeführte Überprüfung des Qualitätsmanagements, die zwingende Verpflichtung zu Fehlermanagement, Durchführung von Statistiken und internen Audits helfen dem Arzt, sich selbst zu überwinden und die von ihm selbst
festgesetzten Regeln mit mehr Selbstdisziplin durchzuführen.

**Erfahrungen nach der Einführung eines Qualitätsmanagements in der Zahn-
arztpraxis**

Schon während der Einführung dieser Maßnahmen kam es zu einer deutlichen Zu-
nahme der Patienten-Neuaufnahmen, so daß wir schon vor der ISO 9000 Zertifizierung mit einem Aufnahmestop reagieren mußten. Trotzdem stehen wir heute
noch massiv unter dem Druck von neuen Patienten, da sich Familienmitglieder und
gute Bekannte von langjährigen Patienten nicht so ohne weiteres vertrösten lassen.

Mein Umsatz ist im Jahr 1995 trotz des erhöhten zeitlichen Aufwandes für die
Erstausarbeitung eines zahnmedizinischen Qualitätsmanagements um mehr als
15 % gestiegen. Dabei steigt die Zufriedenheit meiner Patienten deutlich an,

denn die Durchschnittsnote der Patientenfragebögen verbesserte sich von 1,31 auf 1,24.

Meine Mitarbeiterinnen haben deutlich mehr Freude an ihrem Beruf, was sich aus der Beantwortung der Mitarbeiterfragebögen leicht herauslesen läßt, denn die Durchschnittsnote verbesserte sich von 1,98 auf 1,48.

So waren alle Erfahrungen in der Praxis äußerst positiv.

Resümee: Qualität ist in, macht Spaß, bringt positives Image und finanziellen Gewinn!

3.7 Erfahrungsbericht mit der Einführung eines QM-Systems und anschließender Zertifizierung nach DIN EN ISO 9002 und den ersten Erfolgen hiermit

Dr. Stephanus Steuer

Privatzahnärztliche Gemeinschaftspraxis
Dr. Stephanus Steuer - Zahnarzt -
Dr. Bernd Dickmeiß - Zahnarzt, Oralchirurgie -
Neuenhöfer Allee 84, D - 50935 Köln

1. Gründe für den Aufbau eines QM-Systems in unserer Praxis und deren Orientierung an der DIN EN ISO 9002

Unsere zahnärztliche Gemeinschaftspraxis, die seit 12 Jahren besteht und nun seit 3 Jahren in eine privatzahnärztliche Gemeinschaftspraxis umgewandelt worden ist, orientiert sich an höchstem qualitativen Niveau internationaler Schulen und zahnmedizinischer Kapazitäten auf allen Gebieten der Zahnheilkunde, ausgenommen der Kieferorthopädie.

Unser Ziel ist es von Anfang an gewesen, das Machbare möglich zu machen und dies durch kontinuierliche Fortbildung der Behandler und konsequenten Ausbau unseres Leistungsangebotes.

Während im Bereich der zahnärztlich-fachlichen Qualifikation viele Möglichkeiten der Verbesserungen, wie Schulungen durch Vorträge, praktische Kurse, Arbeitsgruppen usw. existieren, wurde es für uns zunehmend schwieriger, den administrativen und organisatorischen Bereich zu überblicken, zu strukturieren und zu kontrollieren.

Zudem hat sich in den letzten Jahren auch im Gesundheitsbereich ein zunehmend stärkeres Bewußtsein der Patienten für Service, Beratung und Betreuung entwickelt. Es ist keineswegs übertrieben, von einer Verdreifachung der Aufgaben und des Arbeitsvolumens im organisatorischen Bereich einer Praxis in den letzten fünf Jahren zu sprechen.

Es sind zunehmende Aufgaben im Service- und Marketing-Bereich, in der Material- und Dienstleistungsbeschaffung, in der Wartung und regelmäßigen Prüfung der immer empfindlicher werdenden Geräte, in den Kontakten zu den Patienten, den Versicherungen und Beihilfestellen, den Dentallabors und den Kontakten zu den Fachkollegen.

Die betriebswirtschaftliche Führung und Kontrolle, die Budgeterstellung und Budgeteinhaltung, Rentabilitätsberechnungen, das Rechnungs- und Mahnwesen sind sehr entscheidende Faktoren für den langfristigen Erfolg einer guten Praxis geworden. Dank einiger einschneidender Reformen im Gesundheitswesen ist der Erfolg einer Praxis nicht automatisch programmiert, sondern ist sehr stark und entscheidend vom Geschick und Gespür des Praxisinhabers abhängig.

Nicht zuletzt ist es durch die vermehrten Anforderungen in der Praxis von entscheidender Bedeutung, gute und qualifizierte Mitarbeiter/-innen zu finden und zu binden. Hierdurch haben sich auch die Anforderungen im Bereich der Personalpflege stark erhöht.

All diese Gründe sind uns schon früh zu Bewußtsein gekommen und haben uns bewogen, neue Wege der Praxisstrukturierung durch Hilfe von Unternehmensberatern zu suchen. So war es ein schon fast zur Aktionsreife gediehener Gedanke, einen befreundeten Unternehmensberater zu beauftragen, unsere Praxis in regelmäßigen Meetings, Trainings o. ä. zu betreuen oder einen festen Treatment-Manager nach amerikanischem Vorbild zumindest stundenweise einzustellen.

Uns als Behandler erschien schon früh die Doppelbelastung im zahnärztlichfachlichen Bereich und in der organisatorischen Führung der Praxis auf Dauer zu hoch und unserer Qualifikation nicht entsprechend. Wir sind nicht willens, unsere kostbare, auf hoch spezialisierte Behandlungen orientierte Zeit, in organisatorischem Kleinkrieg zu vergeuden.

Zwar werden auch Vorträge und Kurse im Bereich Praxisorganisation geboten, jedoch sind diese stark einseitig marketingorientiert und eher auf das Profil des Beraters zugeschnitten, als daß die besonderen Belange der jeweiligen Praxis im Vordergrund stehen. Wir wollten eine individuelle, nur auf unsere Bedürfnisse erstellte Praxisorganisation und -struktur.

Mitten in dieser Phase der Entscheidungsfindung zur Umstrukturierung der Praxisorganisation platzte die Nachricht von der Möglichkeit der Einführung eines Qualitätsmanagementsystems, orientiert an der DIN EN ISO 9000 und der Möglichkeit, auch eine zahnärztliche Praxis zertifizieren zu lassen.

Die erste Vorstellung dieser Norm, insbesondere die Möglichkeit der Meßbarkeit der gesteckten Ziele durch Previews und Reviews sowie der Einführung eines funktionierenden Fehlermanagements und klarer Teamorganisation, haben uns überzeugt, diesen Weg zur Zertifizierung zu gehen.

2. Hauptziele, die für den Aufbau des QM-Systems verfolgt wurden

Nach gründlichem Einarbeiten in die Materie des QM-Systems und eingehender Befragung von Kollegen, die diesen Weg schon beschritten hatten, kristallisierten sich drei entscheidende Hauptziele heraus:

a) *Klare, formulierte Praxisziele, die vom gesamten Team verfolgt und getragen werden und einem hiermit verbundenen gestärkten Teambewußtsein*

Unser Unternehmensziel ist sicherlich bekannt gewesen und oft gesagt worden, aber es ist nie ausformuliert und schriftlich fixiert und nicht mit unserem Team diskutiert und von allen verstanden worden. Wir wollten durch dieses QM-System - orientiert an der ISO-Norm 9002 - unsere Praxisphilosophie und Praxisziele explizieren und allen Mitarbeiter/-innen unseres Teams lebendig machen.

Es sollte einen Motivationsschub nach vorne geben. Es sollte ein jährliches Preview und Review eingeführt werden mit meßbaren Erfolgen unserer, für alle Teilbereiche gesteckten Ziele.

b) *Neuorientierung der Praxisorganisation und der Praxisstrukturen sowie der Verantwortlichkeiten der Mitarbeiter/-innen*

Jeder Mitarbeiter sollte eine klare Kompetenz für sein Gebiet und seine Aufgaben erhalten. Dieses sollte dokumentiert und prüfbar werden, um somit eine verbesserte Transparenz für alle Bereiche der Praxisorganisation zu erreichen, insbesondere für die Gebiete Logistik, Hygiene, Behandlungsvorbereitung und -nachbereitung, Geräteprüfung und -wartung, Rezeption und Service.

c) *Kontinuierliche Verbesserung der Organisation und eine damit fast zwingende Optimierung der Patientenbehandlung*

Die Einführung eines funktionierenden Fehlermanagements von der Lieferantenbewertung für Materialien über die konsequente Bewertung der gelieferten Dentallaborarbeiten bis zur Behandlungsbewertung sollte uns die Möglichkeit der kontinuierlichen Verbesserung unserer Organisations- und Behandlungsqualität geben.

Es sollte eine meßbare Aussicht der Verbesserung aufgezeigt und somit das sogenannte 'gute Behandlergefühl' quantifizierbar werden.

3. Warum die Zertifizierung durch eine externe, international anerkannte und akkreditierte Zertifizierungsgesellschaft beauftragt wurde

Die Einführung dieses QM-Systems ist schon ein entscheidender Schritt gewesen und hat viele Erkenntnisse für unser gesamtes Team gebracht. Letztlich erschien es den Behandlern aber wichtig, dieses durch eine externe Gesellschaft prüfen zu lassen.

Es sollte hierdurch die Möglichkeit für die Behandler gegeben werden, sich mit dem Team gleichstellen zu können, sich stärker als gemeinsames Team mit gemeinsamen Interessen zu empfinden und zu begreifen. Es sollte so das Gefälle zwischen Behandlern und Team reduziert werden und gleichzeitig die Motivation zur Änderung der eingefahrenen Gewohnheiten erhöht werden.

Es sollte unser Erfolg der kontinuierlichen Verbesserung meßbar und überprüfbar werden und durch die Zertifizierung einer externen, international anerkannten und akkreditierten Gesellschaft allgemein anerkannt werden.

Zudem ist es eine gesellschaftliche Notwendigkeit, sich durch Prüfungsgremien messen zu lassen, um so seinen Erfolg für sich selber und andere deutlicher sichtbar zu machen. Der Erfolg sollte durch die Einführung des QM-Systems ratifiziert werden.

Wir wollten uns einerseits kontrollieren lassen, andererseits Impulse von Aussenstehenden erhalten und nicht zuletzt durch die öffentliche Zertifizierung die Möglichkeit erhalten, dies unseren Patienten und Geschäftspartnern kundzutun, um sie auf die hiermit für sie verbundenen Verbesserungen aufmerksam zu machen.

4. Auswirkungen auf unsere Praxis und unsere Patienten durch Aufbau des QM-Systems und deren Zertifizierung

Der Aufbau des QM-Systems mit der anschließenden Zertifizierung hat zunächst eine Menge an Aufräumarbeit und Sichtung der bestehenden Organisation gebracht.

So mußten so triviale Dinge wie Sicherstellung der Einhaltung der Haltbarkeitsdaten unserer Materialien und Medikamente überdacht und neu geregelt werden. Ebenso war die Gewährleistung und Sicherstellung der Sterilität unserer Instrumente ein entscheidendes Thema.

Die Entsorgung alter Medikamente, Instrumente und Gefahrengüter wurde klarer geregelt, um so einem Entsorgungsstau 'im Keller' entgegenzuwirken.

Eine einschneidende Neuerung wurde im Bereich der Materialbeschaffung und -verwaltung erreicht und so zukünftige unvorhersehbare Materialengpässe und andererseits Überkapazitäten in der Lagerhaltung nahezu eliminiert.

Die Gerätewartung und -prüfung wurde in die Hand einer Mitarbeiterin gegeben, die anhand von Checklisten eine fast 100 %-ige Erfolgsgarantie der durchzuführenden Wartung vorweisen kann. Es wird keine Med-GV-Prüfung, keine Feuerlöscherwartung, keine Überprüfung des Notfallkoffers usw. mehr dem Zufall überlassen, sondern sozusagen automatisch erledigt.

Die Schulung unserer Mitarbeiter/-innen und der Behandler wurde gestrafft und ein jährlicher Schulungsplan mit klaren Zielen aufgestellt und durchgeführt. Regelmäßige Meetings zur Sicherung des Schulungserfolges auch für die übrigen Mitarbeiter/-innen wurden eingeführt. Dies hat die Kompetenz und die Qualifikation der Mitarbeiter/-innen für ihren Fachbereich erhöht und damit auch deren Selbstbewußtsein und Akzeptanz gegenüber unseren Patienten und Lieferanten.

Die Aufgaben der Patientenbetreuung (Service) sind genau formuliert worden, so daß alle Mitarbeiter/innen nach gleichem Vorsatz vorgehen und den Patienten im Mittelpunkt unserer Bemühungen sehen. Wichtige Punkte wie Reklamationshandhabung und Mängelbeseitigung werden eingehend im Rollenspiel trainiert und die Notwendigkeit hierzu von den Mitarbeiter/-innen selber angesprochen.

Die gemeinsame Arbeit hat unser Team fester zusammengeschweißt und das gemeinsame Ziel klar und deutlich gemacht, so daß jetzt jeder Mitarbeiter inklusive der Aushilfskräfte schneller und besser informiert ist und seine eigenen Arbeitsbereiche kontinuierlich betreuen kann.

Die Arbeit ist klarer und übersichtlicher geworden und damit leichter, die Behandler geben nur noch initiative Anregungen, sie sind nicht mehr Arbeitgeber im ursprünglichen Sinne, sondern Arbeitsmodellierer geworden.

Unsere Patienten spüren diesen positiven Teamgeist und teilen uns dies auch mit: Sie fühlen sich sehr wohl und sicher aufgehoben und kommen fast schon „gerne" zum Zahnarzt.

Die Behandlung läuft für die Patienten flüssiger und ohne Störungen durch fehlende Instrumente oder Materialien oder nicht „vorhersehbarer" Zwischenfälle ab.

Wir können den Patienten Termine bieten, die auf fünf Minuten exakt eingehalten werden, in denen genauestens vorinformierte Behandlungen durchgeführt werden und wo die Nachsorge durch die Behandler und deren Erreichbarkeit gewährleistet ist.

Leider ist der Mehrzahl unserer und unserer potentiellen Patienten diese Quali-
tätsnorm und den damit verbundenen Vorteilen nicht bekannt oder wird als
überflüssiger Schnick-Schnack abgetan.

Wir werden hier noch mehr für die Aufklärung in der Öffentlichkeit tun müssen, aber die direkte Spürbarkeit des Erfolges wird für das Qualitätsmanagment
nach der ISO-Norm 9002 sprechen und diese immer bekannter werden lassen.

Nachgedanken

Es ist keine Frage: Der Weg, den wir beschritten haben, war und ist sehr gut und
wir würden es heute wieder tun und empfehlen jedem, es uns nachzutun.
Sehr gut und auf jeden Fall empfehlenswert ist die Einbeziehung des **gesamten**
Teams schon in der Vorbereitungsphase. Jeder Mitarbeiter hat mit vollem Einsatz
und Motivation den ISO 9000-Gedanken mitgetragen und verwirklicht.

Vielleicht haben wir uns durch eine sehr knappe Terminplanung etwas zu sehr
unter Druck gesetzt und die Kapazität unserer Mitarbeiter arg strapaziert, dennoch
ist eine kontinuierliche Arbeit am Qualitätsmanagementsystem ohne größere
Unterbrechungen wie Urlaub dringend zu empfehlen, da die Materie nicht ganz
leicht zu durchdringen und zu fassen ist.

Es gibt und es bleiben immer weitere Verbesserungsmöglichkeiten, aber genau
dies ist unser Ziel: Die kontinuierliche Verbesserung unserer Möglichkeiten und
der Qualität unserer Arbeit und der Arbeitsabläufe zum Wohle der Gesundheit
unserer Patienten.

Gerne sind wir bereit, unsere Erfahrungen weiterzugeben und sind immer auch am
ehrlichen Gespräch mit anderen Praxen und medizinischen Einrichtungen interessiert.

3.8 Zertifizierung einer Fachklinik für Geriatrie und Rehabilitationsmedizin, einer Senioren-Residenz und eines Kinder- und Jugendhilfeverbundes des Unternehmensverbundes Sozialwerk Sauerland e. V.

Margret Quellmalz
Qualitätsbeauftragte der Klinik am Stein

Klinik am Stein
Geriatrisches Zentrum Olsberg
Fachklinik für Geriatrie und Rehabilitationsmedizin
Wattmecke 1 - 7, D - 59939 Olsberg

Die Klinik am Stein ist eine Fachklinik für Geriatrie und Rehabilitationsmedizin in Olsberg/Hochsauerlandkreis. Die Klinik existiert seit 1977 und ist die älteste geriatrische Rehabilitationsklinik bundesweit. Sie verfügt über 134 stationäre und 15 teilstationäre Betten. Mit den Krankenkassenverbänden besteht ein Versorgungsvertrag gemäß § 111 SGB V. Es werden medizinische Leistungen zur Vorsorge nach § 23 Abs. 4 und medizinische Rehabilitation einschließlich Anschlußheilbehandlung nach § 40 Abs. 2 erbracht. Das interdisziplinäre Leistungsspektrum ist auf die Behandlung älterer und multimorbider Patienten abgestimmt. Im internistisch-neurologischen Fachbereich (90 Betten) werden vorwiegend altersbegleitende und altersbedingte körperliche Erkrankungen behandelt. Für die Therapie seelischer Störungen steht eine separate Psychogeriatrische Abteilung mit 40 Betten zur Verfügung.

Das auf zwanzigjähriger Erfahrung beruhende Behandlungskonzept der Klinik integriert verschiedene medizinische Disziplinen und Therapieverfahren. Oberstes Ziel der rehabilitativen Behandlung in der Klinik am Stein ist die Erhaltung des psychosozialen Umfelds des Patienten: die Entlassung in den eigenen Haushalt bzw. in die eigene Familie.

Die Etablierung der geriatrischen Rehabilitation hat im Laufe der Entwicklung zunehmend Standards erforderlich gemacht, die einerseits der Grundlagenforschung und andererseits der Verbesserung der medizinisch-therapeutischen Arbeit dienen. Ein modernes Dienstleistungsunternehmen wie die Klinik am Stein kommt u. E. heute nicht mehr an der Definition klarer, überprüfbarer Kriterien, die alle Aspekte des Unternehmensprofils beschreiben, vorbei.

Basis für den Aufbau eines Qualitätmanagementsystems in unserer Klinik bilden die im Sozialgesetzbuch V, § 137, geforderten Maßnahmen zur Qualitätssicherung in der stationären Versorgung, die sich auf die Qualität der Behandlung, der Versorgungsabläufe und der Behandlungsergebnisse erstrecken und so zu gestalten sind, daß vergleichende Prüfungen ermöglicht werden. Nach gründlichen Überlegungen fiel in unserer Klinik die Entscheidung, die Meßlatte gleich sehr hoch anzusetzen und eine Zertifizierung gemäß der Normenreihe DIN EN ISO 9000 ff. anzustreben, denn wir sind der Überzeugung, daß nur die Norm die Voraussetzungen bietet, um die vom Gesetzgeber geforderten vergleichbaren Prüfungen durchzuführen.

Vergleichbarkeit ist nur dann möglich, wenn einheitliche Maßstäbe angelegt werden und eine gemeinsame Sprache gesprochen wird, in der gleiche Begriffe auch Gleiches bedeuten.

Die Vorteile eines Qualitätsmanagementsystems sind:

- Vergleichbarkeit im Wettbewerb;
- Überprüfbarkeit anhand transparenter Unternehmensabläufe;
- Ökonomie des Handlungsspektrums;
- Verbesserte Binnenstruktur durch erhöhte Transparenz.

Über die klare Beschreibung der Unternehmenssteuerung und der Unternehmensabläufe hinaus bietet sich die Chance der Definition von Qualitätskriterien, die über die üblichen Assessments und die Optimierung der therapeutischen Abläufe hinausgehen.

Unsere Hauptzielsetzungen in Verbindung mit dem Aufbau des QM-Systems waren und sind:

- Verbesserung der Kundenzufriedenheit;
- Erfüllung der Kundenforderungen: Qualität, Zeit, Kosten;
- Vertrauen der Kunden in unsere Klinik;
- Reduzierung von Beschwerden;
- Entlastung im Haftungsfall;
- Vertrauen des Managements in die Mitarbeiter - und umgekehrt;
- Steigerung der Mitarbeitermotivation;
- Eindeutige und widerspruchsfreie Regelung von Verantwortlichkeiten und Kompetenzen;
- Reibungslose Information, Kommunikation und Abstimmung;
- Beherrschte Dokumentation;
- Reduzierung von Systemfehlern und dadurch Vermeidung von Fehlerkosten;
- Steigendes Selbstvertrauen, Verbesserungen zu erreichen;
- Fähigkeit, Veränderungen zu beherrschen;
- Wettbewerbsvorteile.

Wir wollen zufriedene Patienten haben. Deshalb ist hohe Qualität unserer Dienstleistungen eines der obersten Unternehmensziele. Mit der Zertifizierung wollen wir unseren Kunden (Patienten, Belegungs- und Kostenträgern) zeigen, daß wir über ein dokumentiertes Qualitätsmanagementsystem verfügen und es strikt befolgen. Die Zertifizierung gewährleistet, daß das eingeführte Qualitätsmanagementsystem „lebt" und durch die laut der Norm durchzuführenden internen und externen Audits ständig überwacht wird.

Aufbauend auf den Ergebnissen der Ist-Analyse, die erstellt wurde aufgrund der vorhandenen Strukturen und der qualitätsrelevanten Elemente, wurde gemeinsam mit dem Beratungsunternehmen Thorsten Terwey, Waltrop, ein Projektplan erstellt. In die Umsetzung des Projektplanes wurden alle Mitarbeiter einbezogen; denn ein kontinuierlicher Verbesserungsprozeß hängt von der aktiven Beteiligung aller Mitarbeiter ab. Der Aufbau des QM-Systems und die Zertifizierung bewirkten eine Umorganisation in einigen Arbeitsbereichen; so wurden beispielsweise im Pflegedienst Pflegestandards eingeführt, ein Beschwerdemanagement wurde eingerichtet, der Hol- und Bringdienst wurde besser organisiert usw.

Die Mitarbeiter waren gefordert, sich mit ihrem Arbeitsplatz auseinanderzusetzen und die Arbeitsabläufe zu beschreiben. Schon an dieser Stelle kamen Verbesserungsvorschläge, weil die Mitarbeiter plötzlich feststellten, daß sie zur eigenen Arbeitserleichterung viele Dinge besser strukturieren konnten. Seit dieser Zeit wird von Verbesserungsvorschlägen rege Gebrauch gemacht.

Die Mitarbeiter standen der Einführung des QM-Systems zu Anfang sehr skeptisch gegenüber; es bestand die Angst vor „totaler Kontrolle". Je weiter sie aber durch intensive Schulung mit der Thematik vertraut gemacht wurden, desto mehr wuchs die Bereitschaft zur Mitarbeit. Heute werden die Delegation von Verantwortung, die klare Regelung von Zuständigkeiten und die bessere Strukturierung von Arbeitsabläufen als großer Vorteil angesehen, weil dadurch mehr Sicherheit am Arbeitsplatz erreicht werden konnte.

Wenn wir heute noch einmal am Anfang unserer Aktivitäten zur Zertifizierung stünden, würden wir es für sinnvoll halten, daß der QM-Beauftragte und die QM-Assistenten intensiv geschult an die Materie herangehen könnten. Dadurch ließe sich manche Doppelarbeit vermeiden. Außerdem würden wir die aufwendige Schreibarbeit durch Mehreinsatz von Diagrammen reduzieren.

Interessierten medizinischen Einrichtungen, die einen Informationsaustausch wünschen, stehen wir gern mit unserer Erfahrung zur Verfügung.

Thomas Brand
Freier Journalist im Auftrag der Seniorenresidenz Erikaneum

Senioren-Residenz Erikaneum
Hauptstraße 62, D - 59939 Olsberg

Die Senioren-Residenz Erikaneum ist ein Seniorenzentrum, das im Stadtkern von Bigge/Olsberg im Hochsauerlandkreis liegt. 1993 wurden die Gebäude, die das ehemalige Rathaus von Bigge in den Gesamtkomplex integrieren, fertiggestellt. Damals wurde mit 19 Altenwohnplätzen mit „Betreutem Wohnen", 28 Altenheimplätzen und 60 Altenpflegeheimplätzen begonnen. Inzwischen sind noch 8 Plätze für Tages- und Kurzzeitpflege mit in das Angebot aufgenommen worden.

Das Konzept, das über aller Arbeit in der Senioren-Residenz steht, ist der Gedanke, den Bewohnern nur so viel Pflege zu geben, wie sie benötigen, und ihnen dadurch ein großes Maß an Eigenständigkeit zu erhalten. Aus dem Blickpunkt des Bewohners bietet sich folgendes Bild des Hauses: In einem großen Eingangsbereich hat man die Möglichkeit, sich zu begegnen. Auch ein Kiosk für kleine Einkäufe sowie ein Friseursalon sind dort eingerichtet worden. Restaurant und Cafeteria bieten Platz für Veranstaltungen mit anderen Bewohnern, Mitarbeitern und Gästen des Hauses. In vielen gemeinsamen Treffs, an denen jeder teilnehmen kann und die in der Regel von Mitarbeitern begleitet werden, kann man Gesellschaft haben, wann immer man will. Durch die zentrale Lage im Kern der Stadt ist es jedoch auch möglich, sich außerhalb des Hauses aufzuhalten, ohne lange Wege zurücklegen zu müssen.

Aus Sicht der Mitarbeiter bedeutet das Konzept, daß allen Bewohnern alle Dienst- und Serviceleistungen angeboten werden. Neben den pflegerischen Aktivitäten sind dies Begleitung bei Bastel- oder Klöntreffs, Teilnahme an gemeinsamen Ausflügen, Integration der Bewohner der Pflegestationen in die Aktivitäten der Gesünderen und natürlich Beratung bei allen lebenspraktischen Fragen, die Krankenkasse, Pflegekasse, Ämter oder anderes betreffen.

Obwohl also das Haus bereits über ein breitgefächertes Angebot und eine gute Organisation verfügte, haben wir uns 1996 entschlossen, unser Haus nach der DIN EN ISO 9001 zertifizieren zu lassen, zugegebenermaßen ohne so recht zu wissen, worauf wir uns da eingelassen haben. Es standen verschiedene Gedanken im Vordergrund:

- Wie aus dem vorher Gesagten deutlich wird, steht die Kundenzufriedenheit an oberster Stelle in unserem Haus. Dies unter anderem auch deswegen, damit wir konkurrenzfähig bleiben. Die Kunden stellen berechtigterweise hohe Forderungen an Qualität und Kosten der Leistungen, die wir bieten. Das Vertrauen, das sie in uns setzen, wollen wir nicht enttäuschen. Mittels des QM-Systems, so der Gedanke, können Wünsche und Ansprüche der Kunden schneller und zufriedenstellender ausgeführt werden.

- Höchste Kundenzufriedenheit kann nur in einem Betrieb erreicht werden, in dem jeder Mitarbeiter sich als Teil des Ganzen sieht. Dieses Ziel wiederum ist nur durch gegenseitiges Vertrauen und Offenheit zu erlangen. Da, wo Mitarbeiter in Entscheidungsprozesse einbezogen sind, wo Abläufe transparent bleiben und von allen getragen werden und wo jeder ein Stück Verantwortung für seinen Bereich haben kann, läßt sich die Motivation von Management und Mitarbeitern auf hohem Niveau halten. Hier hofften wir, mit dem QM-System die innerbetrieblichen Prozesse für alle verständlich festhalten und Verantwortlichkeiten und Kompetenzen eindeutig regeln zu können.

- Und schließlich ist natürlich auch der monetäre Aspekt einer Standardisierung aller Arbeitsabläufe nicht zu unterschätzen. Wenn bei einem komplexen System wie einer Altenpflegeeinrichtung für jede anfallende Arbeit eine „Spielregel" vorliegt und man sich nicht mehr Gedanken darüber machen muß, wie dies oder jenes erledigt wird, werden Abläufe beschleunigt, die Durchführung wird zuverlässiger, Fehler werden vermieden und - last but not least - Kosten werden gesenkt. Daß sich dies auch wiederum auf die Kundenzufriedenheit auswirkt, ist selbstverständlich.

Zunächst brachte der Plan, die Zertifizierung durchzuführen, natürlich einiges in unserem Haus durcheinander. Die Aufgaben, die damit verbunden sind, sind nicht mal so eben „zwischen Suppe und Kartoffeln" zu erledigen. In den neun Monaten, die wir für den Aufbau des Systems benötigten, wurden jede Menge Überstunden gemacht. Mitarbeiter mußten geschult und über den Sinn des Systems aufgeklärt werden. Ängste wegen eines möglichen Arbeitsplatzverlustes (Zeit- und Kosteneinsparung wird immer mit Arbeitsplatzabbau gleichgesetzt) mußten abgebaut werden. Die QM-Beauftragte und ihre Kleinstgruppe, bestehend aus zehn Personen (3 Stationsleitungen, Hauswirtschaftsabteilung, Waschküche, technischer Dienst, Verwaltung, Sozialdienst, Rezeption, Leitung), setzte sich immer wieder zusammen, überdachte die Arbeit, plante die nächsten Schritte.

Aber relativ rasch ging uns an so manchen Stellen ein Licht auf. Wir stellten fest, daß es immer wieder zu doppelten Arbeiten gekommen war oder daß Arbeitsabläufe wesentlich vereinfacht und dadurch sicherer gemacht werden konnten. Ein Beispiel sei hier genannt: Der Laufzettel, der bei längerer Abwesenheit eines Bewohners zur Hauswirtschaftsabteilung und zur Verwaltung gelangen sollte, kam nicht immer an beiden Stellen an. So wußte dann zwar die Hauswirtschaftsabteilung, daß der Bewohner verreist war, aber die Verwaltung nicht. Sie berechnete Kosten, die während der Abwesenheit des Bewohners gar nicht anfallen. Den Fehler später wieder zu korrigieren, kostete zusätzliche Zeit, zusätzliches Geld und natürlich zusätzliche Nerven. Durch eine einfache Verfahrensänderung bei der Benachrichtigung von Hauswirtschaftsabteilung und Verwaltung konnte der Fehler vermieden werden. Sicher geht das auch ohne QM-System. Das System führt jedoch dazu, auch die Änderungen so zu strukturieren, daß jeder sie nachvollziehen kann. Dies ist bei Abläufen, die sich ein einzelner Mitarbeiter ausdenkt, nicht immer gewährleistet.

Derzeit ist noch nicht absehbar, welche externen Effekte sich durch die Zertifizierung ergeben. Die QM-Beauftragte Monika Müller wurde bereits von anderen Organisationen eingeladen, über unsere Erfahrungen beim Aufbau zu berichten. Wir hoffen selbstverständlich auch, daß unsere Kunden die verbesserten Dienstleistungen wahrnehmen.

Rückblickend betrachtet hat sich der Einsatz gelohnt. Nicht nur die Managementebene, sondern auch die Mitarbeiter sehen heute das Qualitätsmanagementsystem als Gewinn für das Haus. Das ist nicht zuletzt darauf zurückzuführen, daß alle, von der Raumpflegerin angefangen bis zur obersten Leitungsebene, am Entstehungsprozeß teilhatten und Verantwortung für das Gelingen trugen. Daher vertreten wir die Ansicht, daß Aufklärungsarbeit über das, was beim Aufbau des Systems geschieht, an erster Stelle stehen sollte.

Dennoch gibt es auch Punkte, die wir heute anders machen würden. Wir wurden beim Aufbau des Systems von Thorsten Terwey, einem Unternehmensberater aus Herne, begleitet. Da wir die erste Altenpflegeeinrichtung in Deutschland waren, die die Zertifizierung beantragte, konnte der Berater nicht auf frühere Erfahrungen zurückgreifen. Dies ist selbstverständlich nicht sein Verschulden. Aus heutiger Sicht wäre es jedoch sinnvoll gewesen, wenn Thorsten Terwey zunächst eine gewisse Zeit im Unternehmen verbracht hätte, um möglichst viele Arbeitsabläufe kennenzulernen. Da dies nicht geschah, kam es dazu, daß einige Probleme erst in einem späten Stadium des Aufbaus zu Tage traten und dann teilweise doppelte Arbeiten zur Folge hatten.

Die Probleme, die wir beim Aufbau des QM-Systems hatten, sind jedoch bei weitem nicht so schwerwiegend gewesen, daß wir sagen würden, es hätte sich nicht gelohnt. Vielmehr haben wir bereits recht rasch nach der Zertifizierung den Eindruck gewonnen, daß sich die Mehrarbeit in größerer Kundenzufriedenheit und besserer Mitarbeitermotivation niedergeschlagen hat. Daher steht Monika Müller, QM-Beauftragte des Hauses, anderen medizinischen Einrichtungen, die eine Zertifizierung beabsichtigen, auch gern für einen Informationsaustausch zur Verfügung.

Ambulante Krankenpflege Ericare
Hauptstraße 62
59939 Olsberg

Auch mit dem ambulanten Krankenpflegedienst Ericare, der in Kooperation mit dem Erikaneum zertifiziert wurde, haben wir uns auf ein bis dahin unerforschtes Terrain begeben. Der Dienst entstand aus einer Design-Lenkung der Senioren-Residenz. Der Pflegedienst wurde gleichzeitig als erste Einrichtung ihrer Art mit auditiert. Ericare beschäftigt ausschließlich examiniertes Pflegefachpersonal und Hauswirtschaftskräfte und verfügt über Versorgungsverträge nach § 132, Absatz 1, Sozialgesetzbuch (SGB) V und § 72, SGB XI. Neben Grund- und Behandlungspflege bietet Ericare im Umkreis von etwa 25 Kilometern um Bigge/ Olsberg hauswirtschaftliche Versorgung und Serviceleistungen an.

Viele der Erfahrungen, die bei der Zertifizierung im Erikaneum gesammelt worden waren, konnten beim Aufbau des Dienstes verwendet werden. So kam es seltener zu Fehlern. Doppelte Arbeiten wurden weitestgehend vermieden. Da die Krankenschwestern, die Ericare aufbauten, aus dem Erikaneum kamen, waren sie mit dem QM-System bereits vertraut, der Aufbau ging praktisch reibungslos vonstatten.

Die Design-Lenkung hat sich als außerordentlich positiv erwiesen: Ericare ist es innerhalb kurzer Zeit gelungen, sich auf einem Markt zu etablieren, der bereits mit ambulanten Diensten gesättigt schien. Durch das umfassende Angebot von Dienstleistungen, die genau auf den Bedarf der Kunden zugeschnitten sind, ist es in den ersten neun Monaten des Bestehens mehrfach geschehen, daß Kunden von anderen Diensten zu Ericare wechselten. Diesen Erfolg führen wir nicht zuletzt auf die gute Vorbereitung mittels des QM-Systems zurück.

Auch Fragen bezüglich der Design-Lenkung oder der Zertifizierung eines ambulanten Krankenpflegedienstes ist Monika Müller gern bereit, zu beantworten.

Ute Braun
Qualitätsmanagementbeauftragte des Kinder- und Jugendhilfeverbundes

Kinder- und Jugendhilfeverbund
Träger: Sozialwerk Sauerland e. V.
Geschäfts- und Beratungsstelle
Hauptstr. 62, D - 59939 Olsberg

Wir über uns

Der Kinder- und Jugendhilfeverbund des Sozialwerkes Sauerland e. V. bietet Hilfe
zur Erziehung in stationärer und teilstationärer Form nach dem SGB VIII (KJHG).

Als stationäre Einrichtungen unterhält der Kinder- und Jugendhilfeverbund folgende Eingruppenhäuser:

Haus Sonnenhof,	Lingelscheid 18, 59939 Olsberg
Haus Sonnenblick,	Regelland 10, 59939 Olsberg-Wiemeringhausen
Haus Sonnenhang,	Fichtenweg 44, 59955 Winterberg
Haus Sonnenschein,	Am Hollemann 31,59929 Brilon

Ein teilstationäres Angebot erfolgt in den Häusern:

Haus Sonnentag,	Oesterweg 8, 59872 Meschede
Haus Sonnenberg,	Ringstraße 6, 59581 Warstein-Belecke

Alle Einrichtungen arbeiten autark nach vorgegebenen Leitlinien und verwalten
sich grundsätzlich selbständig.
Außerdem besteht für alle Einrichtungen des Kinder- und Jugendhilfeverbundes
eine zentrale Geschäfts- und Beratungsstelle, die die stationären und teilstationären
Einrichtungen gegenüber Behörden, aufsichtsführenden Gremien und in über-
regionalen Arbeitskreisen und Verbänden vertritt.
Die Verwaltung ist auch für das zentrale Rechnungswesen, die Beschaffung, die
Personalverwaltung etc. maßgebend und koordiniert darüber hinaus den Einsatz
übergreifend eingesetzter Mitarbeiter.

Die Angebotsvielfalt der Einrichtungen reicht von vorübergehenden Unterstüt-
zungsangeboten bei aktuellen Notsituationen bis zu perspektivisch langfristigem
Ersatz für eine Erziehung in einer Familie, die mit der Verselbständigung und
Loslösung des jungen Erwachsenen endet.

Neben der institutionalisierten, stationären Unterbringung und Erziehung eines Kindes über Tag und Nacht (nach § 34 KJHG) und der teilstationären Betreuung in der Tagesgruppe (nach § 32 KJHG) bietet der Kinder- und Jugendhilfeverbund in abgesprochenen Einzelfällen:

- Beratungsangebote in allgemeinen Fragen der Erziehung (nach § 16 Abs. 2 Satz 2 KJHG);
- Betreuung und Versorgung der Kinder in Notsituationen (nach § 20 KJHG);
- Unterstützung bei notwendiger Unterbringung zur Erfüllung der Schulpflicht (nach § 21 KJHG);
- Inobhutnahme von Kindern zu deren Schutz als vorläufige Maßnahme (nach § 42 KJHG);
- Hilfe für junge Volljährige und deren Nachbetreuung als Begleitung in die Eigenständigkeit (nach § 41 KJHG).

Die entsprechende Gestaltung der angebotenen Hilfen ergibt sich aus den individuellen Erfordernissen und wird, unter Berücksichtigung der notwendigen Anforderungen an die vorhandenen Kompetenzen, flexibel entschieden.

Gruppenübergreifend wird die pädagogische Arbeit in den Häusern durch die psychologisch-pädagogische Fallberatung der Mitarbeiter, regelmäßige Supervision und ambulante Hilfestellung durch therapeutische Fachkräfte des Sozialwerk Sauerland e. V. unterstützt.

Die angebotenen Maßnahmen zur Erziehungshilfe sollen den anvertrauten Kindern und Jugendlichen im Auftrag der hilfesuchenden Sorgeberechtigten ein Erziehungsmilieu anbieten, in der sie ihre Persönlichkeit unter fachlicher·Begleitung entfalten können.
Die jungen Menschen sollen dazu befähigt werden, sich auf dem Hintergrund ihrer individuellen Lebensgeschichte mit den Anforderungen und Problemen der Alltagssituationen kritisch auseinanderzusetzen und sie in angemessener Form zu bewältigen.
Die Eltern werden für einen flexibel zu gestaltenden Zeitraum von ihren erzieherischen Aufgaben entlastet, behalten jedoch ihre Gesamtverantwortung im Rahmen des Sorgerechts bei, soweit es ihnen zumutbar ist. Stellvertretend für die Eltern übernehmen die pädagogischen Mitarbeiter als Erziehungsberechtigte deren Entscheidung bei alltäglichen Handlungsvollzügen in der Erziehung.
Unter den Entlastungsbedingungen sollen die Eltern befähigt werden, weitere Erziehungskompetenz zu erlangen. Ziel der Hilfe ist es, durch eine veränderte Erziehungssituation in der Herkunftsfamilie und durch ein verändertes Erleben und Reagieren des Kindes, eine Rückkehr zu erreichen oder den jungen Menschen nach Erlangung seiner Selbständigkeit in eine eigenverantwortliche Lebensführung zu entlassen.
Eine weitere Aufgabe sieht der Kinder- und Jugendhilfeverbund darin, Kindern und Jugendlichen bei aufgetretenen Notsituationen kurzfristig vorübergehend Schutz, Unterkunft, Verpflegung und einen erzieherischen Rahmen anzubieten

und ihnen bei der Überwindung der aktuellen Probleme Unterstützung zu geben, soweit es die personellen und räumlichen Bedingungen zulassen.
Zur Aufgabe der Mitarbeiter zählt weiterhin die präventive Beratung von Jugendlichen, jungen Erwachsenen und deren Familien, auch nachdem eine kontinuierliche Maßnahme zur Hilfe der Erziehung nach Erreichen der Zielsetzung beendet und eine autarke Lebensführung erreicht ist, aber noch Unsicherheiten in der Bewältigung von Schwierigkeiten auftreten.

Die Erfüllung der vielseitigen Aufgaben im Bereich der erzieherischen Hilfen stellt hohe Anforderungen an die fachliche Kompetenz und die persönliche Integrität der Mitarbeiter. Ausgehend von einer heilpädagogischen Grundhaltung wird von ihnen eine starke berufliche Identifikation erwartet, mit der Bereitschaft und der Fähigkeit, sich mit sich selbst und den Kollegen konstruktiv kritisch auseinanderzusetzen.

Die Entscheidung zum QM-System

Während unserer bisherigen 20-jährigen Tätigkeit im Kinder- und Jugendhilfebereich haben sich aufgrund von erwiesener Kompetenz der geleisteten pädagogischen Arbeit Partnerschaften zu Kostenträgern ergeben. Die Qualität unserer Dienstleistungen wurde bisher durch die hohe Nachfrage der Jugendämter bestätigt. Innovative Gründe für die Einführung des QM-Systems waren die Dokumentation bzw. eventuellen Verbesserungen der qualitativ hochwertigen Leistungen des Kinder- und Jugendhilfeverbundes. Das QM-System liefert anwendbare Verfahren zur Beurteilung und Aufrechterhaltung dieser Leistungen sowie eine transparente Gestaltung des Handelns an nachvollziehbaren Qualitätskriterien.
Die Anwendung des QM-Systems nach dem internationalen Standard DIN EN ISO 9001 ermöglicht uns damit, unsere Arbeit transparent und „meßbar" zu machen. Dies ist ein großer Vorteil im konkurrenzdurchsetzten Jugendhilfebereich und ein entscheidender Faktor für den dauerhaften Erfolg in der Kinder- und Jugendarbeit.

Qualitäts-Management bedeutet für uns, unsere Vorgehensweisen und unser pädagogisches Handeln aufgrund der im Hilfeplan (§ 36 KJHG) festgelegten Ziele zu orientieren und zu strukturieren sowie die Erziehungsziele, ihren jeweiligen Stand und ihre Erreichbarkeit zu überprüfen.

Die Qualitätssicherung bezieht sich auf:

- Strukturqualität;
- Prozeßqualität;
- Ergebnisqualität.

Die Zertifizierung unseres QM-Systems bestätigt, daß unsere Arbeit dem internationalen Standard entspricht und ermöglicht damit eine Vergleichbarkeit im
Wettbewerb.

Träger und Garant unseres QM-Systems sind unsere engagierten Mitarbeiter. Das
beinhaltet von Anfang an eine aktive Miteinbeziehung der Mitarbeiter in die
Definition, Gestaltung, Anwendung und Überprüfung der Qualitätskriterien. So erreichen wir eine „gelebte" Qualitätssicherung, eine mittragende Umsetzung
qualitativer Maßstäbe, ein kollegial orientiertes Qualitäts-Managementsystem und
damit eine höhere Identifikation mit unserer Einrichtung.
Durch die Einführung des QM-Systems in dem Kinder- und Jugendverbund wurden Organisationsstrukturen verdeutlicht und Kompetenzen festgelegt. Die klare
Darstellung von Arbeitsprozessen bewirkt ein besseres Verständnis, eine leichtere
Einarbeitung von neuen Mitarbeitern und ermöglicht eine ständige Eigenkontrolle.
Auch Mitarbeiter, welche dem QM-System anfangs kritisch gegenüberstanden,
empfinden nun die neuen Formen der Organisation als sehr positiv.

Die Einführung des QM-Systems im Kinder- und Jugendhilfebereich war nicht
leicht, da wir Pionierarbeit zu leisten hatten. Mittlerweile setzen sich auch viele
Institutionen im Jugendhilfebereich mit diesem Thema auseinander, was sich in
Seminarangeboten und Informationsschriften zeigt.
Für uns wäre ein Leitfaden zum QM-System mit Vorschlägen zur Gestaltung und
Formularerarbeitung sehr hilfreich und arbeitserleichternd gewesen.

Unsere Erfahrungen mit dem QM-System geben wir gerne jederzeit an interessierte Einrichtungen aus dem Kinder- und Jugendhilfebereich weiter.

Sachverzeichnis

Druck: Mercedesdruck, Berlin
Verarbeitung: Buchbinderei Lüderitz & Bauer, Berlin